# POCKEN UND POCKENSCHUTZIMPFUNG

## EIN LEITFADEN FÜR AMTSÄRZTE, IMPFÄRZTE UND STUDIERENDE DER MEDIZIN

VON

## PROF. DR. M. KAISER

VORSTAND DES HYGIENISCHEN UNIVERSITÄTS-INSTITUTES UND LEITER DER BUNDESSTAATLICHEN IMPFSTOFFGEWIN-NUNGSANSTALT IN WIEN

WIEN
SPRINGER-VERLAG
1949

ISBN-13: 978-3-211-80099-7     e-ISBN-13: 978-3-7091-5686-5
DOI: 10.1007/978-3-7091-5686-5

FRAU DR. MED. GERTRUD KAISER
IN DANKBARKEIT

# Vorwort.

Nach langen und heißen Bemühungen hat Österreich am 30. Juni 1948 sein „Bundesgesetz über die Schutzimpfungen gegen Pocken (Blattern)“ erhalten!

Einhundertundfünfzig Jahre nachdem Edward Jenner seine Untersuchungen über die Pockenschutzimpfung in einer Schrift „An inquiry into the causes and effects of the Variola Vaccinae, a Disease, discovered in some of the western counties of England, particularly Gloucestershire, and known by the name of the Cow-Pox“ in London 1798 veröffentlicht hatte!

Es gibt Leute, die behaupten, wir hätten noch einige Jahre warten sollen, dann hätten wir uns das Gesetz überhaupt ersparen können. Die Engländer hätten die Pflichtimpfung auch aufgegeben. Das ist richtig, aber wir leben nicht in England, sondern in Österreich, und hier muß die Frage, ob wir eine Pflichtimpfung brauchen oder nicht, anders beantwortet werden als in England.

Dieselben Gedanken müssen sich wohl auch die Schweizer gemacht haben, als sie im Jahre 1948, also erst vor einem Jahr, die Impfung in ihrem Vaterlande für obligatorisch erklärten.

Wir Österreicher sind Bewohner eines Landes, das im Knotenpunkt des europäischen Reiseverkehrs steht, wir leben von ihm, wir haben also alle Ursache, alles zu vermeiden, was ihn beeinträchtigen könnte, und dazu gehören auch die Pocken.

Wir sind nicht in der glücklichen Lage, unseren Fremdenverkehr so überwachen zu können wie die Engländer. Wir werden wohl den Luftverkehr aufmerksam kontrollieren, wenn man ihn uns einmal erlauben wird, wir können das aber niemals ebenso im Eisenbahnverkehr tun. Wir sind ein offenes, allen zugängliches Land und befinden uns in der Defensive, auch gemeingefährlichen Krankheiten gegenüber.

Eine Kontrolle des Luftverkehrs, wie sie das Internationale Sanitätsabkommen für die Luftfahrt vom 9. April 1934 vorsieht, ist immerhin ein gewisser Sicherheitsfaktor. Man erfährt die Anschriften von Personen, die aus infizierten Gebieten einreisen, und hat die Möglichkeit, sie zu überwachen, auch wenn ihr Impfzeugnis formal entspricht. Über die Dauer des individuellen Impfschutzes vermag es aber nichts auszusagen. Nur die Statistik vermag uns einigermaßen in Sicherheit zu wiegen, indem sie uns sagt, daß der Impfschutz im Durchschnitt eine gewisse Dauer hat. Wir müssen uns also als Prophylaktiker auf die Einschleppung von Pocken gefaßt machen und dürfen uns in unseren Bemühungen darum auf die zahlreichen Fälle berufen, die aus verseuchten Gebieten in den letzten Jahren in verschiedene Länder eingeschleppt wurden. Was in solchen Fällen zu tun ist, schreibt das Epidemiegesetz vor, jedenfalls gehört dazu die richtige und rechtzeitige Diagnose.

Es sind nunmehr 26 Jahre verstrichen, seit wir die letzten Pockenfälle auf österreichischem Boden gesehen haben. Die junge Ärzte-Generation kennt die Krankheit nur aus den Büchern, und in diesen ist nicht genügend Wert auf die leichten Formen gelegt, die teils durch die Impfung, teils „incertis causis" immer häufiger, und auch in großen Seuchenzügen, vorkommen.

Ein gnädiges Schicksal hat es mir ermöglicht, die Seuchenzüge der Pocken in den letzten Jahrzehnten in verschiedenen Ländern eingehend zu studieren; meine Tätigkeit als leitender Arzt des ehemals österreichischen Seelazarettes in Triest, als Hafenarzt, meine Tätigkeit als beratender Hygieniker während des ersten Weltkrieges und nicht zuletzt die Leitung der Bundesstaatlichen Impfstoffgewinnungsanstalt, die sich über zwei Jahrzehnte erstreckt, haben mir auf diesem Arbeitsgebiete zu Kenntnissen verholfen, die mich als ehemaligen Amtsarzt wohl berechtigen dürften, für meine amtsärztlichen Kollegen einen Leitfaden über Pocken und Pockenschutzimpfung zu schreiben, in dem ich alles niederlege, was ich auf diesem Gebiete für wissenswert halte.

Ich danke den Herren Prof. Dr. Leopold A r z t, Vorstand der I. Dermatologischen Universitätsklinik, und Doz. Dr. T a p p e i n e r derselben Klinik für die Durchsicht des vierten Kapitels, den Herren Dr. Josef D a i m e r und Sektionsrat Dr. Franz P u n t i g a m für die Durchsicht des elften Kapitels, und Frl. Gabriele T r e s c h l für Durchsicht der Korrekturbogen auf Druckfehler auch an dieser Stelle herzlichst.

Zu nicht minderem Danke bin ich auch dem Springer-Verlag, Herrn Otto L a n g e, verpflichtet, der meine Schrift in entgegenkommender Weise mit zahlreichen Bildern in bester Ausfertigung zu einem erschwinglichen Preis herausgebracht hat.

Das kleine Büchlein will nicht eine schriftstellerische Leistung sein, es will nur in möglichst klaren Worten Aufschluß geben über die vielen Probleme dieses Arbeitsgebietes, und will die vielen Fragen beantworten, die im Laufe von mehr als zwei Dezennien an mich als Impfstoffbereiter gestellt worden sind.

Es gibt kein Buch, das frei von Mängeln ist, und auch das meine kann das nicht sein. Ich will deshalb jedem Kollegen, der mich auf sie aufmerksam machen wird, zu herzlichem Dank verpflichtet sein und bitte um freundliche Aufnahme meiner Arbeit.

W i e n, im Juli 1949.

M. Kaiser.

# Inhaltsverzeichnis.

Inhaltsverzeichnis. XI

Seite

## Erstes Kapitel

# Die Geschichte der Pocken.

**Die Anfangsstadien der Ausbreitung der Blattern sind in Dunkel gehüllt.** Zu dieser Überzeugung kommt man in recht kurzer Zeit, wenn man es sich angelegen sein läßt, ihre Geschichte zu studieren. Die darüber gemachten Angaben sind nichts weniger als einheitlich und selbst in e i n e r Broschüre findet man an verschiedenen Stellen Widersprüche, die auffallen. Ziemlich allgemein ist die Ansicht verbreitet, daß die Urheimat dieser Krankheit in Asien liegen müsse, und zwar auf chinesischem Boden. Es ist naheliegend, anzunehmen, daß die Nachbarn Chinas, die Japaner, durch das Studium dieser Seuche mit ihr hinlänglich vertraut geworden sind, um über ihren Ursprung möglichst zuverlässige Daten zu besitzen. Will man sich darüber unterrichten und sieht z. B. die Broschüre „D i e  V a k z i n a t i o n  i n  J a p a n" durch, die im Jahre 1911 auf der „I n t e r n a t i o n a l e n  H y g i e n e - A u s s t e l l u n g  i n  D r e s d e n" erhältlich war, so findet man, daß die erste sichere Nachricht über eine Pockenepidemie in China aus dem Zeitalter der Tsin (4. Jahrh.) stammt, während die erste Beschreibung der Pocken etwa zwei Jahrhunderte später fällt.

Wesentliche Abweichungen davon finden sich in einem Aufsatz des verstorbenen Vakzineforschers v. E i n s i e d e l, der im Handbuch der Pockenbekämpfung und Impfung von L e n t z und G i n s (Verlag Richard Schötz, 1927) auf eine Monographie von M o o r e (London, 1815) hinweist, der zufolge die Krankheit etwa im Jahre 1122 v. Ch. nach China gekommen sein soll, also dort mindestens 3000 Jahre bekannt sei.

Auch in der S a n s k r i t s c h r i f t  A y u r - V e d a seien nach H e s s l e r (Erlangen, 1844) Andeutungen darüber zu finden, daß die Krankheit in Indien bereits um 1500 v. Chr. bekannt gewesen sei. Eine wesentliche Stütze soll diese

Urkunde durch die bekannte Tatsache erhalten, daß in Indien seit ältesten Zeiten Pockengöttinnen verehrt werden.

Eine neuere Arbeit von G. S e i f f e r t und D u D s c h e n g - H s i n g (Sudhoffs Arch. 30, 1937, 26) verdanke ich einem der Autoren. Sie verhält sich sehr skeptisch zu diesen älteren Berichten über die Krankheit und meint, man stütze sich darin auf Jesuitenberichte, die sich auf nicht richtig verstandene und im Alter nicht richtig geschätzte Schriften beziehen.

Es wird jedoch eine interessante Beschreibung der Krankheit eines taoistischen Gelehrten K o H u n g erwähnt, der von 281 — 361 lebte und eine kurze Beschreibung der Pocken lieferte.

K o H u n g erzählt, daß die Pocken während des Kampfes mit den Hunnen (gegen 50 n. Chr.) nach China eingeschleppt wurden, woraus man „mit gewisser Vorsicht den Schluß ziehen kann, daß der U r h e r d d e r P o c k e n i m z e n - t r a l a s i a t i s c h e n G e b i e t“, vielleicht auch nicht fern vom Kaspischen Meer, liegt. Stimmt diese Angabe, so hätte als die älteste Pockenbeschreibung nicht die des in Persien geborenen R h a z e s (ca. 900 n. Chr.) zu gelten, auf den wir noch zurückkommen werden, sondern sie wäre dem erwähnten K o H u n g zu verdanken.

Die wenigen Angaben dürften genügen, um darzulegen, daß das Dunkel, das über dem ersten Auftreten der Pocken in der Welt liegt, keineswegs aufgehellt ist und daß es auch bei vorsichtigem Tasten nicht leicht möglich ist, sich darin zurecht zu finden. Es bleibt jedem Berichterstatter unbenommen, je nach den vorliegenden Daten, an die er sich hält, die Anfangsstadien der Geschichte unserer Krankheit um 1000 Jahre vor- oder zurückzuverlegen.

Nach den vorhergehenden Berichten wären wir also genötigt, die Beschreibung des K o H u n g, die mir leider nur aus der bereits erwähnten Quelle zugänglich ist, als erste Beschreibung der Pocken gelten zu lassen, der sehr viel später die des bereits erwähnten Arabers R h a z e s (Abu Bekr Mohamed Ibn Zakarija ar-Razi) folgte, von der aus dem arabischen Urtext in den Klassikern der Medizin (Karl Sudhoff, 1911, Leipzig, A. Barth) eine Übersetzung vorliegt.

Nach R h a z e s sind die P o c k e n e i n e K i n d e r - k r a n k h e i t. Wir dürfen aus dieser Feststellung entnehmen, daß sie ihm als Beobachter bereits im endemischen Zustand bekannt geworden sind, weil sie bei ihrer erstmaligen

Berührung mit einer Bevölkerung jung und alt in gleicher Weise befallen.

Noch vor R h a z e s müssen wir eines anderen Mannes gedenken, der die Pocken erwähnt hat: des B i s c h o f s  M a - r i u s  v o n  A v e n c h e s, der im Jahre 570 über eine schwere Seuche in Südfrankreich berichtete. Damals g e b r a u c h t e der als Chronist bekannte Bischof a l s  e r s t e r  d a s  W o r t „v a r i o l a", eine Bezeichnung, die im Jahre 1087 von dem Mönche C o n s t a n t i n u s  A f r i c a n u s, der im Kloster Monte Cassino lebte, übernommen worden ist. Ich erwähne das deshalb, weil über das Wort viel diskutiert worden ist und weil es heute noch nicht sicher ist, ob mit der Bezeichnung „variola" nicht Milzbrandpusteln gemeint waren. Behauptet wurde, daß die Bezeichnung von varus oder varius komme und ein Diminutivum darstelle, mit dem man die Verschiedenheit von Farbe und Flecken bezeichnen wollte. Was nun die B e z e i c h n u n g  „B l a t t e r n" betrifft, die bei uns gebräuchlich ist, so hat sie sich erst allmählich a u s  dem deutschen Wort „B l a t t e r" = B l a s e entwickelt. Dasselbe gilt auch für das Wort „P o c k e n", das dem englischen Wort „p o x" entstammt, das als Allgemeinbegriff gebraucht wird, etwa wie „pox disease", dem man als Bezeichnung der Krankheit einen Zusatz anhängt, z. B. „small-pox", „chicken-pox", „French-pox".

Wie seinerzeit die Hunnenzüge die Krankheit in Asien zur Ausbreitung brachten, so verbreiteten sie im 10. Jahrh. die Kreuzzüge in Deutschland, und in Österreich im 13. Jahrh. die Züge der Normannen. Im 15. Jahrh. waren die Pocken in Mitteleuropa, Frankreich und Italien bereits endemisch geworden.

Im 16. Jahrh. wurden die Pocken (1517) nach A m e - r i k a eingeschleppt, und zwar durch ein spanisches Schiff nach S. Domingo. Sie gelangten von dort nach Cuba und unter F e r n a n d o  C o r t e z nach Mexiko, wo sie unter der blühenden, damals hochkultivierten Bevölkerung über 3 000 000 Opfer forderten. Um das Jahr 1640 kamen sie nach Nordamerika und um 1650 nach Brasilien, wo selbst die Einwohner der Urwälder nicht verschont blieben, die durch Flüchtlinge infiziert wurden. Nach A u s t r a l i e n wurde die Krankheit erst im Jahre 1838, und zwar nach Sidney, eingeschleppt.

G r u n e r (zit. nach E. P a s c h e n) hat im Jahre 1790 in Jena eine Zusammenfassung der Pockenbeschreibungen von sechzehn ärztlichen Schriftstellern des 11. — 16. Jahrh. herausgegeben, die auch über die Ausbreitung der damals als unvermeidlich bekannten Krankheit berichtet, und man kann sagen, daß im 16. Jahrh. die ganze Welt, mit geringen Ausnahmen, verseucht war.

Im 17. Jahrh. zeigte sich eine der ausgedehntesten Pandemien, die ihren Ausgang von Persien und Ägypten nahm, über Kreta die Türkei, Italien und Frankreich heimsuchte und sämtliche Länder des nördlichen Europas überflutete.

Seit 1660 war England ständig verseucht, und dieser Ausbreitung der Seuche verdanken wir eine Schrift des berühmten T h o m a s S y d e n h a m, in der zum ersten Mal auch m i l d e F o r m e n d e r K r a n k h e i t beschrieben werden. Im 18. Jahrh. hausten die Pocken fast überall. „Eine genauere Verfolgung der Seuchenzüge scheitert an der Schweigsamkeit der meisten ärztlichen Zeitgenossen über die gewöhnliche Krankheit" (K ü b l e r). Sie bleibt unbeschränkter Herrscher über alle Menschen, die mit ihr in Berührung kamen.

Nach ärztlichen Mitteilungen aus der zweiten Hälfte dieses Jahrhunderts waren über 30 Jahre alte Personen nur selten zu treffen, die nicht an Pocken krank gewesen waren. „Von Pocken und Liebe bleiben nur wenige frei." Aber so war es auch bei anderen Völkern, denn die Chinesen haben ein Sprichwort: „Ein Kind ist erst richtig geboren, wenn es die Pocken überstanden hat." In großen Städten waren die Pocken endemisch geworden und nur etwa 3 — 4 $^0/_0$ der Erwachsenen eines befallenen Ortes blieben als „Pockenfähige" zurück. War der entstandene Verlust durch das Nachrücken der Neugeborenen ergänzt, so fand die Seuche neuen Boden für ihre Ausbreitung.

Fand sie also eine Bevölkerung vor, die noch nie mit der Krankheit in Berührung gekommen war, so ergriff sie alle Altersgruppen ohne Unterschied, es gab noch keine Immunen. Nach Ü b e r w i n d u n g d e s e r s t e n S e u c h e n z u g e s g l i e d e r t e s i c h d i e B e v ö l k e r u n g i n z w e i G r u p p e n, i n i m m u n G e w o r d e n e, G e s c h ü t z t e, u n d i n n o c h n i c h t Durchseuchte, U n g e s c h ü t z t e. Dieser letztgenannten Gruppe konnten nur

Kinder angehören, der Nachwuchs, der von der Seuche noch nicht heimgesucht worden war. Es war daher in ende - misch verseuchten Ländern die Variola vor allem eine Kinderkrankheit. Es zeigte sich, daß die Erwachsenen durch die im Kindesalter erworbene Immunität gegen die Krankheit immun waren und, daß die nachwachsende Generation die Rekruten für das Heer der Pockenkranken zu liefern hatte.

In dieser hoffnungs- und aussichtslosen Lage wirkte es wie ein Lichtstrahl, als sich die Nachricht von einem Hilfsmittel gegen die Krankheit verbreitete, die Inokulation. Von ihr wird später die Rede sein.

Ein maßgebender Einfluß auf die Seuchenzüge der Variola war ihr aber nicht beschieden. Ein solcher war erst der Einführung der von Edward Jenner (1798) empfohlenen Impfung vorbehalten. Es gibt keine andere Krankheit, die sich durch Menschenhand in der Art ihrer Ausbreitung so beeinflussen ließ, wie die Variola.

Die Schutzwirkung der Impfung machte sich überall, wo sie eingeführt worden war, in eindringlichster Weise bemerkbar. Von allen Seiten wurden glänzende Erfolge bekanntgegeben und es zeigte sich die höchst auffallende Tatsache, daß innerhalb weniger Jahre die Pocken in Europa nahezu erloschen waren. Sehr eindringlich zeigte diesen Einfluß die schwedische Statistik in den Jahren 1792—1801. Vor der Einführung der Impfung in diesem Lande betrug die Sterblichkeit an Pocken im Durchschnitt 191 auf je 100 000 Einwohner. Im Jahrzehnt 1802—1811 betrug der Jahresdurchschnitt 62,3. Um die Impfung zu fördern, wurde im Jahre 1816 in Schweden die Pflichtimpfung eingeführt. In den letzten fünf Jahren vor ihrer Einführung starben auf je 100 000 Einwohner 19,7, in den ersten fünf Jahren nach ihrer Einführung von 1817—1821 nur 7 (!) an Pocken. Durch den gewaltigen Rückgang der Kindersterblichkeit an Pocken hatte die Krankheit aufgehört, eine Kinderkrankheit zu sein.

Über ähnliche Verhältnisse wie in Schweden ist auch aus anderen Ländern berichtet worden. Eine derart rasche und allgemeine Abnahme der Pockensterblichkeit war in der Geschichte der Pocken bisher unbekannt. „So sehr man auch noch eine andere Ursache für den Abfall der Blatternsterblichkeit im Beginn des 19. Jahrh. suchen mag, es findet sich außer der Durchführung der Schutzpockenimpfung nichts, wodurch jenes merkwürdige Ereignis erklärt werden konnte", meldet die Druckschrift des Deutschen Reichsgesundheitsamtes zur Beurteilung des Nutzens des Reichsimpfgesetzes (Berlin, Springer, 1925).

Etwa zwei Dezennien lang ließ sich nach Einführung der Impfung eine auffällige Abnahme der Seuche beobachten. Im zweiten Dezennium des 19. Jahrh. nahm jedoch die Zahl der Pockenfälle neuerdings zu, und bedauerlicherweise gerade in jenen Ländern, in denen die Vakzination bereits Eingang gefunden hatte. Es bildeten sich neue Blatternherde in Schottland, England, in der Schweiz und in Deutschland. Bis zum Jahre 1830 waren fast sämtliche Staaten Europas wiederum mit Pocken verseucht. Ihr klinisches Bild hatte sich aber zum großen Teil gemildert, so daß die Engländer M o n r o und T h o m a s  T h o m s o n während der schottischen Blatternepidemie (1816 — 1818) über Fälle von milden Pocken schreiben konnten, denen sie den Namen „V a r i o l o i d e n" gaben. Diese Form der Krankheit trat fast ausschließlich bei Personen auf, die bereits einmal die Pocken überstanden hatten, die inokuliert oder vakziniert worden waren. An dieser Stelle sei nur bemerkt, daß der Streit um die Natur dieser, von der Variola vera abweichenden Krankheitsform sich auch auf österreichischem Boden abspielte, wie noch erwähnt werden soll. Er wurde zu Gunsten jener entschieden, die mit T h o m s o n eine neue Krankheitsform ablehnten.

Nachdem einmal das V a r i o l o i d  a l s  b e s o n d e r e  K r a n k h e i t s f o r m  a b g e l e h n t worden war und man in ihm eine mildere Form der Variola vera erkannt hatte, war auch das Dogma der lebenslänglichen Immunität nach dem Überstehen der Variola vera hinfällig, ja, es ergab sich zwangsläufig die N o t w e n d i g k e i t  d e r  W i e d e r i m p · f u n g.

Die Wiederimpfung, also die Erneuerung des Impfschutzes, erwies sich um so notwendiger, als, wie erwähnt, bereits einige Jahrzehnte nach der Einführung der Impfung die Zahl der Pockenfälle durch Ausbreitung unter den nicht mehr geschützten Personen eine ständig steigende war.

Die zunehmenden Pockenerkrankungen waren vorerst einmal Veranlassung, das besonders exponierte Militär zu schützen. So wurde in Deutschland im Jahre 1838 die Wiederimpfung der Mannschaften angeordnet und durch diesen Schutz die Pockensterblichkeit ganz bedeutend gegen jene der Zivilbevölkerung zurückgedrängt.

Die Dreißiger- und Vierziger-Jahre brachten Ausbrüche verheerender Pocken in ganz Europa. Am bösartigsten war jedoch die Pandemie, die im 7. Jahrzehnt des 19. Jahrh. ihren Höhepunkt erreichte und Österreich, Deutschland, Italien, Holland, England und Frankreich heimsuchte.

In dieser Epidemie hat der Impfschutz des deutschen Militärs, der doppelte Schutz durch Impfung und Wiederimpfung, seine Feuerprobe bestanden.

In Frankreich, wo die Seuche bereits seit der Mitte des 7. Dezenniums herrschte, erfaßte sie das französische Heer, das im Kriege 1870/71 unter 600 000 Mobilisierten 125 000 Pockenfälle und 23 470 Todesfälle aufwies. Es war der letzte große Todeszug dieses jahrhundertealten Feindes auf mittel- und westeuropäischem Boden, dem das deutsche Militär mit nur 459 Todesfällen an Pocken glänzend standgehalten hat.

Von Frankreich aus wurde Deutschland heimgesucht und seine Nachbarländer. In Deutschland wurden in der Zivilbevölkerung über 400 000 Menschen von der Seuche ergriffen, in Österreich 'sind in den Seuchenjahren 1871 — 1875 169 809 Personen an Pocken gestorben. Wenn man ein mittleres Letalitätsverhältnis von 15 % der Erkrankten annimmt, so muß die Zahl der Pockenerkrankungen im Jahre 1873 nahezu eine Million erreicht haben. Nach einem Bericht J. Neumanns (1874, Wien, Braumüller) wurde „Wien in der Zeit vom November 1871 bis Juni 1873 von einer verheerenden Blatternepidemie heimgesucht, einer Epidemie, wie sie in solcher In- und Extension innerhalb dieses Jahrhunderts noch nicht beobachtet wurde". Die Gemeinde Wien war genötigt, neue Spitäler zu schaffen und Baracken für Rekonvaleszente aufzustellen. Von einer durchschnittlichen Anzahl von 26 Todesfällen pro Monat stieg diese Zahl im November 1871 auf 65 und bis auf 427 Opfer im Monat Oktober 1872, um von da an wieder abzunehmen. Die ganze Epidemie erforderte 4415 Todesfälle. Nach dem Jahre 1875 flaute in Gesamtösterreich die Seuche von 12 000 auf 8000 Fälle ab, begann jedoch bereits im nächsten Jahre wieder anzusteigen, um endlich nach dem Jahre 1899 von rund 2000 Fällen auf 369 abzusinken.

In den Jahren 1870/72 hatte das deutsche Volk eine schwere Prüfung zu bestehen. Neben dem Verlust an Menschenleben waren auch beträchtliche wirtschaftliche Einbußen zu beklagen. Um einer neuerlichen Heimsuchung und deren Folgen zu begegnen, gab es nur ein Mittel, die beim Militär im Kriege gemachten ausgezeichneten Erfahrungen auf die Zivilbevölkerung anzuwenden und die Pflichtimpfung einzuführen.

In diesem Bestreben wurde das D e u t s c h e I m p f g e s e t z geschaffen, das am 1. A p r i l 1875 in Kraft trat. Es hat zahlreichen Staaten in allen wesentlichen Punkten, insbesondere in der Einführung der Wiederimpfung, als Muster gedient und hat dazu geführt, daß Deutschland in Bälde zu den pockenfreien Staaten gehörte.

Der Erste Weltkrieg hat wiederum eine bedeutende Steigerung der Pockenfälle verursacht. Galizien, unsere Aufmarschrampe gegen den Osten, war endemisch mit Pocken verseucht, der Impfzustand der Bevölkerung war ein schlechter. Es sind deshalb im Jahre 1915 in Galizien allein 20 951 Fälle von Pocken zu verzeichnen gewesen, im Laufe des ganzen Krieges gegen 50 000, einschließlich der Fälle unter den Kriegsgefangenen.

S e i t d e m J a h r e 1923 i s t Ö s t e r r e i c h v o n P o k k e n f r e i, die letzten Fälle sind im Anschluß an eine Epidemie in der Schweiz in Vorarlberg aufgetreten. Aus der gleichen Quelle hatten wir bereits im Jahre 1905 im gleichen Bundesland eine kleine Epidemie.

Auch in D e u t s c h l a n d, dem gegen Pocken am besten geschützten Lande, haben die Pocken während des Ersten Weltkrieges ihre Spuren hinterlassen. Im Jahre 1916 wurden sie in größerer Zahl dorthin eingeschleppt. Woher sie damals kamen, wird sich wohl niemals aufklären lassen. G i n s glaubt, daß sie sehr wahrscheinlich Rückwanderer aus südrussischen deutschen Siedlungen mitgebracht haben. „Die lange Zeit unerkannt gebliebene Verseuchung von Schleswig-Holstein im Herbst 1916 lieferte die Quelle für den im Jahre 1917 erfolgten Pockenausbruch in Norddeutschland, dem dann 1919 ein größerer Ausbruch in Dresden und 1920 in Oberschlesien folgte. Im Laufe von fünf Jahren sind etwa

11 000 Erkrankungen und 1600 Todesfälle beobachtet worden, also eine Steigerung, die weit über das hinausging, was seit Durchführung des Impfgesetzes beobachtet worden war."

Eine Auskunft über die Ursachen dieser Pockenverbreitung gibt die Verteilung der Erkrankungen und Todesopfer auf die verschiedenen Altersstufen. Sie haben sich auch in einer früher niemals beobachteten Weise auf die höheren Altersklassen beschränkt. Ungefähr $80\,\%$ der Kranken und etwa $90\,\%$ der Toten betrafen Personen über 40 Jahre, also mangelhaft geschützte, wie es die Prüfung der Impfreaktionen ergab.

Begünstigt wurde diese Verbreitung durch die Hungerblockade, welche auch die Tuberkulosesterblichkeit wesentlich erhöhte.

Die Jahrhundertwende bildet einen Markstein in der Geschichte der Variola. Aus verschiedenen Ländern wird um diese Zeit über das Auftreten von „milden Pocken" berichtet.

Zwar hatte man bereits zu Sydenhams Zeiten (s. o.) die Beobachtung gemacht, daß die Seuchenzüge nicht immer gleich schwer waren. Die milden Formen erregten die Aufmerksamkeit, es wurden derartige Beobachtungen auch in anderen Ländern gemacht. Bei uns in Österreich waren es van Swieten und Boerhave, die solche Fälle beschrieben, aber es waren nur vereinzelte Seuchenzüge, die diesen Charakter aufwiesen, die schweren Formen behielten die Oberhand.

Gegen Ende des 19. Jahrh. aber häuften sich Meldungen über leichtere Formen aus verschiedenen Ländern. Turner beschrieb sie im Jahre 1895 in Südafrika, und im Jahre 1922 berichtete Fehrsen, daß er eine Amaas oder Caffir-pox benannte Krankheit pockenähnlicher Natur bereits in den Jahren 1876 und 1878 kennengelernt hatte. Im Jahre 1904 beobachtete De Korte solche Erkrankungen in der Kapkolonie. Abgesehen von diesen südafrikanischen sind andere Herde auf diesem Kontinent beobachtet worden, so im belgischen und französischen Kongo.

Es soll auch nicht unerwähnt bleiben, daß manche Autoren die Heimat der Pocken in Zentralafrika vermuten, von wo sie über Äthiopien nach Arabien und von dort um 580 zum ersten Mal nach Europa eingeschleppt wurden.

Es ist auch nicht uninteressant, zu erwähnen, daß der seit 1901 als Präsident des International Sanitary Maritime and Quarantine Council of Egypt tätige Sir Armand R u f f e r, der auch als Professor der Pathologie an der Medizinschule von Kairo tätig war, sich mit Mumienforschungen befaßte und eine Reihe schwerer pathologischer Veränderungen, darunter auch Pockennarben, an Mumien feststellen konnte, die sicher für ein sehr hohes Alter der Krankheit auch im schwarzen Erdteil sprechen.

Auf dem s ü d a m e r i k a n i s c h e n  K o n t i n e n t war ein Herd in Sao Paulo, der 1910 von R i b a s bei Feldarbeitern entdeckt wurde. Die Krankheit trat seuchenhaft auf mit einer sehr geringen Letalität. Ihrer raschen Ausbreitung wegen erhielt sie den Namen „A l a s t r i m" (vom portugisischen „alastrar" = ausbreiten). Von R u d o l p h wurde eine derartige Seuche beschrieben, die meist die farbige Bevölkerung ergriff, die wie mit Milchspritzern bedeckt aussah (milk-pox). Ihre Letalität war trotz der großen Ausdehnung eine verschwindend kleine.

Vom Kontinent aus wurde die Krankheit auch auf den W e s t i n d i s c h e n  A r c h i p e l verschleppt, wo sie C o - p e m a n im Jahre 1902 beobachtete. Er begegnete ihr im Jahre 1903 in Cambridge wieder. Von diesem Zeitpunkt an sollte die Seuche den englischen Boden, den sie zuerst in den Grafschaften Suffolk und Norfolk betrat, auf lange Zeit nicht mehr verlassen und viele tausende Fälle sind seither auf der Insel festgestellt worden, wo man ihnen ihrer geringeren Bösartigkeit wegen den Namen V a r i o l a  m i n o r oder M i l d - S m a l l p o x oder P a r a - S m a l l p o x gab.

In England sind nach den Ausweisen der amtlichen Public Health Reports der Jahre 1930 bis 1933, wie aus der nachstehenden Übersicht zu ersehen ist, unter 13 358 an Pocken erkrankten Menschen 11 558 Nichtgeimpfte, 1712 einmal Geimpfte und nur 18 Wiedergeimpfte, also 0,14 %, erhoben worden. Aus der Übersicht sind die Einzelheiten zu entnehmen. Danach gab es unter den einmal Geimpften in den Jahren 1—10 nur fünf Erkrankungen. Ein Ansteigen der Fälle dieser Gruppe kommt erst in den Jahren zum Ausdruck, in denen die Wirkung der einmaligen Impfung notorisch abnehmen muß, also nach dem 30. Lebensjahr. Bis zu dieser Zeit findet sich unter den Wiedergeimpften überhaupt nur ein Fall.

Pockenbefall in England in den Jahren 1930—1933.

| Alter | Einmal geimpft | Wiedergeimpft | Nichtgeimpft |
|---|---|---|---|
| unter 1 Jahr | — | — | 169 |
| 1 Jahr | — | — | 151 |
| 2 Jahre | — | — | 228 |
| 3 „ | — | — | 293 |
| 4 „ | — | — | 280 |
| 5 „ | — | — | 344 |
| 6 „ | — | — | 441 |
| 7 „ | 1 | — | 515 |
| 8 „ | 1 | — | 611 |
| 9 „ | 1 | — | 559 |
| 10 „ | 2 | — | 610 |
| 11 „ | — | — | 490 |
| 12 „ | 4 | — | 433 |
| 13 „ | 1 | — | 469 |
| 14 „ | 3 | — | 367 |
| 15 „ | 33 | — | 2090 |
| 20 „ | 65 | — | 1394 |
| 25 „ | 95 | — | 722 |
| 30 „ | 64 | 1 | 523 |
| 35 „ | 129 | 4 | 365 |
| 40 „ | 474 | 3 | 346 |
| 50 „ | 536 | 6 | 110 |
| 60 „ | 253 | 3 | 38 |
| 70 „ | 44 | 1 | 10 |
| 80 und mehr Jahre | 6 | — | — |
| Summe | 1712 | 18 | 11 558 |
| in % | 12,88 % | 0,14 % | 86,98 % |

Eine Epidemie derselben Krankheit wies auch die S c h w e i z
auf. Nach einer mit dieser Epidemie nicht zusammenhängen-
den, kleinen Epidemie von Variola vera in Basel traten ge-
häuft Fälle im Kanton Aargau auf, die vorerst verkannt
wurden. Allmählich breitete sich die Seuche im Lande aus,
so daß vom März 1921 bis zum 31. Dezember 1925 4760
Einzelmeldungen eingelaufen waren, von denen Angaben
über Alter, Geschlecht, Wohnort und Impfzustand bekannt
sind. Aus der nachstehenden Übersicht kann der Einfluß,
den die Impfung auf eine Pockenepidemie nehmen kann, unzweifelhaft erwiesen werden. Diesen Daten ist ein größerer
Wert beizumessen als den Daten aus früheren Zeiten, weil

die Diagnosen mit Benutzung des gesamten mikroskopisch-serologisch-biologischen Rüstzeuges festgestellt worden waren, das der modernen Medizin zur Verfügung steht (Abb. 1 bis 3).

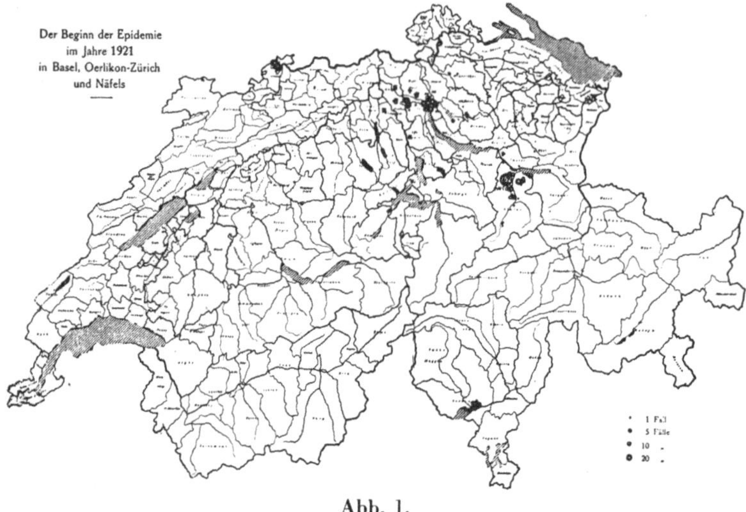


Abb. 1.

Danach waren unter den 4760 Erkrankten 4304, also rund 90 %, ungeimpft. Von den 363 Geimpften befanden sich nur zwölf in einem Alter, in dem der Impfschutz hätte wirksam sein sollen. Achtzehn weitere Geimpfte befanden sich in einem Alter (10 — 19 Jahre), in dem die allgemein bekannte Dauer des Impfschutzes bereits im Abklingen ist. Man darf aber annehmen, daß auch die Geimpften von 10 — 20 Jahren noch recht gut geschützt waren, denn die Zahl der U n g e i m p f t e n dieses Alters, die erkrankten, beläuft sich auf 1458, also auf 81mal mehr. Auch für das nächste Dezennium der Impflinge ist der Unterschied sehr groß; im späteren Alter verschwindet er allmählich und macht sogar, mit dem selbstverständlichen Schwund der Immunität, dem Gegenteil Platz.

Aus der Tabelle ist zu ersehen, daß hauptsächlich das jugendliche Alter — das nicht geimpft ist — von der Krankheit bedroht ist. Auch in den zwei Epidemien in der Schweiz, der kleinen in Basel und dem großen, späteren Seuchenzug, zeigte sich der Unterschied im Charakter der

Seuche. Der erstgenannte von 43 Fällen erforderte 7, die
große Epidemie mit 4760 Erkrankten 3 Todesfälle, dar-

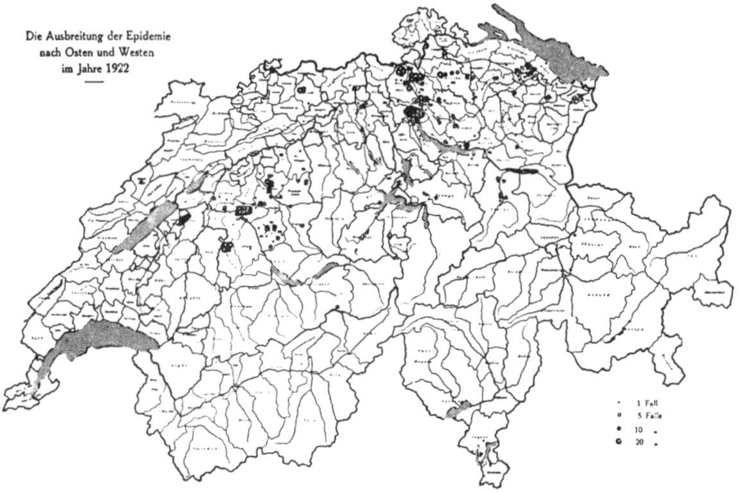

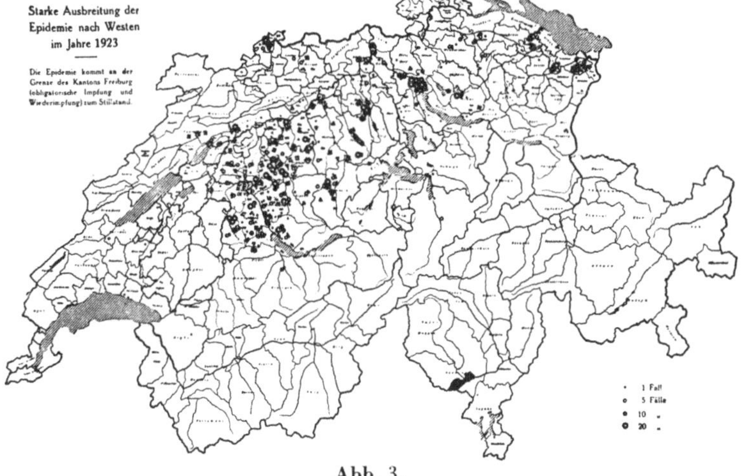


Abb. 2.



Abb. 3.

unter einen Säugling und einen auch sonst kranken, 59jäh-
rigen Mann.

Die Karten zeigen deutlich das ständige Fortschreiten der Seuche und das Verschontbleiben der lateinischen Kantone mit Impfung.

**Statistik der Blatternerkrankungen in der Schweiz in den Jahren 1921 — 1925.**

| Erkrankt sind an: | Geimpften | | Wiedergeimpften | | Nichtgeimpften | |
|---|---|---|---|---|---|---|
| | männl. | weibl. | männl. | weibl. | männl. | weibl. |
| unter 1 Jahr alt | — | — | — | — | 42 | 34 |
| 1— 4 Jahre | 1 | — | — | — | 146 | 155 |
| 5— 9 „ | 2 | 9 | 1 | — | 277 | 321 |
| 10—14 „ | 3 | 3 | — | — | 340 | 300 |
| 15—19 „ | 7 | 4 | — | 1 | 441 | 377 |
| 20—29 „ | 28 | 16 | 10 | 10 | 538 | 624 |
| 30—39 „ | 14 | 26 | 10 | 8 | 189 | 261 |
| 40—49 „ | 32 | 35 | 10 | 12 | 91 | 110 |
| 50—59 „ | 46 | 54 | 5 | 10 | 26 | 13 |
| 60—69 „ | 22 | 41 | 7 | 8 | 7 | 4 |
| 70—79 „ | 11 | 9 | 1 | — | 3 | 5 |
| Summe | 166 | 197 | 44 | 49 | 2100 | 2204 |
| in % | 7,6 % | | 2,0 % | | 90,4 % | |

Hauptzeit der Wiederimpfung 5 — 14 Jahre.

Ein ähnlicher Seuchenzug zeigte sich im Jahre 1929 in H o l l a n d ; er umfaßte über 700 Fälle von leichter, milder Variola. Erwähnenswert ist es, daß der Ausgangspunkt für diesen Seuchenzug ein kranker Seemann war, der aus Indien kam, also aus einem Land, in dem sonst die milden Pocken nicht zu Hause sind.

Wenn wir uns der Hoffnung hingeben wollten, daß die Variola vera nunmehr ihren Charakter geändert, daß vorwiegend Fälle der milden Form auftreten, wodurch die Seuche ihren Schrecken verlieren würde, so sehen wir uns enttäuscht, denn immer wieder werden wir durch glücklicherweise kleine Epidemien aufmerksam gemacht, daß die Gefahr, die von den schweren Formen der Krankheit ausgeht, noch nicht vorüber ist.

So wurden schwere P o c k e n mit der „T u s c a n i a" aus dem Fernen Osten nach Frankreich und England verschleppt und gaben dort zu einer Anzahl von Ansteckungen Veranlassung.

Im Jahre 1926 kam es zu einem P o c k e n a u s b r u c h i n P a r i s . Es entbehrt nicht einer gewissen Pikanterie, daß

es gerade zu einer Zeit war, als die internationale Sanitäts-
konferenz dort tagte und daß die Letalität 20—26 %, im
nächsten Jahr sogar 38 % betrug.

Die Krankheit war damals offenbar durch nicht geimpfte
Algerier eingeschleppt worden und blieb mehr oder weniger
auf diese beschränkt. Im Jahre 1930 wurden einige Fälle in
M a l m ö  i n  S c h w e d e n  beobachtet, die von einem Kinderambulatorium ausgingen, in dem das Kind eines aus Rußland heimkehrenden Arbeiters zum Ansteckungsherd für andere Kinder wurde.

Interessant ist es, das Auftreten der V a r i o l a  n a c h
d e m  Z w e i t e n  W e l t k r i e g  zu verfolgen. Eine zusam-
menfassende Übersicht ist erst vor kurzem im Rapport Epi-
demiologique et Demographique Vol. I. N 13 vom Juni 1948
erschienen. Immer waren es Kriege, die der Seuche Vorschub
geleistet haben. In den Jahren 1932—1933 wurde Ä g y p -
t e n  von einer Pockenepidemie heimgesucht, die erst im
Jahre 1935 erlosch. Plötzlich erfolgte von der Asiatischen
Türkei her im Jahre 1943 ein neuer Einbruch der Seuche,
die, langsam sich ausbreitend, im Jahre 1944 mit 11 194 Erkrankungen und 1016 Todesfällen ihren Höhepunkt erreichte, um im Jahre 1947 auf 172 Fälle mit 10 Todesfällen
abzuflauen. Es wurden sämtliche afrikanische Hafenstädte
des Mittelmeeres und des Roten Meeres heimgesucht. Im Gegensatz zu früheren Epidemien mit einer Letalität von
25—30 % ist diesmal die Sterblichkeit auf 9 % herunter-
gesunken. Wie sehr diese Letalität Schwankungen unterwor-
fen ist, zeigen auch die Ziffern der Erkrankungen und Todesfälle im englisch-ägyptischen Sudan, wo die Sterblichkeit
von 29 % im Jahre 1940 auf 0 im Jahre 1945 abgesunken ist,
um wiederum auf rund 18 % im Jahre 1947 anzusteigen.

In verschiedenen anderen Staaten Afrikas trat die Krankheit ebenfalls auf und war auch dort durch eine außerordentlich schwankende Letalität gekennzeichnet. Ein besonders
schwerer Seuchenzug hat das nunmehr unter französischem
Mandat stehende Kamerun im September 1945 betroffen,
wo unter 383 Erkrankungen 360 einen tödlichen Ausgang
nahmen. Die Letalität betrug 94 %.

Im B e l g i s c h  K o n g o, in dem schon in früheren Jahren die Seuche einen meist milden Charakter zeigte (Variola minor) waren im Jahre 1940 neben dieser leichten Form
in der Provinz Leopoldville auch schwere Krankheitsfälle
neben leichten zu sehen.

Der Kolonialarzt Dr. Van Hoof beklagt sich über die Schwierigkeiten, die einheimische Bevölkerung gegen Pocken zu schützen. Diese Schwierigkeiten dürften z. T. durch den Impfstoff bedingt sein, der unter der Hitze leidet, z. T. sind es die Bemühungen der Eingeborenen, welche durch verschiedene Eingriffe die Wirkung der Impfung zu beeinträchtigen suchen.

Im allgemeinen begegnet man in der Kolonie Belgisch Kongo meist der leichten Form der Pocken, der Alastrim (Variola minor), gegen welche die Vakzination weniger zu schützen vermag als gegen die Variola major.

Im übrigen Afrika herrschte, mit einzelnen Ausnahmen, meist die leichte Form der Variola, die in Südafrika unter dem bereits erwähnten Namen „Amaas" bekannt ist. Eine Erklärung für das mitunter gleichzeitige Auftreten leichter und schwerer Formen der Krankheit oder die Ablösung leichter Epidemieformen durch die Variola major konnte bisher nicht gefunden werden.

Obwohl die leichte Form der Variola insbesondere im Süden des Kontinents vorherrschend ist und es den Anschein hat, als würde sie sich auch nach dem Norden hin ausbreiten, so bleibt doch der afrikanische Kontinent ein ständiger Gefahrenherd für uns Europäer.

Auf dem amerikanischen Kontinent sind vor allem Mexiko, Peru und Bolivien Herde der schweren Krankheitsformen, während in den anderen Republiken Südamerikas die Alastrim vorherrschend ist.

Aus Mexiko kam es im Frühjahr 1948 zur Einschleppung eines Falles von Pocken schwerer Form in die Stadt New York, die zwölf weitere Fälle verursachte. Eine rasche Durchimpfung von 6 350 000 Personen erfolgte mit einem Geldaufwand von 461 000 Dollar.

Nach wie vor ist Asien das Zentrum der Pockengefahr geblieben. Während die Länder des mittleren Orients, die Türkei, Libanon, Syrien, Irak die Seuchenzüge der Kriegszeit überwunden haben, ist Indien mit seiner dichten Bevölkerung noch immer der Schauplatz schwerer Seuchenzüge geblieben. Große Opfer haben die Jahre 1944 und 1945 gefordert, während im Jahre 1947 eine leichtes Abflauen zu beobachten war. Die übrigen Länder des Kontinents zeigen nach wie vor Herde, von denen schwere Seuchenzüge ihren Ausgang nehmen können. In Japan macht sich ein Rückgang bemerkbar.

In E u r o p a sind die Verhältnisse, wenn man sie mit denen während des Ersten Weltkrieges vergleicht, wesentlich bessere geworden. Von Nordafrika her wurden die Pocken nach Sizilien und Süditalien eingeschleppt. Eine Epidemie von einigen hundert Fällen im Zusammenhang mit einem Seuchenzug, der die T ü r k e i im Jahre 1943 heimsuchte, wurde im Departement Hevros festgestellt.

Nicht unerwähnt sollen dreizehn Fälle von Pocken bleiben, die im Juli 1945 auf sieben Schiffen in englische Häfen von Indien und dem mittleren Osten her eingeschleppt wurden. Zwei andere kamen auf dem Luftweg aus Indien. In der Mehrzahl waren es Fälle von schwerer Variola confluens oder von hämorrhagischer Form.

Z w e i t e s   K a p i t e l.

# Die Ätiologie der Pocken.

Als mit der Entdeckung der Mikroorganismen die ätiologische Erforschung der Infektionskrankheiten begann, hoffte man zuversichtlich, auch über den Erreger der Variola-Vaccina Aufschluß zu erhalten. Es entstand eine Riesenliteratur in der gesamten medizinischen Welt, ohne daß sie die erwünschte Aufklärung gebracht hätte.

Man suchte den Erreger unter den Bakterien, doch gelang es mit keinem der gezüchteten Keime, die für die Krankheit spezifischen Veränderungen zu erzeugen. Nachdem alle Versuche, auf diesem Wege zu einem Ziel zu gelangen, vergeblich waren, suchte man den Erreger unter den Protozoen. L. P f e i f f e r sprach sich für die protozoische Natur des Variola-Erregers aus, indem er amöboide Zellformen des krankhaften Gewebes als solche ansprach. Ein von ihm erhobener Befund hat auch heute noch Interesse; die von ihm innerhalb von Epithelzellen von Vakzinapusteln gesehenen eigenartigen Gebilde, die „V a k z i n e k ö r p e r c h e n", die wir gleich als G u a r n i e r i - K ö r p e r c h e n kennenlernen werden.

Das Studium dieser Zelleinschlüsse wurde gefördert, als G u a r n i e r i im Jahre 1892 nachgewiesen hatte, daß sich die Vakzinekörperchen nicht nur in der Variola- und Vakzinapustel finden, sondern daß man sie auch nach der Impfung der Kornea von Kaninchen in den Hornhaut-Epithelzellen beobachten kann. Vakziniert man eine Kaninchenhornhaut mit einem etwas verdünnten Impfstoff, indem man sie gitterförmig skarifiziert und den Impfstoff in das Gitter einreibt, so entsteht an den Stellen der Skarifikation eine Epithelverdickung auf der Hornhaut, die in etwa 48 Stunden auf dem Höhepunkt ihrer Entwicklung ist und vom dritten Tag ab in unregelmäßige Geschwüre übergeht. Beim Zerfall der durch die Infektion entstandenen Epithelhügel zeigen sich in ganz charakteristischer Weise, in einer Höhle des Protoplasmas liegend, nahe dem Kern Körperchen, die sich mit verschiedenen Farben deutlich färben lassen. Die Körperchen haben die wechselnde Größe von 1 — 10 μ und sind verschiedenartig geformt (Abb. 4).

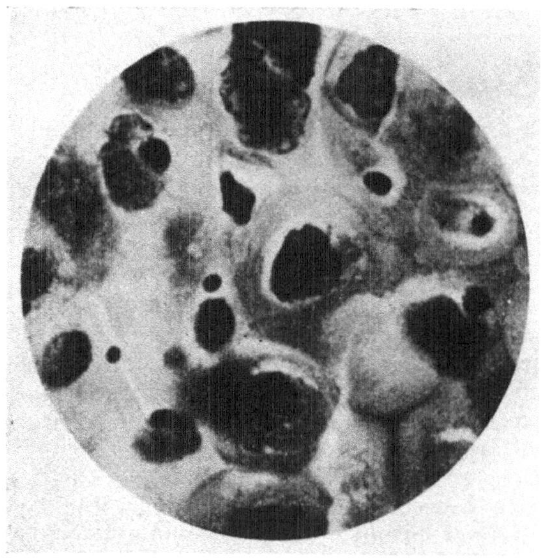

Abb. 4. Guarnieri-Körperchen in Hornhautzellen.

G u a r n i e r i zweifelte nicht daran, daß diese Körperchen, die später seinen Namen erhielten, die viel gesuchten Parasiten der Variola und Vakzina seien. Der Parasit dringt in das Protoplasma ein und höhlt sich dort eine Nische aus. Als Bewohner dieser Höhle, deren Wandung er „zernagt", erhielt er den Namen „C y t o r r h y k t e s", d. h. „Zellzernager".

Verschiedene Autoren schlossen sich der Anschauung Guarnieris an. Heute steht jedoch fest, daß die G. K, nicht mit dem Erreger identisch, sondern als Viruskolonien aufzufassen sind, die sich in den befallenen Zellen ausgebreitet haben. Damit war die Stellung der Guarnieri-Körperchen (G. K.) als Erreger der Variola-Vaccina erschüttert, wozu insbesondere positive Filtrationsversuche beitrugen, deren Ergebnisse mit der Größe der G. K. nicht in Einklang gebracht werden konnten. Die G. K. haben jedoch keineswegs ihre Bedeutung verloren, weil sie als spezifische Einschlüsse, so wie die Negri-Körperchen, eine ausschlaggebende Rolle in der biologischen Diagnose der Variola-Vaccina spielen. Wenn sie auch nicht als Erreger der Variola-Vaccina anzusprechen sind, so stehen sie zu diesen doch in innigen Beziehungen, weil sie gewissermaßen ihren Sitz bilden. Die im allgemeinen mit den normalen Methoden nur selten darstellbaren kleinsten Körnchen in ihrem Inneren wurden von v. Prowazek 1905 als Initialkörperchen beschrieben und von ihm in eine besondere Gruppe der „Chlamydozoen" eingereiht, die sich nach Art der Kokken teilen und ein intrazelluläres Dasein führen, wobei die von ihnen befallenen Zellen bestimmte Reaktionen zeigen, die bereits als Guarnieri-Körperchen beschrieben wurden.

Der Erreger wurde zum ersten Male von John Buist in Edinburgh im Jahre 1887 als solcher verdächtigt und ist dann von verschiedenen Autoren wiederholt gesehen, aber nicht weiter verfolgt worden. Erst etwa 20 Jahre später (1906) beschrieb Paschen ganz unabhängig ähnliche Gebilde, die er in der Lymphe von vakzinalen Kälber- und Kinderpusteln regelmäßig fand, die später nach ihm „Paschen-Körperchen" benannt wurden. Ihre Größe wird heute mit geringen Differenzen mit 170—200 m$\mu$ angegeben. Sie werden in die Gruppe der Virusformen eingereiht und haben deren Eigentümlichkeiten: die Größe, die Filtrierbarkeit, sie wachsen nur auf lebendem Gewebe und erzeugen, auf empfängliche Tiere überimpft, spezifische vakzinale Reaktionen. Mit dem Serum von vakzinierten Personen kann man Reinkulturen agglutinieren. Ein derartiges Serum wirkt virus-neutralisierend (Abb. 5 u. 6).

Für die Färbung der Paschen-Körperchen eignen sich verschiedene Farbstoffe: nach Paschen Löfflerbeize mit

nachfolgendem Karbolfuchsin, nach M o r o s o w eine Versil-
berungsmethode, nach H e r z b e r g Viktoriablau, schließlich gelingt es auch, mit der bekannten Giemsafärbung sehr
deutliche Bilder zu erzielen oder man kann sie im Fluores-
zenzlicht nach H a g e m a n n nachweisen.

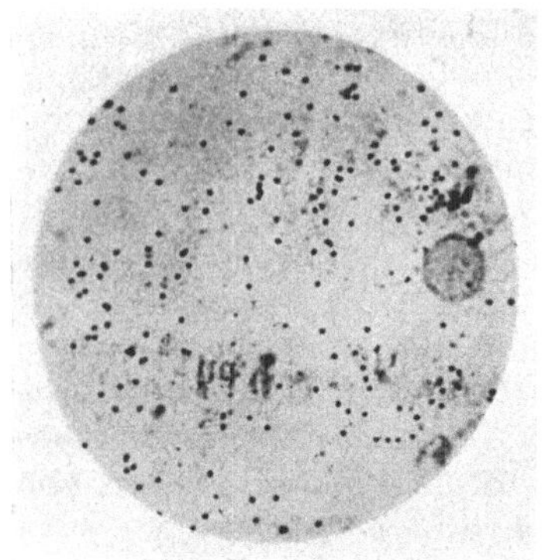

Abb. 5. Paschen-Körperchen aus
Impfbläschen. 1 : 630.

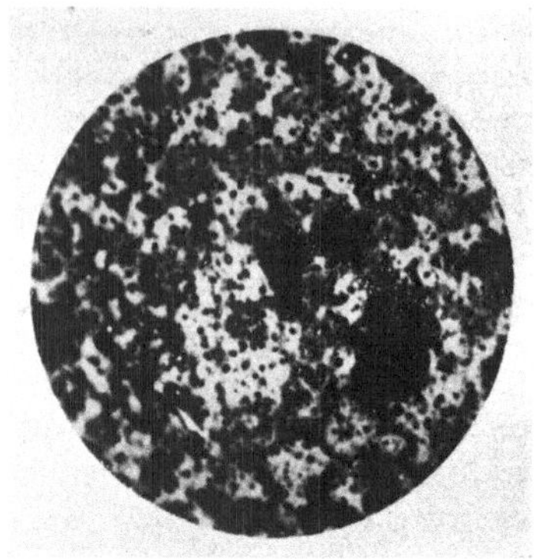

Abb. 6. Paschen-Körperchen im
Variolapustelausstrich (Kairo).
1 : 630

Regelmäßig sind die P. K. im serösen Inhalt von Vakzinabläschen von Erstimpflingen, weniger oft in Pusteln, sehr viel seltener in inneren Organen zu finden. Im Tierversuch sind sie
aus dem verdächtigen Gewebe durch Verimpfung auf die Hornhaut von Kaninchen oder Meerschweinchen nachzuweisen.
Kleinste Mengen von Virus findet man am zweckmäßigsten
durch Passageimpfungen in den Kaninchenhoden (O h t a w a -
r a). Im Jahre 1874 hat Z u e l z e r Pockenblut als erster auf
Affen mit Erfolg übertragen. Gleiche Versuche gelangen
auch unseren Landsleuten K y r l e und M o r a w e t z im
Jahre 1917. Sie konnten das Affenblut laufend während
der ganzen Dauer der Erkrankung positiv verimpfen. Auch
das Blut infizierter Kaninchen läßt sich mit positivem Erfolg übertragen. S m i t h und, unabhängig
von ihm, H a c k e n t h a l berichteten, daß das Virus
im Blut hauptsächlich in den Leukozyten zu finden ist. Als
Erkrankungen des ZNS nach Impfungen auftraten, hat man
zahllose Überimpfungen des Liquors erkrankter Kinder auf
die verschiedensten Versuchstiere vorgenommen. G i l d e -

m e i s t e r und H u b e r waren dabei erfolgreich. Am 7. Tag nach der Erkrankung gelang ihnen bei einem solchen kranken Kind der Nachweis des Vakzinavirus. Schließlich wurde auch das B l u t von Erstgeimpften auf das Vorkommen von Vakzinavirus untersucht und es wurden positive Ergebnisse erzielt. Im L i q u o r Erstgeimpfter ließ sich das Virus jedoch nicht finden.

Die wichtigsten Ü b e r t r a g u n g e n d e s V a r i o l a - v i r u s stellen die v o m M e n s c h e n a u f d a s R i n d dar. In d i e s e m T i e r ä n d e r t d a s V i r u s w i c h t i g e E i g e n s c h a f t e n, s o d a ß e s n a c h R ü c k ü b e r t r a - g u n g a u f d e n M e n s c h e n n i e w i e d e r s e i n e a l - t e n Q u a l i t ä t e n a l s V a r i o l a v i r u s a n n i m m t u n d s i c h f o r t l a u f e n d a l s K u h p o c k e n v i r u s v e r h ä l t. Wie diese Eigenschaft für die Erzeugung von Pockenimpfstoff verwendet wird, soll in einem späteren Abschnitt gezeigt werden. Empfänglich sind für das Virus Affen, Kaninchen, Hasen, Meerschweinchen, Mäuse, Ratten, von großen Tieren Pferde, Esel, Lama, Ziege, Schwein, Schaf, schließlich Hühner. Als Experimentier-Tier ist das Kaninchen zu bevorzugen, in letzter Zeit sind meist die billigeren Mäuse verwendet worden. In ihnen läßt sich das Virus als Virus fixe durch Hirnpassagen erhalten.

Für die Züchtung ist die G e w e b e z ü c h t u n g von großer Bedeutung. 1913 sind die ersten Versuche mit Gewebekulturen angelegt worden. Es gelang zwar damals eine Dauerzüchtung nicht, doch konnte es ganz eindeutig festgestellt werden, daß das V i r u s n u r i n l e b e n d e n Z e l - l e n z u r V e r m e h r u n g kommt, nicht in abgetötetem Gewebe. Die ersten Reinkulturen gelangen erst zehn Jahre später P a r k e r, C a r e l l und R i v e r s, anfänglich sehr umständlich, später wesentlich einfacher im Hühnerembryonalgewebe in einer Nährlösung. Einen besonderen Fortschritt brachte die von den Amerikanern G o o d p a s t u r e, W o o d r u f f und B u d d i n g h ausgearbeitete H ü h n e r - e i k u l t u r, die das Virus in das bebrütete Hühnerei überträgt und dort auf der Allantois wachsen läßt. Es sind zahlreiche Versuche gemacht worden, diese Eikulturen für die Herstellung des Pockenimpfstoffes zu verwenden. Sie haben sich jedoch, bisher wenigstens, nicht bewährt.

## Drittes Kapitel.

# Die Krankheitsübertragung,
# ihre Entwicklung und Verbreitung.

Wie bei anderen übertragbaren Krankheiten ist auch bei Variola die Quelle der Ansteckung in erster Linie der kranke Mensch. Auf dem direkten Wege, der Tröpf-

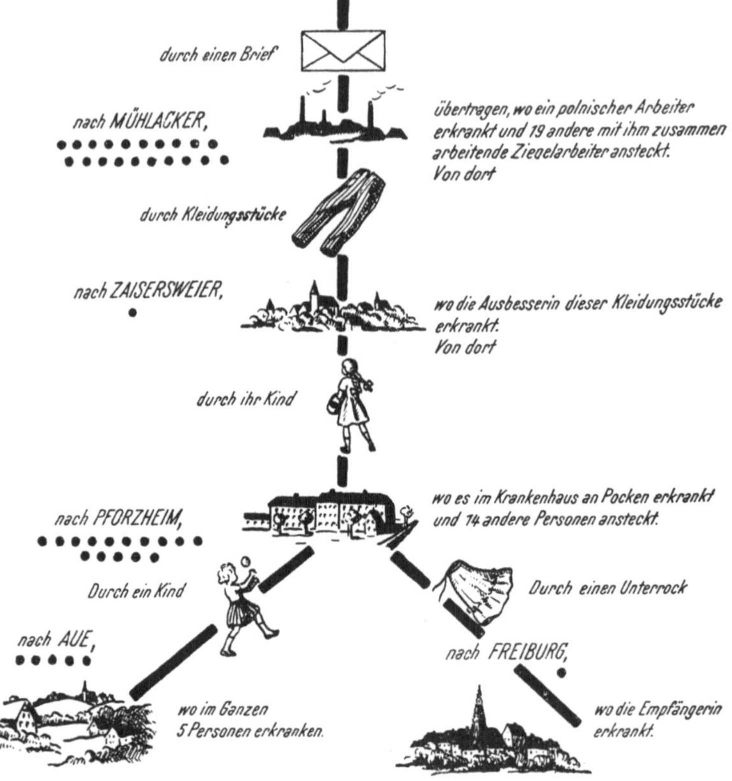


Abb. 7. Die Übertragung der Pocken ist auch durch Briefe und Kleidungsstücke möglich.
(Nach einer Epidemie in Baden, 1912. ● = Pockenfall. — Deutsches Hygiene-Museum, Dresden.)

cheninfektion, erfolgen die allermeisten Infektionen. In manchen Fällen sind Übertragungen auch auf indirektem

Wege möglich gewesen. Die nebenstehende Abb. 7 gibt einen Überblick über solche indirekte Übertragungen.

Aus der Zeit der alten österreichisch-ungarischen Monarchie sind Fälle bekannt geworden, die auf Einschleppung mit alten Kleidern und gebrauchter Wäsche aus Galizien zurückzuführen waren. Aus dem damals endemisch mit Pocken verseuchten Land wurden wiederholt Altkleider nach Wien gebracht, mit denen auch die Krankheit ins Land kam. Tröpfchen oder Stäubchen enthalten den in der Außenwelt recht widerstandsfähigen Erreger, der im Falle der Tröpfcheninfektion scheinbar schon in sehr starker Verdünnung zu Infektionen Anlaß geben kann. Es ist dabei nicht immer ein unmittelbares Einatmen der ansteckenden Ausatmungsluft nötig, um solche Infektionen zu vermitteln. Nicht selten genügt erwiesenermaßen der Aufenthalt in Räumen, in denen sich ein Pockenkranker befunden hat, um empfängliche Individuen zu infizieren und erkranken zu lassen. Derartige Übertragungen fanden z. B. im Jahre 1930 in Malmö statt, wo das Kind eines schwedischen Arbeiters, der pockenkrank aus Rußland heimkehrte, ein Kinderambulatorium verseuchte und eine Anzahl von Erkrankungen verursachte.

Der Erreger findet sich bei kranken Personen auf den Schleimhäuten der oberen Luftwege, ja bis in die Tiefe der Bronchien, wo er wiederholt nachgewiesen wurde. Er ist auch in den Effloreszenzen des sekundären Exanthems, besonders der Bläschen, zu finden, in deren serösen Inhalt er in größter Menge nachgewiesen werden kann. Möglicherweise ist er auch im Harn, wo er bei infizierten Kaninchen bereits gefunden wurde. Entsprechend seiner generellen Verbreitung in der Blutbahn, in den Bläschen muß er durch alle Organe hindurch, er muß also in allen gefunden werden. Tatsächlich gelang dieser Nachweis. Nur im ZNS ist der Erreger im infizierten Kaninchen mikroskopisch unsicher nachweisbar, trotz der außergewöhnlichen Virulenz, die dieses Organ zeigt, wenn sich der Erreger dort einmal angesiedelt hat. Seine Übertragbarkeit von dort auf die äußere Haut, auf die äußerst empfindliche Hornhaut, in die Blutbahn, in den Hoden usw. beweist seine Existenz an dieser Stelle trotz der Schwierigkeit des mikroskopischen Nachweises. Man hat sich zur Erklärung dieser Tatsache der Hilfshypothese bedient, daß der Erreger zwei Entwicklungsstadien durchmache, ein aerobes, in dem er leicht, und ein anaerobes, in dem er kaum nachweisbar ist. Das letztere nimmt er im ZNS an. Die beim Kaninchen durch Verimpfung von Vakzine ins Gehirn allmählich entstehende anaerobe Form des Erregers (Neurolapine) hat die Eigenschaft, auch in den anderen Organen des Versuchstieres (Hoden, Lunge, Milzkapsel, Ovarium, Leber, Nebenniere usw.) Vakzinaherde zu bilden, die man nach Verimpfung von Lymphen, die von der Haut stammen (aerobe Dermolapine) nicht oder nur selten erhält. Sie zeichnen sich durch Hämorrhagien aus.

Im trockenen Zustand befindet sich der Keim beim Menschen in den Borken oder im Eiter, auf der Bettwäsche oder auf Decken, wo er antrocknen kann. Von dort wird er im nicht desinfizierten Zustand übertragen, teils mit Staub in die Umgebung verbreitet. Er hält sich lange, wenn er nicht unter der Einwirkung der Atmosphärilien, insbesondere der Sonne, abstirbt.

**Auch Nicht-Kranke können Träger des Erregers sein.** Sei es, daß sie das Virus auf ihren Kleidern, ihrer Wäsche, den Haaren, der Haut angetrocknet beherbergen, sei es, daß es auf ihren Schleimhäuten haftet, von wo aus es auf dem Wege der Tröpcheninfektion auf dritte Personen übertragen wird.

Tiere spielen bei der Übertragung der Krankheit wohl eine untergeordnete Rolle, obwohl verschiedene Autoren solche Übertragungen durch Fliegen beschrieben haben. Es ist aber nicht zu bezweifeln, daß eine Verschleppung von Virus durch Fliegen erfolgen kann, die mit ihren Beinen oder ihrem Rüssel mit dem Erreger in Berührung gekommen sind. Im Orient, wo man Menschen mit ganzen Schwärmen von Fliegen bedeckt sieht, mag ein derartiger Übertragungsmodus wohl eine größere Rolle spielen als bei uns, die wir empfindlicher gegen den Kontakt mit solchem Ungeziefer sind.

Die generelle Verbreitung des Erregers auf dem Wege der Lymph- und Blutbahn bedingt auch die Infektiosität des gesamten Körpers eines Kranken, der das Virus während der ganzen Dauer seiner Erkrankung ausscheidet, wie es die Wiener Forscher Kyrle und Morawetz in der Blutbahn durch Übertragung auf Affen nachweisen konnten.

Über den Verbleib des Variolavirus vom Augenblick der Infektion an bis zum Auftreten der ersten Krankheitssymptome sind wir auf Hypothesen angewiesen. Auffallend und allgemein bekannt ist es, daß das Inkubationsstadium der

Krankheit ein verschieden langes ist, je nachdem der Erreger durch Inokulation, also durch Infektion, von der Haut aufgenommen wird, oder per vias naturales durch die Tröpfcheninfektion. Im ersten Fall dauert es, wie bei der Pokkenschutzimpfung, drei Tage, bis eine lokale Reaktion eintritt, auf die dann am achten Tag eine Allgemeinerkrankung erfolgt. Im zweiten Fall beträgt das Inkubationsstadium zwölf oder vierzehn Tage (siehe dort). Wir wollen annehmen, daß der erste Infektionsweg der direkten Verimpfung des Erregers in die Lymph- bzw. Blutbahn kürzer ist als der zweitgenannte, daß es daher längere Zeit dauert, bis die Keime in entsprechender Zahl und Infektionstüchtigkeit an den Ort (Lymph- oder Blutbahn) kommen, von dem aus ihre allgemeine Verbreitung (Generalisierung) erfolgen kann. Vielleicht ist auch der leichtere Verlauf der Variola inoculata auf die partielle Immunität zurückzuführen, die die Inokulationspustel erzeugt.

In der Literatur findet man mitunter die Ansicht, daß sich der Erreger vorerst in den oberen Luftwegen ansiedelt, wie es L. Pfeiffer angenommen hat, und dort die Entstehung einer Protopustel veranlaßt, in der er sich vermehrt und von der aus er dann die Blutbahn überschwemmt. Die Protopustel ist aber bisher rein hypothetisch geblieben, sie konnte noch nie nachgewiesen werden. Gegen ihren Bestand führt Friedemann an Hand der Berliner Epidemie in den Jahren 1916/17 an, daß in diesem Falle der Kranke bereits im Inkubationsstadium infektiös sein müßte. Das war nicht der Fall, wie er nachweisen konnte, weil die vielen Hunderte von Expositionsgefährdeten, die er bis zur kritischen Zeit, in der die Krankheit ausbrechen mußte, mit anderen Patienten gemeinsam untergebracht hatte, Übertragungen nicht verursachten. Theoretisch wenigstens kann man Bedenken gegen ein derartiges Vorgehen nicht unterdrücken, weil man es ja nicht wissen kann, ob unter den zahlreichen exponiert Gewesenen nicht auch Fälle vorhanden sind, deren Krankheitssymptome „so wenig charakteristisch sind, daß eine klinische Diagnose nicht gestellt werden kann" (Gins).

Diese Bemerkung hat ihre Berechtigung, weil der Erreger der Vakzina, z. B. von Erstimpflingen, schon drei Tage nach der Hautimpfung gefunden wurde (Gins), also lange vor der Entwicklung der Impfpustel, daher auch angenommen werden darf, daß der Pockenkranke das Virus schon in Gestalt feinster Tröpfchen verstreuen kann, wenn noch keine

Hautpusteln vorhanden sind. Einen klinischen Beleg dafür, hat de Jong im Haag gebracht, der bei Ärzten und Pflegepersonen einer Pockenabteilung nachweisen konnte, daß sie Träger des Virus waren (Pharyngitis variolosa). Es darf wohl angenommen werden, daß de Jong auf Grund dieser Erfahrungen das Experiment Friedemanns kaum wiederholt haben dürfte.

Paschen hat angenommen, daß das Virus zuerst mit dem Speichel, Speisen etc. in den Magen gelangt. Von dort in den Darm, daß es mit den Leukozyten in die Lymphbahn aufgenommen werde, dann in den Ductus thoracicus kommt, und schließlich in die Blutbahn gelangt. Gestützt hat Paschen seine Ansicht durch Hinweis auf einige Fälle, in denen zu Speisen absichtlich zugesetztes Variola-Material (Pockenborken) aufgenommen wurde und zu schweren Erkrankungen geführt hat. Die Fälle lassen auch andere Erklärungen zu, sie seien aber angeführt dafür, daß allenfalls auch von tieferen Verdauungswegen aus Infektionen mit Variola erfolgen können, was ja auch von der Poliomyelitis feststeht.

Dem Pockenvirus kommt, wie schon aus den Übertragungsmöglichkeiten erhellt, eine recht große Resistenz zu. Getrockneter Eiter hat erwiesenermaßen wiederholt auch nach längerer Zeit Infektionen vermittelt. Wieweit die Keime auf dem Luftweg übertragen werden können, ist noch nicht ganz einwandfrei festgestellt, aber manche auf den ersten Blick rätselhafte Übertragung hat mitunter eine sehr natürliche Erklärung gefunden. So wurden in der Nähe eines Wiener Pockenspitals wiederholt Pockeninfektionen beobachtet und man beschuldigte die dem Wind exponierte Lage, den mangelnden Sonnenschein, die offenen Fenster usw., bis man entdeckte, daß einige der quarantänierten Wartepersonen nächtlicherweile das Spital verließen und Bekannte in der Umgebung aufsuchten, wobei sie die Krankheit als Virusträger verschleppten.

Wie entsteht nun eine Pockenepidemie? Die Fehldiagnose zieht sich wie ein roter Faden durch die Geschichte dieser Seuche. Immer wieder sind es Verwechslungen mit anderen exanthematischen Krankheiten, insbesondere mit Varizellen, die Veranlassung zur Vernachlässigung der gebotenen Vorsicht geben. Die hohe Infektiosität ausgestreuter Tröpfchen, die manchen Fällen zukommt, ist die Ursache dafür, daß schon relativ kurzes Beisammensein mit dem Kranken oder Virusträger zur Ansteckung mit nachfolgendem Kranksein führt. Je größer die Zahl der Etappen (der „Pockenfähigen") auf dem Wege der Seuche ist, desto rascher und weiter wird die Krankheit um sich greifen.

Sie ist vollkommen unabhängig von den hygienischen Verhältnissen, unter denen ein Expositionsgefährdeter steht. Am besten spricht das auffallende Befallensein an Pocken in Ländern, die wirtschaftlich hoch stehen (England, Schweiz, USA.) und die Impfung ablehnen oder abgelehnt haben.

Die Anfälligkeit Ungeimpfter ist eine sehr hohe, sie erreicht etwa 90 $^0/_0$, und so wird die Ausbreitung der Krankheit in engster Abhängigkeit von dem Impfzustand stehen, in dem sich eine befallene Bevölkerungsgruppe befindet. Allgemeine hygienische Maßnahmen, sofern die Impfung nicht inbegriffen ist, sind wirkungslos, wie es die Erkrankung und der Tod zahlreicher gekrönter Häupter beweisen und wie es zuletzt während des Ersten Weltkrieges in Polen in eindrucksvollster Weise das Verhalten der jüdischen und nichtjüdischen Bevölkerung gezeigt hat. Das jüdische Proletariat in den vormals russisch-polnischen Städten lebte unter den ungünstigsten gesundheitlichen Bedingungen. Trotz der schmutzigen Umgebung und des Mangels an jeglicher Körperpflege erkrankten die polnischen Juden seltener an Pocken als die katholischen Polen, weil sie sich impfen ließen, während die Nichtjuden nur selten und ungern von der Impfung Gebrauch machten. Umgekehrt war dieser Bevölkerungsteil infolge der besseren Lebensbedingungen vor dem Fleckfieber geschützt, von dem die Juden, die unter schlechteren Verhältnissen lebten, am stärksten heimgesucht waren.

Die Art der Ausbreitung der Krankheit ist in verschiedenen Epidemien genau studiert worden. Sie kann auf direktem und indirektem Wege erfolgen. Die Pockenzählkarte des Kaiserlichen Gesundheitsamtes in Berlin gibt auch über diesen Punkt sehr lehrreiche Aufschlüsse. Aus dem statistischen Stoff ist zu ersehen, daß, wenn in einem Hause ein Pockenfall vorkommt, zunächst die ungeschützten Angehörigen des Kranken befallen werden. Dann greift die Krankheit weiter auf die Hausgenossen und Nachbarn. Ist der Kranke genesen und geht er in mangelhaft desinfiziertem Zustand aus oder hat er noch Reste variolöser Veränderungen auf seiner Haut oder seinen Schleimhäuten, so gefährden die etwa von ihm abgehenden Schuppen der Haut oder infektiöse Tröpfchen alle Personen seiner Umgebung, die nicht geschützt sind. So können Übertragungen in der Eisenbahn, in Wartesälen, in Gasthäusern, der Straßenbahn, im Theater und im Kino vorkommen, kurz überall, wo Menschen verkehren. Aus der erwähnten Zählkarte geht dieser Übertragungsmodus mit einer bemerkenswerten Gleichmäßigkeit hervor.

V i e r t e s   K a p i t e l.

# Das klinische Bild der Pocken beim Menschen.

Es sind nunmehr 26 Jahre verflossen, seit die letzten Pok·kenfälle auf österreichischem Boden festgestellt wurden. Es waren achtzehn Fälle in Vorarlberg, die im Zusammenhang mit der damals in der Schweiz herrschenden Epidemie infiziert wurden. Seither haben österreichische Ärzte keine Gelegenheit gehabt, Pocken auf heimatlichem Boden zu sehen; selbst der Zweite Weltkrieg hat uns von Pocken verschont und nur wenige von uns haben fern der Heimat solche Fälle gesehen; zuletzt noch an der griechisch-türkischen Grenze, wo eine Epidemie unter Zigeunern herrschte.

Die jungen Ärzte kennen die Krankheit also nicht, da wir immer wieder umfangreiche Maßnahmen gegen ihre Einschleppung treffen, die das Volk meist willig, aber verständnislos entgegennimmt, weil es ihre Berechtigung nicht völlig erfaßt.

In der Schule, in Spitälern können Pockenfälle nicht mehr gezeigt werden. Aus der Zeit ihres Studiums schweben den jungen Ärzten die Bilder der schweren Fälle vor, die als Pocken nicht zu verkennen sind.

Aus dem Grunde ist es nötig, über die Krankheit in einem Leitfaden für Impfärzte einiges zu sagen, damit der Arzt, noch bevor er ein Laboratorium in Anspruch nimmt, so weit, als es überhaupt möglich ist, zu einer Diagnose kommt. Es wäre aber ein Fehler, nur ein Augenblicksbild zu geben; es soll vielmehr die Entwicklung der Krankheit geschildert werden, damit der Arzt mit ihren verschiedenen Stadien vertraut und nicht irre wird, in welchem Stadium immer er zum Kranken gerufen wird. Entsprechend dem praktischen Zweck dieser Schrift wird nur Wert darauf gelegt, den optischen Eindruck, den diese Krankheitsformen und Stadien auf den Beschauer machen, zu schildern. Die Schwierigkeiten der Diagnose sind erst mit der Einführung der Vakzination namhafte geworden. Dieses Verfahren hat die Krankheit umgestaltet, sie ist durch die Impfung leichter zu ertragen, aber schwerer zu erkennen geworden.

## I. Das Inkubationsstadium.

Es herrscht nicht völlige Übereinstimmung in den Angaben über die Zeit, die verstreicht vom Augenblick der Infektion an bis zum Auftreten der ersten Symptome. Das österreichische Epidemiegesetz (14. IV. 1913, RGBl. 67 in der Fassung des Bundesgesetzes vom 18. Juni 1947, BGBl. 151) bestimmt als längste Frist der Überwachung oder Absonderung sechzehn Tage, das Internationale Sanitätsübereinkommen (Paris) vom 21. VI. 1926 (Art. 61) begnügt sich mit vierzehn Tagen und die englische Praxis nimmt eine zwölftägige Inkubationsfrist an, die, nach der sehr großen Erfahrung, die man in England hat, wohl das Richtige treffen dürfte. In der Literatur ist auch über längere Inkubationszeiten bis zu 21 Tagen berichtet worden, das sind jedoch Ausnahmen. Die Differenzen sind hauptsächlich dadurch bedingt, daß es die Autoren versäumen, sich darüber zu äußern, ob sie das Inkubationsstadium mit dem Auftreten von Allgemeinerscheinungen oder mit dem Auftreten des Exanthems enden lassen. Auch die Gesetzgeber äußern sich darüber nicht. Zählt man die Tage von der Infektion bis zum Einsetzen der Krankheitserscheinungen (die meist ganz unbestimmte sind), so sind es zwölf. Rechnet man aber bis zum Ausbruch des Rash, so sind es vierzehn. Obwohl diese Rechnung eine etwas gezwungene ist, so scheint sie praktisch doch empfehlenswert, weil bei milden Fällen die Anfangssymptome so verwaschene sein können, daß der Zeitpunkt ihres Aufscheinens nicht genau festzustellen ist. Während der Inkubationzeit sind in der großen Mehrzahl der Fälle keinerlei Krankheitserscheinungen vorhanden. Was während des Inkubationsstadiums im Organismus geschieht, ist unbekannt. L. Pfeiffer hat angenommen, daß sich im Rachen, also der Eingangspforte für das auf dem Wege der Tröpfcheninfektion eingedrungene Virus, die bereits genannte „Protopustel" entwickelt. Die Annahme dieser Protopustel ist jedoch völlig hypothetisch und noch niemand hat eine solche Protopustel gesehen und beschrieben.

Das nächste Stadium ist

## II. das Initialstadium

als Äußerung einer generellen Intoxikation des Körpers mit dem Variolagift. Sein Beginn wird durch das jähe Auftreten des Fiebers bestimmt. Die Krankheit beginnt meist plötzlich mit allgemeinem Unbehagen, Kopfschmerzen, Übelkeit, mitunter mit Nasenbluten und dem Gefühl großer Hinfälligkeit. Das Fieber steigt rasch an, Schüttelfrost kommt nur in einem Teil der Fälle vor. Das Sensorium wird in schweren Fällen mehr und mehr getrübt. Äußerst heftige Kreuzschmerzen sind für die Pocken sehr charakteristisch, sie strahlen mitunter bis zu den Knien aus, ihre Ursache ist ganz unbekannt, sie werden der Intoxikation zugeschrieben, können aber auch fehlen, und manchmal erfährt man von ihnen erst durch Nachfragen. Gelegentlich kommt Erbrechen vor. Die Konjunktiven sind in der Regel stark injiziert, so wie man sie bei Masern sieht.

Die Äußerungen der vorliegenden Toxämie dauern etwa eine Woche und während dieses Zustandes können verschiedene I n i t i a l e x a n t h e m e auftreten, die die Engländer als „r a s h" bezeichnen. Im Laufe dieses Zustandes kann der Tod eintreten, noch bevor sich andere Symptome bemerkbar machen. Die Toxämie ist mit jener des Scharlachs zu vergleichen und ihr „r a s h" (T o x ä m i c r a s h) ist so aufzufassen wie der dieser Krankheit.

Der Toxämie ist die nächste Phase der Krankheit, die E r u p t i o n, aufgepfropft, in der es zu multiplen, fokalen Herden, zum „f o c a l r a s h" kommt, der sich als das bei der Krankheit meist in die Augen springende Exanthem von Papeln, Bläschen, Pusteln zu erkennen gibt. Von ihm soll später die Rede sein.

Die meisten exanthematischen Krankheiten zeigen nur e i n e Form des Exanthems, ein verschiedenartiges Erythem oder einen papulären bis pustulären Ausschlag. Bei der Variola sind beide Formen vorhanden, von denen die meist zuerst auftretende eine erythematöse Folge der Toxämie ist, die die Allgemeinintoxikation einleitet.

Der zweite Ausschlag, den die Engländer als „f o c a l r a s h" bezeichnen, ist verursacht durch das multiple Auftreten von Virusherden in der Haut. Das ihnen folgende Fieber ist ein Eiter- oder Suppurationsfieber. Es tritt in der

Regel drei Tage nach dem Einsetzen der Krankheitssymptome auf, es kann sich aber auch bis zum siebenten Tag verzögern.

Das toxämische Exanthem gibt Veranlassung zu mannigfachen Verwechslungen. Meningitis, Rheuma, Pneumonie können ähnliche Ausschläge zeigen im Beginn der Krankheit und manchmal Ursache sein, die Kranken in unrichtige Stationen abzugeben. In diesem ersten Stadium ist dieser Fehler nicht so groß, weil die Kranken n i c h t i m m e r infektiös sind.

Würden dem sekundären Fieber die Effloreszenzen fehlen, so würde es dem Scharlachfieber vergleichbar sein.

Das I n i t i a l e x a n t h e m erscheint in selteneren Fällen schon am Ende des Inkubationsstadiums, meist jedoch am dritten Fiebertag. Es kann ein e r y t h e m a t ö s e s oder ein p e t e c h i a l e s sein, die beide deutlich voneinander unterschieden werden können. Der erythematöse „R o s e r a s h“ der Engländer wechselt mit der Epidemie; er ist in der Regel nicht häufiger als 1 auf 10 Fälle. Er kann jederzeit im Laufe des toxämischen Fiebers auftreten, frühzeitig oder etwas später, und oft bemerkt man ihn erst nach dem Auftreten des sonst sekundären Exanthems. Er ist ein gutes Zeichen, weil ihm meist ein diskretes sekundäres Exanthem folgt oder eine modifizierte, durch die Impfung abgeänderte Variolois. Er kommt daher meist bei Geimpften vor.

Die durch die Impfung erworbene Immunität schwindet im Laufe der Jahre dahin. Zuerst geht die antitoxische Immunitätskomponente verloren — daher im Fall der Neuinfektion der Rash —, dann erst die Fähigkeit, das sekundäre Exanthem zu beeinflussen — klinisch zu „modifizieren“.

Diese Form des „rash“ ist ohne feste Lokalisation. Entweder ist er über den Stamm verbreitet, auf den er beschränkt sein mag, in anderen Fällen erstreckt er sich über die Glieder, insbesondere über ihre distalen Enden und die Streckseiten; seltener befallen ist das Gesicht. Dieses Exanthem zeigt ein hellrotes Erythem ohne ödematöse Durchtränkung der Haut, verursacht keine Störungen und ist oft flüchtigen Charakters. Meist liegt ein gleichförmiges, konfluierendes Exanthem vor, öfters ist es aus einzelnen Flecken zusammengesetzt; es kann punktiert sein wie beim Scharlach oder mehr fleckig wie bei Masern.

Die andere Form beschränkt sich auf die Extremitäten, die Arme, gelegentlich auf die Beine allein, und zwar auf die oberen Abschnitte, gelegentlich greift sie auf den Stamm über.

Differentialdiagnostisch ist es wichtig zu wissen, daß diese Form des „rash", im allgemeinen wenigstens, nicht auf das Gesicht übergreift und daß sie, falls sie doch vorkommt, hinter den Ohren, an den Schläfen und am Haarboden des Kopfes nicht auftritt.

Verschieden von dem erythematösen Rash, dem „R o s e r a s h", ist der p e t e c h i a l e „P u r p u r i c oder p e t e c h i a l r a s h", der sich klinisch von dem erstgenannten gut unterscheidet (Abb. 8). Er ist ein Zeichen einer schweren Toxämie.

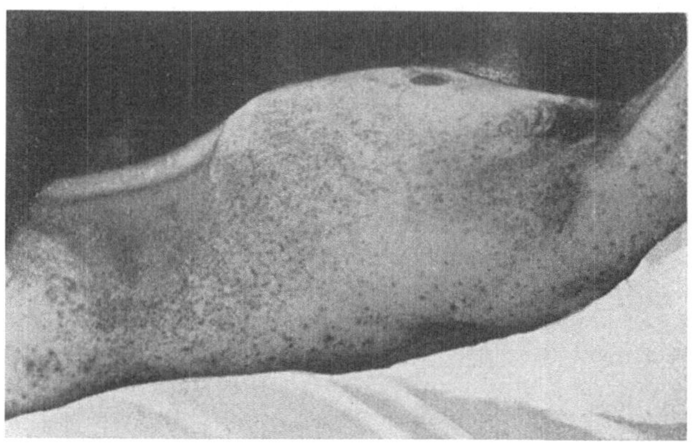

Abb. 8. Petechialer Rash im Beginn der Krankheit. Verteilung auf Schenkelbeuge und Achselgrube.

Er muß aber nicht immer einen schweren sekundären Ausschlag (focal rash) zur Folge haben. Das Auftreten einiger weniger Petechien ist ein gewöhnliches Zeichen des toxämischen Fiebers. Aus diesen wenigen diskreten Petechien darf nicht auf einen petechialen P u r p u r r a s h geschlossen werden. Erst die Häufung solcher Petechien und ihre charakteristische Anordnung, die besondere Tendenz zur Diapedese in den Hautkapillaren berechtigt uns zu einer derartigen Diagnose. Die befallenen Stellen zeigen klinisch hämorrhagische Blutpunkte gleich Flohstichen.

Der Ton der Röte wechselt von Fall zu Fall und mit dem Alter des „rash".

Dort, wo der „r a s h" auftritt — meist sind es die großen Beugestellen des Körpers, Schenkel-Beuge, Achselgrube —, ist der „focal rash“ sehr selten. Charakteristisch ist die scharfe Linie, mit der er im Schenkeldreieck nach oben abschneidet, wodurch er sich von anderen Erythemen unterscheidet („Badehosen-rash“).

Am häufigsten sieht man ihn an d e r Stelle, wo er ein bis zwei Finger breit scharf abgegrenzt unter dem Poupartschen Band verläuft. Ist der petechiale Rash stark ausgeprägt, so reicht er wohl auch über die Flanken und Bauch bis zur Achselgrube und Brust, lebhafter gefärbt und von mehr Petechien übersät. Meist ist dieser Rash ein symmetrischer und scheint die Stellen, an denen er aufschießt, vor dem sekundären Exanthem zu schützen. Seine Lokalisation und sein Aussehen vermag in manchen Fällen zu einer Diagnose „Pocken“ zu führen, noch bevor ein sekundäres Exanthem auftritt.

In der Regel ist es aber so, daß dem petechialen Rash meist ein schweres sekundäres Exanthem folgt, so daß er relativ häufiger im Falle von hämorrhagischen Pocken zu beobachten ist.

Man sieht ihn jedoch auch in weniger schweren Fällen, die nicht letal ausgehen, aber immerhin eine schwere Erkrankung bedingen.

Das nächste Stadium ist

### III. das Eruptionsstadium.

Die ersten Zeichen des Exanthems pflegen sich am Abend des dritten Tages oder am Anfang des vierten Tages des Initialstadiums zu zeigen. Ein verfrühter Ausbruch des Exanthems hat eine ungünstige Bedeutung. Während der Eruption des Exanthems ist der Kranke meist fieberfrei. Die örtliche Ausbreitung des Exathems folgt zeitlichen Gesetzen. Es beginnt stets im Gesicht, und zwar an der Stirn, geht über die Nasenflügel auf die Oberlippe, greift auf das Ohrläppchen und den behaarten Kopf und geht von dort auf den Rumpf und schließlich auf die Extremitäten über. Die Entwicklung des Exanthems beansprucht zwei bis drei Tage. Am dichtesten ist das Exanthem im Gesicht und auf den distalen Enden der Extremitäten bzw. dort, wo ein Hautreiz vorliegt, der in äußerst markanter Weise den in der Blutbahn kreisenden Erreger zur Ansiedlung an der Stelle des Reizes veranlaßt. F ü r  d i e  D i a g n o s e  m a ß g e b e n d  k a n n  d i e  V e r t e i l u n g  d e s  E x a n t h e m s  s e i n.

Das Bundesministerium für soziale Verwaltung (Volksgesundheitsamt) in Wien hat in einem Rundschreiben vom 27. Juni 1924, Zl. 34 609, das in den Mitteilungen des Volksgesundheitsamtes vom Jahre 1924, S. 317, abgedruckt ist, auf diesen Behelf der Pockendiagnose besonders aufmerksam gemacht und angeordnet, daß die Amtsärzte, nach dem Vorschlag des Züricher Dermatologen Prof. T i è c h e, die Verteilung des Exanthems in ein Schema einzeichnen sollen, sobald das Exanthem in voller Blüte ist. Es hat sich nach den Beobachtungen von T i è c h e während der Schweizer Epidemie gezeigt, daß die Verteilung des Exanthems in 86 % — 90 % der Pockenfälle einheitlich ist. D i f f e r e n t i a l d i a g n o s t i s c h kommen hauptsächlich in Betracht: Variola vera, die ihr nosologisch gleichwertige Variolois und die Varizellen. In der folgenden Tabelle von T i è c h e ist der Grad der Beteiligung der einzelnen Körperstellen durch ein oder mehrere Kreuzchen oder ein Minuszeichen angegeben (Variola discreta) (Abb. 9).

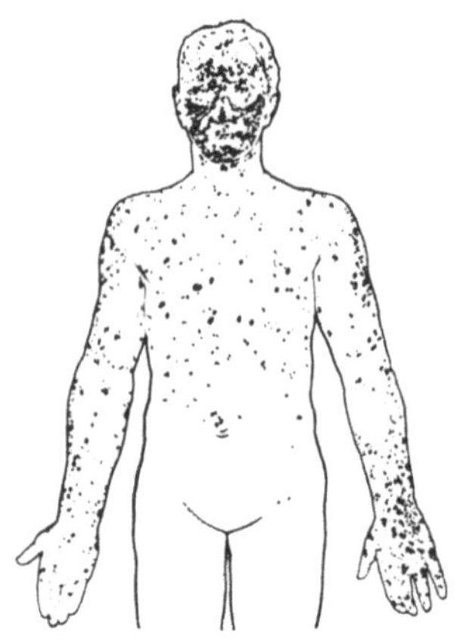

Abb. 9. Verteilung des Exanthems bei Pocken, besonders im Gesicht und auf den Handrücken.

Die einzelne Effloreszenz hat, je nach dem Stadium ihrer Entwicklung, ihr besonderes Aussehen.

Das Anfangsstadium jeder variolösen Effloreszenz ist die M a k u l a, ein masernartiger, rundlicher oder unregelmäßiger Fleck, der nicht tastbar in der Haut liegt. Dieser Fleck ist gegen die Umgebung gut abgegrenzt und wird in wenigen Stunden intensiv rot und dann zu einer ständig anwachsenden Papel, zu einem K n ö t c h e n (P a p u l a), das sich am sechsten Tag im Zentrum verflüssigt und in ein perlmuttergraues, schimmerndes Bläschen verwandelt, dessen Inhalt vollkommen klares Serum bildet. Das B l ä s c h e n (V e s i k u l a) wächst in den nächsten zwei Tagen weiter und wird schließlich zu einem verschieden großen gedellten („genabelten") oder ungedellten B l ä s c h e n, dessen Inhalt sich auf

## Variola vera und Variolois.

1. Verteilung des Exanthems:

   Gesicht: $+++$

   Brust: $+$

   Abdomen: $---$

   (In schweren Fällen oder an Stellen, die besonderen Irritationen ausgesetzt sind: $++$)

   Rücken: $+++$

   Schulter: $++$

   Lenden: $+$

2. Extremitäten: Tendenz einer zentrifugalen Anordnung, Prädilektion von Händen und Füßen, bei früher Geimpften eine geringe Beteiligung von Händen und Füßen nicht selten.

3. Effloreszenzen meist derb und hart, lassen sich nur selten ausquetschen und keinesfalls wegwischen mit dem Fingerdruck.

4. Einheitliches Exanthem, wenn auch Differenzen in der Größe (Verkümmerung), können vorkommen. Auch in der Variolois-Form wird meist einheitlicher Charakter beibehalten.

5. Überall, wo Irritation, reichlich Exanthem. An geschützten Stellen ist das Exanthem meist gering.

6. Initialfieber immer vorhanden, ebenso Suppurationsfieber, übler Geruch.

7. Exanthem in einem Schub („explosionsartig“).

## Variola modificata beim Nichtgeimpften.

### (Primär modifizierte Pocken.)

1. Verteilung des Exanthems:

   Gesicht: $+++$

   (Deutliche Prädilektion der mittleren Gesichtspartien, Ohren und des behaarten Kopfes.)

   Brust: $+$

   Abdomen: $---$

   (Bei schwerer Anstrengung fast immer: $++$)

   Rücken: $+++$

   Schulter: $+$ (auch: $-$ bei Kindern)

   Lenden: $+$

2. Extremitäten: Typische Tendenz zu zentrifugaler Anordnung, nicht selten aber auch Fälle mit auffallend geringer Beteiligung der Hände und Füße.

3. Effloreszenzen durchschnittlich kleiner als bei Variola vera, Rosettenform auf Gesicht und Körper häufig vorhanden nebst allen möglichen abortiven und sonst veränderten Bläschen.

4. Einheitliches Exanthem, wenn auch in der Form, Größe, Entwicklung sehr verschieden. Effloreszenzen lassen sich gelegentlich ausquetschen, aber keinesfalls mit Fingerdruck wegwischen.

5. Überall, wo Irritation, reichlich Exanthem. Herpesartige Kummulation oder sogar an Verbrennungen erinnernde Bilder nicht selten. In der Eintrocknungsperiode häufig verruköse Wucherungen.

6. Initialfieber fehlt in 3 bis 5 $\%$ der Fälle oder ist nur angedeutet, häufig präruptives Ruhestadium. In 86 $\%$ bis 90 $\%$ der Fälle kein Suppurationsfieber, kein übler Geruch.

7. Nachschübe häufig an den Extremitäten.

## Varizellen.

1. Verteilung des Exanthems:

   Gesicht: $+$

   Brust: $+++$

   Abdomen: $+++$

   Rücken: $+++$

2. Extremitäten: Exanthem geringer als am Rumpf. Meist Abnahme desselben vom Oberarm zur Hand, vom Oberschenkel zum Fuß, also zentripetale Anordnung.

3. Rosettenform meist sehr deutlich vorhanden. Die Blasen lassen sich leicht zerdrücken und bei richtig geführtem Stoß mit dem Daumen meist vollständig wegwischen.

4. Exanthem nicht einheitlich frische Blasen, abortive Effloreszenzen, Exkoriationen, Borken usw. sind schon am ersten Tage der Eruption vorhanden.

5. Irritationen spielen eine weit geringere Rolle als bei Variola, kommen aber vor (besonders bei Sommerepidemien), meist aber in sehr abortiver Form.

6. Initialfieber fast nie vorhanden, hin und wieder angedeutet, während der Eruption hingegen oft beträchtliche Fieberschübe.

7. Nachschübe immer vorhanden, das heißt während der ganzen Eruptionszeit.

einen Einstich nur teilweise entleert, weil die Blase mehrkammerig ist, was sie meist von der Varizellenblase unterscheidet, die regelmäßig einkammerig gefunden wird. B e 
m e r k t  m u ß  w e r d e n ,  d a ß  d e r  P o c k e n n a b e l
k e i n e s w e g s  p a t h o g n o m o n i s c h  i s t ;  d a h e r
a u c h  f e h l e n  k a n n  (Abb. 10).

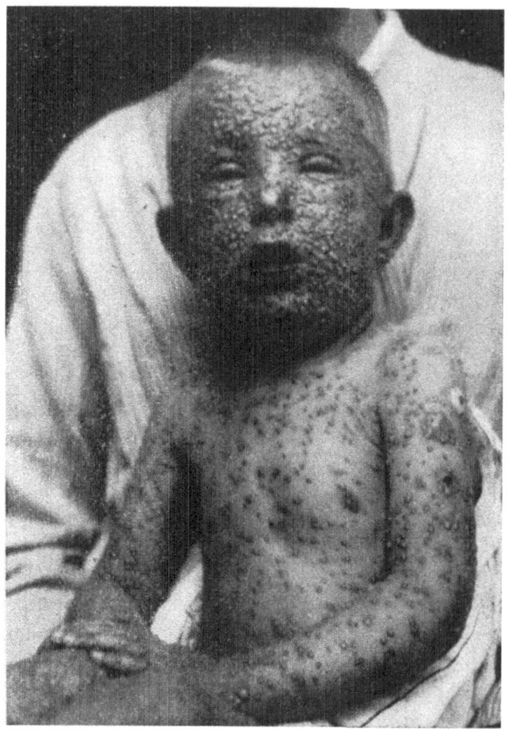

Abb. 10. Variola discreta. Zu spät vorgenommene Impfung.

Die Diagnose der entstandenen Effloreszenzen verursacht
oft große Schwierigkeiten. Oft sind sie durch ihre Lokalisation
erkennbar oder zumindest verdächtig. Meist gibt der Anblick
des Bläschens und noch mehr der Pustel einige Anhaltspunkte.
Die V a r i o l a p u s t e l  (P u s t u l a)  l i e g t  s u b e p i d e r 
m a l. Sie steigt mit den oberflächlichen Schichten der Haut
aus ihnen empor, die mit einer Rundung in die Pustel übergehen. Die Blasen der V a r i z e l l e n  liegen oberflächlich

wie Seifenblasen auf einer Flüssigkeit i n t r a d e r m a l. Aknepusteln oder tief sitzende Syphilide haben dickere Gewebsanteile der Haut vor sich herzuschieben. Dieser Lage verdankt die Variolaeffloreszenz ihre Härte. Ein englischer Variolaexperte riet mir, die Effloreszenzen mit dem ausgestreckten Zeigefinger zu stoßen, um zu erfahren, ob sie hart sind.

Bemerkenswert und für die Variola vera charakteristisch ist die Erscheinung, daß die später auftretenden Effloreszenzen die zuerst erschienenen in ihrer Entwicklung einzuholen bestrebt sind, so daß alle das Stadium der Reife zur gleichen Zeit erreichen und, daß Nachschübe nur selten vorkommen.

Die Zahl der Pusteln ist, je nach der Schwere der Erkrankung, eine sehr ungleiche. In schweren Fällen stehen die Pusteln bisweilen so dicht, daß sie einander berühren. In diesem Fall ist die ganze Haut ödematös durchtränkt, was neben dem Gefühl der Spannung auch das unangenehme Gefühl von Brennen und Jucken verursacht. Abgesehen von der Haut werden auch die Schleimhäute von einem E n a n t h e m befallen; der von dort ausgehende Reiz verursacht Halsschmerzen. In schweren Fällen sind die Rachenschleimhaut und die Zunge in großer Ausdehnung mit Pusteln bedeckt, ein starker Speichelfluß belästigt den Kranken. Die Schleimhaut der Nase ist sehr regelmäßig beteiligt; seltener finden sich Pockeneruptionen an den Schleimhäuten der Konjunktiven, des Rektums, der Vagina und der Urethra.

Schießen die Pusteln auf den Handtellern oder insbesondere an den Fußsohlen auf, so sind sie in ihrer Entwicklung gehemmt. Es zeigen sich rote Fleckchen, die sich scheinbar nicht weiter entwickeln, dann aber doch den Suppurationsprozeß mitmachen, sich verfärben und unter der harten Haut der Füße oft unter einer fast 1 cm dicken Hornschicht liegen als dunkelbraunrote, kaum tastbare Flecken. Sie enthalten natürlich Virus und müssen vor der Entlassung des Geheilten durch Mazeration erst an die Oberfläche gebracht und abgestoßen werden, weil sie sonst Infektionen verursachen könnten.

Das Eruptionsstadium, das drei bis fünf Tage in Anspruch nimmt, geht in

## IV. das Suppurationsstadium

über. Etwa sieben bis acht Tage nach dem Ausbruch der Krankheit wird der Inhalt der Pustel trübe, gelb, eitrig, und zwar erfolgt diese Umwandlung nach denselben zeitlichen Regeln wie das Auftreten des Exanthems. Es wird das Bläschen von der Peripherie her gelb gefärbt, so daß ein gelber Hof das perlgraue, klare, durchscheinende Zentrum umgibt. Die entstehende Papel ist umgeben von einem roten Hof, der breiter wird, sobald sich die Papel in ein Bläschen verwandelt hat. Er verblaßt mit dem Eintritt in das Pustelstadium, das eine Areola meist nicht mehr besitzt. Die Pusteln werden durch Aufnahme von Leukozyten noch praller. Die Haut, in der sie liegen, wird ödematös, die normalen Konturen des Gesichtes verlieren sich bei konfluierendem Exanthem. Die Lider, die Nasenflügel, die Lippen, Ohrläppchen und Ränder sind geschwollen, aufgehoben, das Gesicht nimmt ein unförmliches Aussehen an (Abb. 11).

Das letzte Stadium der Krankheit ist

## V. das Exsikkationsstadium.

Das Pustelsekret beginnt einzutrocknen. Vom neunten Tage an setzt dieser Prozeß ein, wiederum in der gleichen Reihenfolge wie das Erscheinen der übrigen Stadien, vom Kopf an beginnend. Die Pusteldecke wird starr, verfärbt sich gelbbraun; trägt man sie ab, so findet man sie steif, hart. Vom Zentrum aus und von den Rändern her trocknet sie ständig mehr und mehr ein und beginnt sich von dort aus abzulösen, wenn die Vertrocknung einmal eine komplette ist. Die trocken, rotbraun gewordenen Borken ziehen sich von der Peripherie her gewissermaßen zurück, wölben sich und fallen schließlich ab. Die entstandenen Narben sind je nach der Tiefe der gewesenen Pustel bald flacher, bald tiefer, erst rötlich, dann pigmentartig, werden dann strahlig, meist eingesunken (umbiliciert), das Pigment geht verloren, sie werden weiß und heben sich deutlich und häßlich von der pigmentierten Haut ab. Im Laufe der Jahre werden sie flacher (Abb. 12).

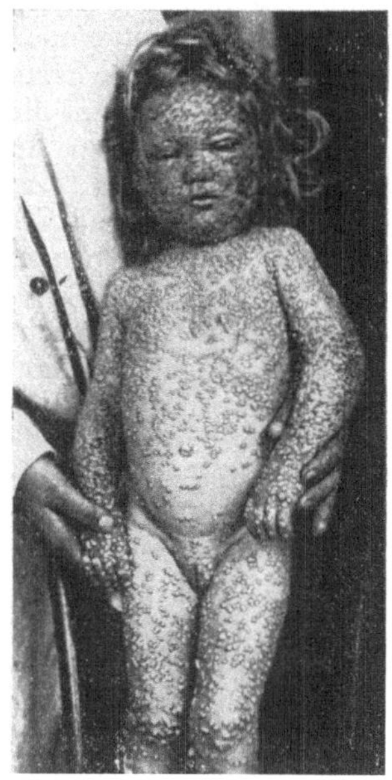

Abb. 11. Variola im Suppurationsstadium.

Auf dem behaarten Kopf hat das Vertrocknen der vorhandenen Pusteln, die namentlich bei konfluierenden Pocken eine kappenartige Borke bilden, stärkeren Ausfall der Haare zur Folge. Sind die Haarbälge durch tiefer liegende Pusteln nicht zerstört, so wachsen die Haare wieder nach.

Unkomplizierte Fälle von Variola discreta zeigen einen äußerst charakteristischen Fieberbefund. Das Fieber tritt bereits im Initialstadium ein, oft, aber nicht immer, mit

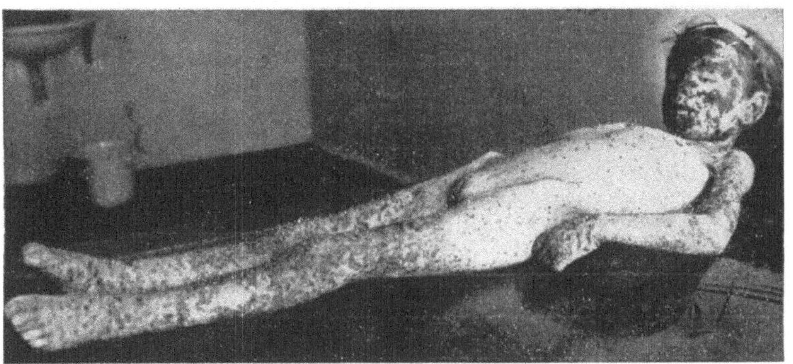

Abb. 12. Variola discreta im Exsikkationsstadium.

einem Schüttelfrost beginnend, dem ein etwa zwei- bis dreitägiges hohes Fieber mit Temperaturen um 39 und 40° folgt. Dieses Fieber ist jedoch von dem Fieber bei anderen Infektionskrankheiten verschieden, es läßt eine Steigerung während der Entwicklung der Allgemeinerscheinungen vermissen, es sinkt vielmehr beim Ausbruch des Exanthems („focal rash“) ab, es tritt eine auffallende Besserung im Befinden der Kranken ein. In leichten Fällen steigt das Fieber nicht mehr an und es wird die Körpertemperatur normal. In schweren Fällen geht das Absinken nicht bis zur Normaltemperatur, es kann nach Beginn der Suppuration nach einigen Tagen wieder zur früher erreichten Höhe emporsteigen, um dann allmählich im Verlauf von mehreren Tagen zur Norm abzusinken. Je nach dem Verlauf der Krankheit, der ein äußerst variabler sein kann, verhält sich auch das Fieber, das durch dazutretende Komplikationen (Pneumonie, Furunkel, Abszesse) noch beeinflußt werden kann (Abb. 13).

Nach dem Abfall des Fiebers hören alle Beschwerden der Kranken plötzlich auf. Die Kopf- und Kreuzschmerzen lassen nach, die Unruhe hört auf, der Kranke fühlt sich wesentlich erleichtert. Diese Besserung im Allgemeinbefund ist jedoch nur von kurzer Dauer, weil sich mit dem Eintritt der Suppuration neue Beschwerden bemerkbar machen, die sich durch das Anschwellen der Pusteln, durch das entstandene Ödem und durch die qualvolle Spannung der Haut auf den befallenen Stellen bemerkbar macht. Je straffer die Haut der befallenen Stelle ist, desto schmerzhafter wird die Spannung empfunden, die durch den Druck an nervenreichen Stellen, Handteller, Finger, Fußsohle, besonders deutlich ist.

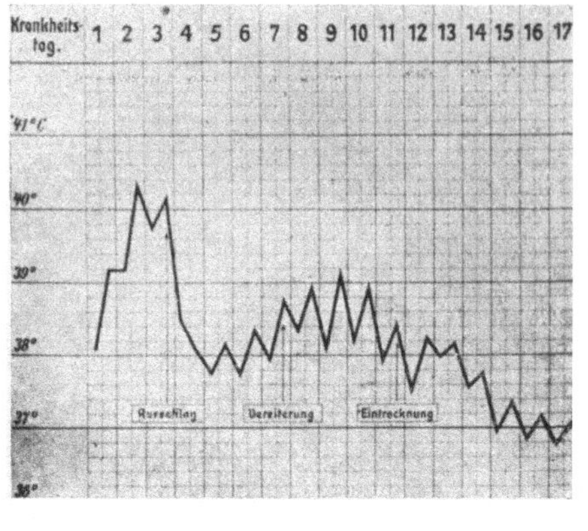



Abb. 13. Das Fieber bei den Pocken.

# A. Seltene Krankheitsbilder.

Das Krankheitsbild der Variola vera discreta kann mehrere, vom Durchschnitt abweichende Typen zeigen, die in ihrer Schwere nach oben oder unten variieren können. Ein solches schweres Krankheitsbild ist das der

## I. Variola confluens.

Es kommt auch bei der Variola discreta fast immer vor, daß an irgend einer Stelle, die dem Druck oder einem anderen Reiz besonders ausgesetzt ist, einzelne Pusteln konfluieren. Bei der Variola confluens geht jedoch die weitaus überwiegende Mehrzahl der Pusteln ineinander über, die Aussaat ist eine dichte, Pustel drängt sich an Pustel, ihre Zahl ist eine sehr hohe. S h a m b e r g hat an einem solchen Fall 26 700 Pusteln gezählt.

Die Variola confluens gibt sich meist schon durch einen besonders schweren Krankheitsbeginn zu erkennen: sehr hohes Fieber, starke Kopf- und Kreuzschmerzen, Erbrechen, und Nasenbluten sind stets unheilverkündend. Das Exanthem selbst setzt früher ein als bei leichteren Fällen, und früher als bei diesen ist sein Höhepunkt erreicht. Besonders entstellend wirkt das Exanthem im Gesicht. Im Anfangsstadium ist es von einer flammenden Röte überzogen, eine Papel reiht sich an die andere, ihre Grenzen sind verwischt und das bereits beginnende Ödem gibt dem Antlitz ein eigenartiges Verwischtsein seiner Konturen, das nie mehr zu vergessen ist, wenn man es einmal gesehen hat. Am nächsten Tag kann auf der Spitze der Knötchen bereits die Blasenbildung begonnen haben und wiederum einen Tag später hat sich der Blaseninhalt getrübt, das Pustelstadium hat begonnen. Blase stößt an Blase, sie gehen ineinander über und schließlich scheint das ganze Gesicht, als wäre es in eine dickflüssige, eitrige Masse getaucht worden, die die normalen Konturen verwischt. Es ist ein Glück für den Kranken, wenn sein Allgemeinzustand ein so schlechter ist, daß das Sensorium nicht mehr frei ist. Es muß aber nicht so sein. Dann ist der Kranke von quälenden Schmerzen, insbesondere an den Stellen, wo die Haut straffer ist, gepeinigt. Das nunmehr einsetzende Stadium der Eintrocknung, die entstehenden gelb-braun-roten Borken entstellen das Bild noch weiter und machen einen erschütternden Eindruck, selbst auf den erfahrenen Arzt. Phlegmonen und Abszesse komplizieren die Fälle. Auch die Schleimhäute haben schwer unter dieser Form der Krankheit zu leiden, Laryngitis, Tracheitis, Konjunktivitis, Keratitis sind die Regel. Das Fieber steigt ungewöhnlich hoch, ohne während des Eruptionsstadiums herunterzusinken, und kann zur Zeit der Suppuration noch ansteigen.

Das schwere Krankheitsbild zeigt sich auch im Gebiete des Nervensystems. Delirien sind häufig, in der alten Literatur findet man Bilder beschrieben, die an eine Enzephalitis denken lassen. Koma findet sich nicht selten. Der Tod erfolgt durch Intoxikation, in vielen Fällen als Folge einer Herzschädigung oder eines später eintretenden Lungenödems.

Wenn der Kranke sich zu erholen vermag, so ist seine Rekonvaleszenz eine langdauernde. Zahlreiche Abszesse und Furunkel erschweren sie und auch die Eintrocknung erfolgt viel langsamer, weil sich unter der ersten Borke häufig noch eine zweite bildet. Die entstandenen Narben sind groß und tief und gehen nachher auch ineinander über und bilden so ganze Plaques von Narbengewebe, die das Gesicht des Rekonvaleszenten für immer entstellen („blatternsteppig“).

Bei einer besonderen Veranlagung zur hämorrhagischen Diathese treten zwei glücklicherweise seltene Formen der Variola auf.

## II. Die Purpura variolosa,

die mit heftigsten Kreuzschmerzen und Schmerzen in der Präkardialgegend einsetzt. Bei dieser Form entwickelt sich in kürzester Zeit ein ausgebreitetes, scharlachartiges Erythem auf der ödematösen Haut, in dem sich bald kleine Hautblutungen bemerkbar machen, die zu großen, unregelmäßigen, purpurroten Flecken konfluieren. An der hämorrhagischen Diathese sind in solchen Fällen auch die Schleimhäute beteiligt, die die Krankheit zu einem qualvollen Leiden für den Patienten gestalten und seine Pflege durch den sich entwickelnden, ganz spezifischen Foetor kaum erträglich machen. Die Krankheit endet immer letal! Glücklicherweise sind diese Fälle selten.

Ein sekundäres Exanthem, etwa in der Form wie bei der Variola discreta, gibt es nicht. Ganz vereinzelt erscheinen einige hämorrhagische Bläschen. Statt dessen treten in der Haut größere und kleinere, von Blutungen herrührende Flecken auf. Auch an den inneren Organen treten sie in Erscheinung. Über die Ursachen der hämorrhagischen Diathese liegen bisher ausreichende Untersuchungen nicht vor. Einzelne Autoren sehen das Wesen der Purpura variolosa in einer Mischinfektion mit Eiterkokken. Es ist bisher kein Fall bekannt, der mit dem Leben davongekommen wäre.

v. P i r q u e t betrachtet die Purpura variolosa als eine allergische, hyperergische Form der Pocken, und zwar stützt er diese Annahme auf die folgenden beiden Tatsachen:

1. Die Purpura variolosa kommt nur bei Geimpften vor;
2. die Inkubationszeit der Purpura variolosa ist verkürzt.

Verschiedene Autoren bezweifeln es, ob die Ansicht v. P i r - q u e t s zu Recht besteht. Wäre sie zutreffend, so dürfte vor Einführung der Kuhpockenimpfung die Purpura variolosa nicht vorgekommen sein. S y d e n h a m berichtet aber über Fälle von Purpura variolosa, noch bevor es eine Impfung in England gab. T i è c h e meldet Purpurafälle aus der Schweiz, die nicht geimpft waren.

Häufiger als die kurz erwähnte Form ist die

## III. Variola pustulosa haemorrhagica.

Ein schweres Initialstadium kennzeichnet in der Regel ihr Entstehen, obwohl es prognostisch kein sicheres Symptom ist. Die Blutungen zeigen sich erst nach Ausbruch des Exanthems, manchmal schon in den entstandenen Papeln, meist aber erst in den Bläschen, am häufigsten wird jedoch der Pustelinhalt im Suppurationsstadium hämorrhagisch. Nicht alle Pusteln sind davon betroffen. Die Blutung erfolgt nicht auf einmal, sondern schubweise, vorerst an den Extremitäten, dann am Rumpf und im Gesicht. Die schwarzblaue Verfärbung der Pusteln hat der Krankheit den Namen „Schwarze Blattern" gegeben. Neben den blutgefüllten Pusteln können auch die von Effloreszenzen freien Stellen der Haut mit Petechien und Hämorrhagien bedeckt sein, auch die Schleimhäute leiden darunter und bedingen blutiges Sputum, blutiges Erbrechen, Hämaturie, blutige Diarrhöen, Metrorrhagien, Abortus.

Das Fieber zeigt nicht den Sturz in der Eruptionsperiode, meist ist es ein remittierendes durch die ganze Krankheit hindurch. Auch diese Form der Variola führt fast immer zu einem frühen und tödlichen Ausgang.

## IV. Variolois.

Die Variolois ist eine Form der Pockenerkrankung, die nur bei Menschen vorkommt, die irgendwie eine Infektion mit dem Variola- oder Vakzinavirus durchgemacht haben, also entweder eine Inokulation oder Vakzination oder schließlich auch eine zweite Erkrankung an Variola.

Wir dürfen mit Sicherheit annehmen, daß auch schon vor der Entdeckung der Jennerschen Kuhpockenimpfung Varioloisfälle vorgekommen und beobachtet worden sind. Ihre richtige Erkennung bot die größten Schwierigkeiten. Es ist aber zu betonen, daß die größten medizinischen Autoritäten jener Zeit das zweimalige Vorkommen von Pocken bei derselben Person in Abrede stellten. Die sicherlich vorgekommenen Varioloisfälle sind allerdings zum Teil unter den als „falsche Pocken" beschriebenen Erkrankungen zu suchen. Der variolöse Charakter der sicheren Fälle ist unzweifelhaft gegeben durch die Möglichkeit, einerseits von echter Variola vera ihren Ausgang zu nehmen, und anderseits

durch Übertragung auf Ungeimpfte echte Variola zu erzeugen.

Akut wurde die Variolafrage, als nach Einführung der
Kuhpockenimpfung wieder Pockenepidemien in Europa auftraten. Die Autorität J e n n e r s bürgte vorerst dafür, daß

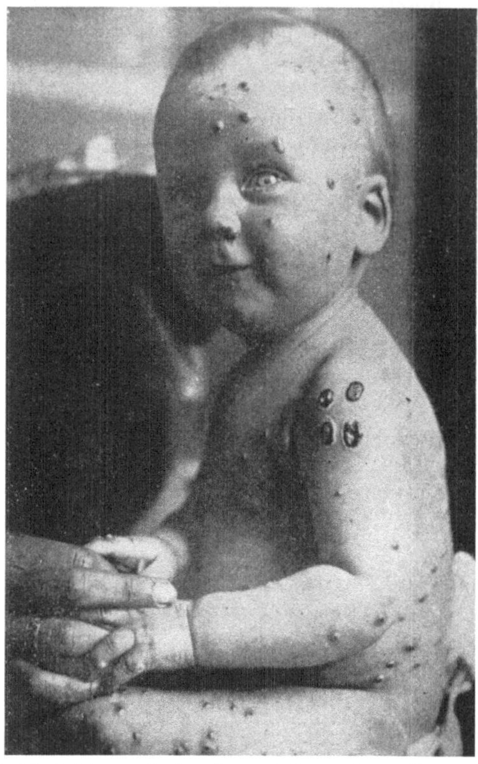

Abb. 14. **Variolois nach Impfung.** (Photo Prof. P a s c h e n.)

die Kuhpockenimpfung lebenslänglichen Schutz gegen die
Pocken gewähre. Es war deshalb ein wissenschaftliches Verdienst, als der englische Arzt T h o m s o n die Behauptung
aufstellte, daß es sich bei der neu aufgetretenen, eigenartigen Epidemie um eine mit den Pocken ätiologisch identi-
sche, jedoch abgeschwächte Erkrankung handle. Dieser
P o c k e n e r k r a n k u n g  b e i  S c h u t z g e i m p f t e n
legte er den Namen V a r i o l o i s bei. Der wesentliche Un-

terschied zwischen Variolois und Variola vera wurde in dem meist leichteren Verlauf der Variolois gesehen. Es hat sich deshalb vielfach der Brauch eingebürgert, auf diesen Unterschied allein die Bezeichnung „Variolois" zu gründen und Variolois mit leichter Variola vera schlechthin zu identifizieren. Diese Identifizierung ist entschieden zu verwerfen. Es gibt sehr leichte Pockenerkrankungen bei Ungeimpften und andererseits schwere, ja tödliche Pockenfälle bei Geimpften. Die Variolois verläuft nicht nur im allgemeinen leichter, sondern ist auch qualitativ anders zu werten als die Variola vera. v. P i r q u e t hat gezeigt, daß durch die Kuhpockenimpfung der Organismus spezifisch „a l l e r - g i s c h" verändert wird, wodurch der besondere Ablauf der Varioloiserkrankung verständlich wird. Die Variolois ist somit eine bei Geimpften vorkommende Form der Pockenerkrankung, die in ihrem Verlauf durch die allergische Reaktion des Organismus beeinflußt ist (Abb. 14).

Es ist aber n i c h t  j e d e  bei  G e i m p f t e n  v o r - k o m m e n d e  P o c k e n e r k r a n k u n g  e i n e  V a r i o - l o i s, denn es kann vorkommen, daß der allergische Zustand verschwunden und die Erkrankung klinisch von einer Variola vera nicht zu unterscheiden ist. Dasselbe ist der Fall bei zu spät geimpften Personen.

Erschwert wird die Diagnose durch Grenzfälle, die im Zeitpunkt des Immunitätsschwundes vorkommen.

Der Schilderung des klinischen Bildes der Variolois kann die Einteilung der Variola vera zugrunde gelegt werden, doch ist der Ablauf der einzelnen Phasen meist überstürzt und zeitlich verschoben.

Die Inkubationszeit beträgt auch bei der Variolois zwölf Tage. Das Initialstadium zeigt ganz außerordentliche Verschiedenheiten. In einzelnen Fällen ist es deutlich ausgeprägt. Dann bestehen die Symptome in Fieber, Kreuz- und Kopfschmerzen ebenso wie bei der Variola vera, sie können aber auch fehlen und ganz unvermittelt schießen plötzlich Effloreszenzen auf, deren Ätiologie ganz unklar ist, weil sich anamnestisch gar keine oder nur höchst undeutliche Anhaltspunkte für einen Verdacht auf Variola ergeben. Erythematöse Exantheme masernartiger Natur bilden mitunter den Anfang. Das Initialstadium ist unsicher in seiner Dauer, bald länger, bald kürzer als drei Tage.

Nach drei Tagen aber fällt das Fieber plötzlich ab und es erscheinen bei völligem Wohlbefinden nur ganz wenige

Pusteln am Körper. In anderen Fällen ist ein deutliches Initialstadium überhaupt nicht vorhanden, so daß die Patienten nicht einmal gezwungen sind, das Bett aufzusuchen.

Die Unterschiede in der Entwicklung des zweiten Exanthems sind:

1. Die Entwicklung verläuft überstürzt;

2. die Ausbildung der Effloreszenzen bleibt rudimentär;

3. es finden sich gleichzeitig Effloreszenzen in den verschiedensten Stadien der Entwicklung.

Die einzelnen Effloreszenzen erscheinen zunächst wie bei der Variola vera als rote Stippchen. Bei einigen bilden sich Papeln aus, andere gehen schon am ersten Tage in das pustulöse Stadium über.

So können gleichzeitig Papeln, Bläschen und Eiterpusteln vorhanden sein.

Die Topographie des Exanthems ist dieselbe wie bei der Variola discreta und selbst die wenigen entstandenen Effloreszenzen sind sehr häufig auf denselben Stellen zu finden, auf denen man das Exanthem der Variola vera findet.

So kommen ganz atypische Bilder zustande, die an Varizellen, Aknepusteln, Impetigo, Lues pustulosa (Varicella luetica) erinnern.

Die Zahl der Pusteln ist meist viel geringer als bei der Variola vera, bisweilen sind nur ganz vereinzelte Pusteln feststellbar. Je längere Zeit zwischen Impfung und Krankheit verflossen ist, um so mehr pflegt das Krankheitsbild der Variola vera ähnlich zu werden. Ein eigentliches Suppurationsstadium gibt es bei den leichteren Formen von Variolois nicht.

Das Abheilungsstadium beginnt schon am fünften bis siebenten Tag und die Rekonvaleszenz verläuft meist ungestört.

Die Pusteln trocknen ein, ihre Kruste fällt ab und es entstehen fast keine Narben. Ein leicht pigmentierter Fleck bleibt für einige Zeit als Zeuge des abgelaufenen Prozesses.

Unter den von den normalen abweichenden Formen der Variola sollen noch die

### V. asthenischen Pocken

erwähnt werden. Ihr Bild ist durch die mangelhafte Reaktionsfähigkeit des Körpers gekennzeichnet. Sie kommen bei kraftlosen, körperlich erschöpften Individuen vor. Eine zögernde und unvollständige Entwicklung des Exanthems ist ihnen eigen. Die entstandenen roten Flecken brauchen Tage, um sich in Papeln von sehr geringer Höhe umzuwandeln. Auch die Pustelbildung läßt auf sich warten. Schließlich bilden sich ganz flache und schlaffe Bläschen ohne jede Spannung.

Die Fiebererscheinungen sind meist gering, es besteht eine hochgradige Schwäche und Hinfälligkeit.

Die Prognose ist sehr ungünstig. Meist erliegen die Patienten der Herzschwäche. Die geringe Abwehrkraft der Kranken mag es wohl bedingen, daß die Umwandlung in hämorrhagische Pocken gerade bei dieser Erkrankungsform häufig zu sein scheint.

An dieser Stelle darf noch eine Erkrankung erwähnt werden, die erst im Jahre 1929 durch d e J o n g bekannt geworden ist,

## VI. die Pharyngitis variolosa,

eine Rachenentzündung bei geimpften Personen, die im Kontakt mit Variola-Kranken gestanden sind. Es handelt sich um die klinisch leichteste Form der Variolois ohne Exanthem. Die Krankheitsform ist diagnostisch nur durch den Nachweis des Variolavirus auf der Rachenschleimhaut zu erfassen, sanitätspolizeilich ist sie als gelegentlicher Überträger der Variola festzustellen.

## VII. Variola inoculata.

Es war eine ganz allgemeine, nicht nur eine rein ärztliche Erkenntnis, daß der Verlauf dieser Krankheitsform ein viel leichterer war als jener nach ungewollter Infektion auf dem Wege der Tröpfcheninfektion. Ganz klar sind uns die Ursachen dieser Erscheinung auch heute noch nicht.

Die V a r i o l a i n o c u l a t a (Abb. 15) nimmt in der Literatur des 18. Jahrh. einen sehr breiten Raum ein. Ihre Beschreibungen sind recht verschiedenartige. D i m s d a l e, G a t t i, S a c c o haben ausführliche, gute Beschreibungen der Krankheit geliefert. Wir haben keine Gelegenheit, sie in Europa kennenzulernen. Man unterscheidet:

1. Inkubationsstadium;

2. Stadium der Eruption und Reifung der l o k a l e n Impfpustel;

3. fieberhafte Allgemeinreaktion;

4. Eruption des a l l g e m e i n e n Pockenexanthems.

Das Inkubationsstadium beträgt meistens drei Tage, doch
wird vielfach auch über ein verspätetes Aufschießen der
lokalen Impfpustel berichtet. Im Inkubationsstadium hält
sich die Variola inoculata ungefähr an das der Vakzination.

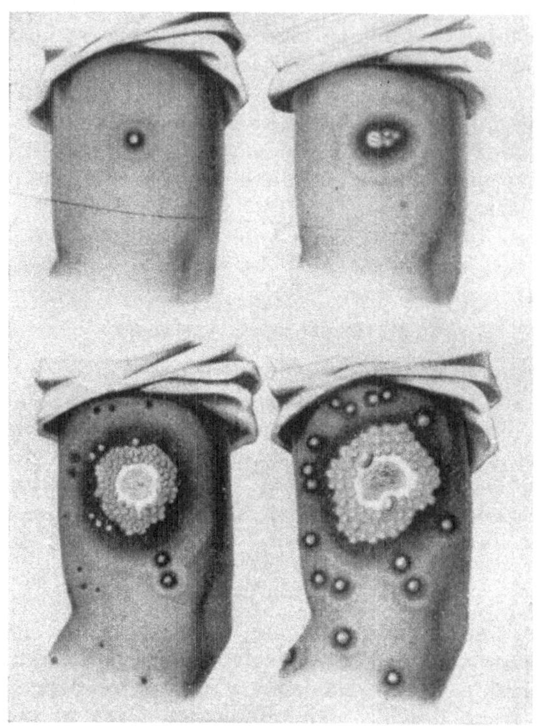

Abb. 15. Variola inoculata. (Nach Kirtland, 1802.)

Am dritten Tag beginnen sich die Impfränder zu röten
und zu schwellen — es entsteht die Papel.

Aus der Papel wird in einigen Tagen ein kleines Bläschen, das gegen Ende des sechsten Tages ein flüssiges Zentrum zeigt. In seiner Umgebung ist die Haut gerötet, geschwollen, der flüssige Inhalt der Pustel vereitert und um
sie gelagert zeigen sich kleinere Pusteln in Form der sogenannten Nebenpocken.

Vom sechsten Tag an sind die Lymphdrüsen schmerzhaft
und es zeigt sich allgemeines Unbehagen, Kopfschmerzen,
Appetitlosigkeit.

Am elften Tag beginnt sich der bis dahin lokal aufgetretene Ausschlag zu generalisieren. An verschiedenen Stellen des Körpers schießen neue Bläschen auf, die zu Pusteln werden. Von diesem Augenblick an gleicht der Verlauf der Krankheit dem nach spontaner Infektion, das Fieber setzt mit dem Auftreten des allgemeinen Exanthems aus und beginnt erst neuerlich, wenn es zur Suppuration des allgemeinen Ausschlags kommt.

Sicher ist jedenfalls, daß das Inkubationsstadium der Allgemeinreaktion bei der Variola inoculata weit kürzer ist als bei den natürlichen Blattern, bei denen es, wie wir gesehen haben, fast regelmäßig zwölf bis dreizehn Tage beträgt.

In den meisten Fällen erscheinen nur wenige Pusteln auf der ganzen Körperoberfläche. Bisweilen erscheinen konfluierende Pocken, das Suppurationsstadium ist meist wenig ausgesprochen.

Es kann keinem Zweifel unterliegen, daß die eingeimpften Blattern viel leichter zu verlaufen pflegen als die natürlichen Pocken. In der Hand geübter Inokulatoren war jedenfalls die Inokulation ein ziemlich ungefährliches Verfahren, ihre Letalität soll nur 0,3 $^0/_0$ betragen haben. Daß die Variola inoculata ansteckend war, ist nicht zu bezweifeln. Zahlreich sind die Berichte über Pockenepidemien, die von Inokulierten ihren Ausgang nahmen, obwohl es feststand, daß die inokulierten Pocken viel weniger infektiös waren als die natürlichen Blattern.

Schließlich muß im Zusammenhang mit der Beschreibung der Fälle von echter Variola und den verschiedenen Abstufungen in ihren Erscheinungsformen höher und tiefer auf der Leiter der Virulenz noch einer wie es scheint immer wichtiger werdenden Abart dieser Krankheit gedacht werden.

Sie hat ihrem einzigen, wirklich charakteristischem Merkmal nach den Namen

## VIII. milde Pocken (Variola minor, Mild Pox, Alastrim)

bekommen.

Der Portugiese J o r g e widmet dieser Krankheitsform eine sehr eingehende Studie und stellt eine Anzahl von Herden fest (Südafrika, Zentralamerika und Westindien, die Vereinigten Staaten, Kanada, Brasilien, Austral-Asien, Neusüd-Wales, Neuseeland, Europa; hier sind es England, die

Schweiz und die Inselgruppe der Azoren, in denen die Krankheit vorübergehend oder für längere Zeit zu größerer Ausbreitung gelangt ist [vgl. Abschnitt Geschichte]). Seiner Ansicht nach liegt ein besonderer Krankheitstyp vor, für den er den Namen „Variola Alastrim“ vorschlägt. Er sieht in diesem Typus eine Mutation des Stammes Variola im Sinne der Abschwächung, Degeneration oder Involution.

Obwohl über diesen Gegenstand in den letzten Dezennien bereits eine umfangreiche Literatur entstanden ist, so ist es doch nicht möglich, aus der Lektüre der vorliegenden Krankheitsberichte ein einheitliches, neues Krankheitsbild herauszufinden, das uns berechtigen würde, eine Abtrennung der Krankheitsform von der Variola vera vorzunehmen, obwohl auch sie versucht wurde. Man gewinnt vielmehr den Eindruck, daß die alte Variola vera ihr Aussehen je nach dem Verhältnis Virulenz zu Resistenz in der verschiedensten Weise verändern kann, daß es hundertfältige Abstufungen gibt zwischen den schweren und milden Formen und daß eine scharfe Grenze überhaupt nicht zu ziehen ist, so verlockend es auch auf diesem Gebiet sein mag, eine neue Varietät festzustellen.

Das erste Exanthem, der bisher beschriebene „rash erythematose“, ist nach Jorge eine Ausnahme bei Alastrim, selbst während ausgebreiteter Epidemien wird er nicht oft festgestellt.

Wichtig für die Diagnose ist die Verteilung des „focal rash“, der im allgemeinen am dritten Tag nach dem Einsetzen der Krankheitssymptome im Gesicht und am Halse beginnt und allmählich auf den Rumpf und die Extremitäten übergeht.

Die Effloreszenzen erscheinen gleichzeitig an allen Stellen, wodurch eine Unterscheidung von denen der Varizellen gegeben ist. Am Körper ist der sekundäre Ausschlag spärlich verbreitet, die Verbreitung ist eine zentrifugale.

Die einzelne Effloreszenz durchläuft, wie jene der echten Variola, das Makel-, Papel-, Vesikel- und Pustelstadium. Die Entwicklung ist jedoch eine raschere. Die Vesikel füllt sich sehr bald mit einem opaleszenten Inhalt, der auch die Bezeichnung Milk-pox verursacht hat. Sehr häufig ist die Entwicklung eine abortive, bei der es nicht zur vollkommenen Ausbildung der Pusteln kommt.

In der Beschreibung der ersten Stadien der Effloreszenzen fällt uns bisher kein Unterschied gegen jene der Variola

vera auf. Ein solcher zeigt sich erst in der Form der Bläschen, die, wenn sie größer werden, konvex sind, kuppel-
förmig, wie jene der Varizellen, während das Bläschen der
Variola vera meist flach, mit einer Delle versehen ist. Ihr
Inneres ist unilokulär (Abb. 16).

Diese Beschreibung wird keineswegs allseits bestätigt. Die
einzelnen Effloreszenzen können aber alle Übergänge von
dem miliaren- und akneartigen Knötchen bis zur Pemphigus-

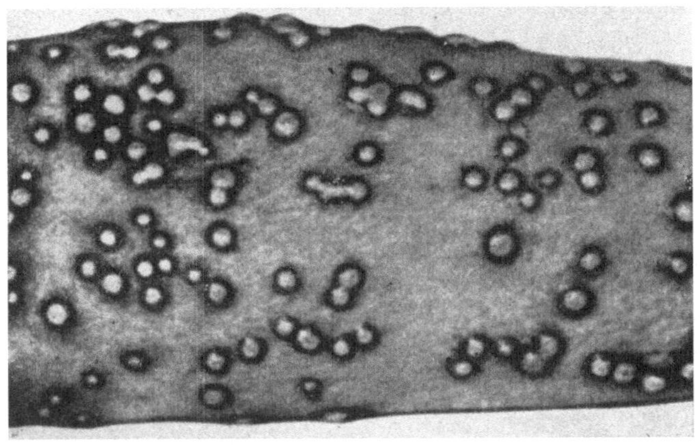

Abb. 16. Angedellte Bläschen vom Alastrimtypus.

blasengröße aufweisen, sie fühlen sich weich an beim Be-
tasten oder sie sind hart, derb, körnig, sie liegen tief oder
oberflächlich, sie sind gedellt oder ungedellt. Sie sind einkammerig wie die Varizellenblasen oder sie sind mehrkammerig wie die typischen Pockenbläschen, die nie zusammen-
fallen sollen. Ihr Inhalt ist serös, seropurulent, er ist milch-
weiß oder bernsteingelb. Die Pusteln hinterlassen keine Narben, manchmal findet man sie jedoch. Das Exanthem tritt
in Schüben auf wie bei den Varizellen oder auch nicht.

Es würde zu weit führen, an dieser Stelle
auf alle Einzelheiten näher einzugehen. Ich
habe sie in einem Aufsatz über „Milde Blattern" Nr. 16, 17 und 18 der Wien. med. Wschr.
1930 eingehend beschrieben.

Jorge, dem diese Differenzen natürlich auch bekannt
waren, fertigt sie kurzerhand mit der Bemerkung ab, daß

die genabelten Bläschen bei der Variola vera die Regel bilden, die Abwesenheit einer Delle sei typisch für die Alastrim-Krankheit. Konfluierende und zusammenfließende Pusteln sind der Alastrimform ebenso eigen wie der Variola vera. Different ist bei der ersteren, daß sie Narben nicht hinterläßt.

Während unter den Allgemeinerscheinungen die Inkubationsperiode für die Variola vera beinahe unterschiedslos 12 Tage in Anspruch nimmt, ist jene des Alastrims verlängert auf 16, sogar auf 21 Tage.

Das Initialstadium ist ähnlich jenem der Variola vera, aber weder von derselben Häufigkeit noch von der gleichen Intensität. Im allgemeinen kann man sagen, daß diese Symptome stark abgeschwächt, ja gelegentlich gar nicht kenntlich sind.

Die bei der Variola vera beinahe klassische Stufenleiter von Initial-Eruptions-Vesikel-Papel-Pustelstadien fehlt bei Alastrimform in der Regel. Auf das Eruptionsstadium folgt meist in relativ kurzer Zeit das Exsikkationsstadium, die Bläschen verschiedener Größe trocknen bald ein, ohne zu vereitern.

Das Fieber, das bei den echten Blattern in den meisten Fällen charakteristische Züge zeigt, hat sie bei der Alastrimkrankheit nicht. Im großen und ganzen wird jedoch berichtet, daß das sekundäre Fieber meist fehlt.

Der Allgemeinzustand ist ein auffallend guter, wie ganz allgemein zugegeben wird. Im Tiefenauer Spital bei Bern und im Infektionsspital in Rotterdam sah ich mit Pusteln übersäte Personen mit Arbeit beschäftigt. Dementsprechend lauten auch die Berichte aus Ländern, in denen die Krankheit in großer Ausbreitung vorgekommen ist.

Die Letalität ist eine außerordentlich niedrige und steht in auffallendem Gegensatz zu jener bei „echten Blattern". Letalitätsziffern von 0,5 bis höchstens 3 % sind die Regel, und selbst dort, wo die Seuche größte Ausbreitung erlangt hat, wie z. B. auf den Azoren, in Ponta-Delgada, sind unter 15 000 Fällen nur 10 Fälle tötlich ausgegangen, darunter drei schwangere Frauen, und sind die übrigen infolge anderer Leiden gestorben, die ihren Tod erklären konnten. Während die Variola vera wenigstens mit einer gewissen Wahrscheinlichkeit eine Prognose nach der Ausbreitung und dem Verhalten des „focal rash" zuläßt, läßt dieses prognostische Zeichen bei der Alastrimkrankheit

vollkommen im Stich und der **a u f f a l l e n d s t e  U n t e r -
s c h i e d  z w i s c h e n  b e i d e n  K r a n k h e i t s f o r m e n
b l e i b t  d e r  g r o ß e  G e g e n s a t z  z w i s c h e n  d e m
A l l g e m e i n b e f u n d  u n d  d e m  k l i n i s c h e n  B i l d.**

Besonders eindrucksvoll zeigt sich das bei nichtgeimpften Kindern, bei denen die Krankheit direkt einen abortiven Verlauf nehmen kann, sobald das Exanthem zum Bläschenstadium herangereift ist.

Ebenso gibt es keine Rassenunterschiede für die Ausbildung und die Wirkung der Krankheit. Weiße und Farbige sind gleich anfällig. Während aber die echten Pocken unter Farbigen besonders deletär wirken, war das beim Auftreten der Alastrimkrankheit unter derselben Bevölkerung nicht zu beobachten.

Ähnliche Krankheitsbilder hat man, wie bereits erwähnt, schon lange beobachtet, bevor die beschriebene Krankheitsform wiederum, diesmal in großem Stil, aufgetreten ist. Ihre Symptomatologie ist so verwirrend, man kann sich nur an wenige Eigenschaften halten, die die Diagnose Alastrim auch im Einzelfall zulassen: **d i e  a u f f a l l e n d e  D i f f e r e n z
z w i s c h e n  e i n e m  g e l e g e n t l i c h  s c h w e r e n
E x a n t h e m  u n d  d e m  a u s g e s p r o c h e n  g u t e n
A l l g e m e i n b e f i n d e n  d e s  K r a n k e n.**

Leichte Fälle gibt es, wie wir gesehen haben, auch bei der Variola vera, solche einzelne Fälle als „Alastrim" zu bezeichnen, ist nicht zulässig. Nur dort, wo derartige Fälle epidemisch angetroffen werden und ihre Letalität den Eigentümlichkeiten dieser Krankheitsform entspricht, darf man von Alastrim sprechen, es sei denn, daß ein als sehr schwer imponierendes Krankheitsbild mit einem auffallend guten Allgemeinbefinden kontrastiert.

## B. Die sonstigen Symptome der Pockenerkrankungen.

Dem vorwiegend praktischen Zweck dieser Abhandlung entsprechend, kann auf die übrige Symptomatologie der Pokken nur oberflächlich eingegangen werden, ihr Studium ist mehr eine Aufgabe des Klinikers, der den Fall auf seiner Abteilung genau untersuchen und studieren kann.

Für den Amtsarzt und den praktischen Arzt, denen dieses Buch soweit als möglich **B e h e l f e  f ü r  d i e  D i a g n o s e** geben soll, noch bevor der Kranke abgesondert wird, sind die Ergebnisse einer mehr Zeit in Anspruch nehmenden Untersuchung von geringerer Bedeutung.

Der Vollständigkeit halber sei jedoch das Wichtigste davon auch hier mitgeteilt.

## I. Kreislauf und Blutbild.

Die noch aus der Zeit des deutsch-französischen Krieges von Desnos und Huchard beschriebenen häufigen „Endoperikardialen Läsionen" konnten von späteren Untersuchungen (Teissier, Roger, Potain) nicht mehr bestätigt werden. Die hohe Temperatur der Pockenkranken erhöht die Herztätigkeit, in tödlichen Fällen erfolgt das Ableben unter dem Zeichen der Herzschwäche.

Die Hals- und Leistendrüsen zeigen geringe Schwellungen. Der Milztumor ist nicht pathognomonisch.

Charakteristisch ist das Blutbild. W. H. Hoffmann in Habana hat während einer Pockenepidemie in Kuba bei allen Pockenkranken durch 40 Tage hindurch tägliche Blutuntersuchungen vorgenommen und sehr regelmäßig ganz klar ausgesprochene Veränderungen im Blutbild beobachtet. Unwesentlich sind Veränderungen in der Zahl der roten Blutkörperchen und im Hämoglobusgehalt. Ausgesprochen sind sie im Verhalten der weißen Blutkörperchen.

In den ersten drei Tagen ist ihre Zahl 4 — 6000, vom vierten bis neunten Tag steigt ihre Zahl bis zu 17 000 im Durchschnitt; noch in der dritten Woche besteht eine ausgesprochene Leukozytose (10 — 12 000). In der vierten Woche ist aber eine Vermehrung noch immer wahrzunehmen ohne irgendwelche Beziehungen zu den bestehenden Suppurationen. Es scheint somit, daß die Leukozytose eine spezifische Reaktion gegen das Pockenvirus selbst darstellt, weil sie bereits vor oder auch bei fehlender Eiterung beobachtet wird.

Im gefärbten Präparat findet man eine deutliche Verminderung der vielkernigen Zellen, 30 bis 20 $\%$ statt 65 $\%$. Ihre Zahl hebt sich langsam, aber bleibt auch in der sechsten Woche (30 — 40 $\%$) unter der Norm. Die eosinophilen Zellen zeigen eine starke Vermehrung, die diagnostisch verwertbar ist. In den ersten drei Wochen machen sie schon 3 bis 10 $\%$ aus. Dann steigt ihre Zahl in der vierten bis sechsten Woche auf durchschnittlich 15 bis 20 $\%$, gelegentlich sogar auf 30 $\%$, was wohl als ein Ausdruck einer kräftigen Abwehr des Körpers aufgefaßt werden darf.

Die Zahl der Lymphozyten, die in normalem Blut etwa 24 % beträgt, steigt von 45 % in der ersten Woche auf 65 % in der dritten. Während der ganzen Krankheitsdauer sind 65 bis 75 % nichts Seltenes.

Schließlich findet man im Blute Pockenkranker Zellen, die im normalen Blut und bei den meisten anderen Krankheiten nicht vorkommen, die Myelozyten: in den ersten Wochen durchschnittlich 4 bis 5 %.

Diese Zahlen sind nicht nur für die Frühdiagnose bedeutungsvoll, sondern auch in Fällen, in denen die Erscheinungen schon abgeklungen sind, die deshalb eine besonders gefährliche Ansteckungsquelle bilden.

Ihr Nachweis hat ganz besondere diagnostische Bedeutung.

## II. Respirationstrakt.

Die Schleimhäute der oberen Luftwege vom Gaumen an sind sehr häufig der Sitz variolöser Effloreszenzen, soll doch auch die „Protopustel" ihren Sitz am Gaumen haben. Es kommt wohl zur Bildung von Bläschen, die aber nur kurzen Bestand haben. Pusteln sieht man sehr selten, die Effloreszenzen werden bald zu Geschwüren, die schaumig belegt sind. Larynx und Trachea sind oft dicht übersät mit Effloreszenzen, es kann zu Glattisödem kommen.

Die Lungen sind in schweren Fällen von Lobär- und Bronchoentzündungen befallen, die häufig tödlich enden.

## III. Digestionstrakt.

Diffuse Glossitis, Abszesse der Zunge, der Mandeln und retropharyngealen und maxillaren Drüsen sind beobachtet worden. Gelegentlich ist eine Protitis beschrieben worden.

Erwähnenswert sind noch gelegentliche „choleriforme und dysenterieforme" Diarrhöen (Trousseau).

## IV. Urogenitaltrakt.

Alle Formen der Variola können Albuminurie in allen Stadien ihrer Entwicklung verursachen. Eine nach dem 15. bis 30. Tage auftretende Albuminurie kann eine Nephritis anzeigen, die mitunter hämorrhagisch wird. Urobilinogen ist in etwa 10 % nachzuweisen, desgleichen die Diazoreaktion.

Die Orchitiden sind früher häufiger gewesen als heute. Sie waren nach Chiari 1889 in etwa drei Viertel aller tödlichen Fälle festzustellen.

Teissier hat in zwanzig Jahren nur einen einzigen Fall gesehen. Früherer Eintritt der Menstruation ist häufig. Bei Schwangeren kommt es in der Regel zu Abort.

### V. Zentralnervensystem.

Die Erkrankungen dieses Organs scheinen nach vorliegenden Berichten in früherer Zeit häufiger gewesen zu sein. So wurden sie nach der „Variolation" nicht selten beobachtet und können heute retrospektiv z. T. als Enzephalitiden gedeutet werden. Sie sprechen für die engen Beziehungen des Variolavirus zu dem Zentralnervensystem. Besonders häufig kommen derartige Störungen im ersten Stadium bei Variola confluens vor. Je früher sie auftreten, desto gutartiger sind sie. Sie kommen in Form von Konvulsionen, von Delirien vor, von Paralysen, Paraplegien, Neuritiden mit verschiedenster Lokalisation, auch Hyperästhesien oder Anästhesien, generalisierte oder auf einzelne Bezirke beschränkte, wurden beobachtet. Schließlich dürfen noch Intelligenzstörungen in Form der asthenischen Psychose (Kraepelin) erwähnt werden.

Fünftes Kapitel.

# Pathologische Anatomie der Variola.

Die entzündlichen Vorgänge in der Haut, denen sowohl die Variola- als auch die Vakzinapustel ihre Entstehung verdanken, spielen sich in Epithel ab. Sie sind teils auf die direkte Giftwirkung durch den Erreger, teils auf sekundäre Veränderungen zurückzuführen. Es kommt zu einer Überflutung des Epithels durch ein entzündliches Exsudat, das tiefgreifende Veränderungen der Stachelzellen verursacht. Eine solche Exsudation führt entweder zu einer Aufquellung und Auflösung des Epithels, zu einer Kolliquation, oder zu einer Gerinnung, die Epithelien, zu einer primären Koagulationsnekrose. Dieser Prozeß verursacht nach Weigert, daß die Epithelien, ohne ihren Zusammenhang zu verlieren, nekrotisch werden. Das Protoplasma verliert seine normale Färbbarkeit und wandelt sich durch Aufnehmen fibrinogener Substanz aus der es umspülenden Flüssigkeit in eine fibrinöse Masse um. Die Kerne werden in den

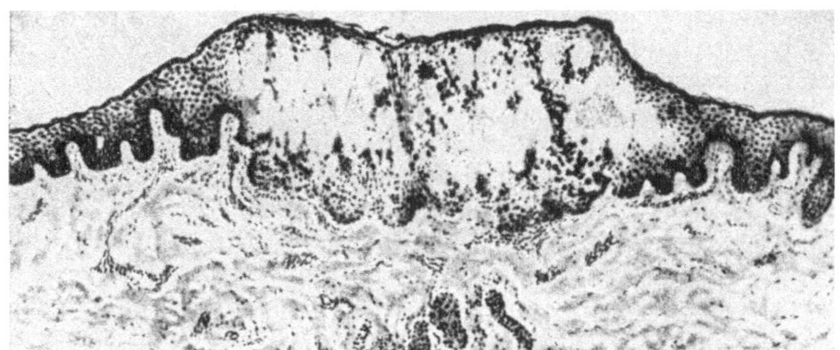

Impfpocke vom 5. Tag (nach einem Präparat von Th. B u r i, Basel).

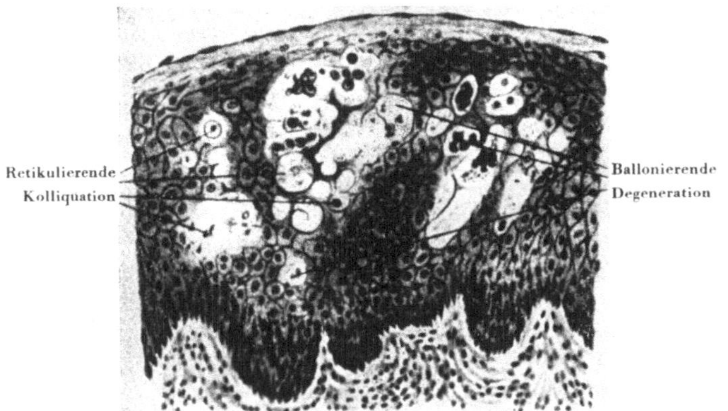



Epitheldegenerationsformen bei Vakzine (nach U n n a).

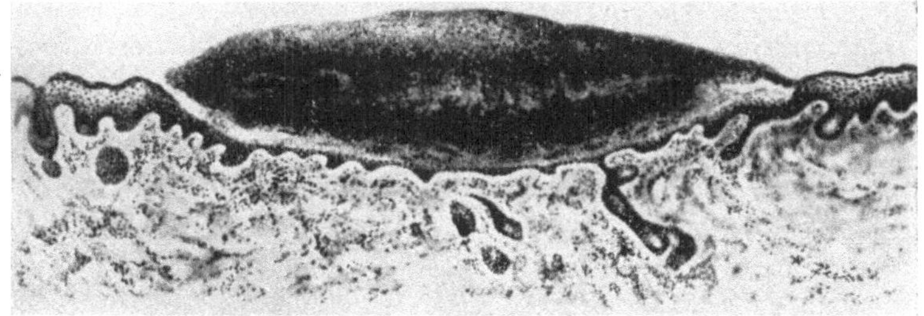

Impfpocke im Stadium der Abheilung (nach einem Präparat von Th. B u r i, Basel).

## Abb. 17. Histologie der menschlichen Impfpocke.

Aus K. S ü p f l e : Leitfaden der Vakzinationslehre. Wiesbaden, J. F. Bergmann, 1910.

abgetöteten Zellen ausgewaschen, so daß die Zelleiber kernlos werden und „kernlose Schollen" im Sinne Weigerts darstellen.

Die häufigsten Formen des Kolliquationsprozesses sind die „retikulierende" und „ballonierende Degeneration", um deren Erforschung sich Unna verdient gemacht hat. Die Zellen der mittleren Kernschicht zeigen das typische Bild der retikulierenden Kolliquation. In jungen Pockeneffloreszenzen sieht man mit fortschreitender Entwicklung eine zunehmende Zahl von kleinen Vokuolen in den Epithelzellen. Die Stacheln gehen verloren, die Zellen werden durch Exsudataufnahme gestreckt, wodurch ein Kammerwerk entsteht, dessen Wände die nekrotischen Zellwände bilden. Durch weitere Exsudataufnahme schwellen die Zellen, ihre Wände reißen ein, sie verbinden sich miteinander, wodurch größere Hohlräume entstehen, die ein feinfädiges Maschenwerk, abgerissene Fäden zeigen. Sie bilden später die Septen der Blasen.

Die ballonierende Degeneration zeigt sich vornehmlich in der Basis der Pockeneffloreszenzen. Die Epithelzellen quellen, runden sich ab, ihre Wände bersten, sie gehen ineinander über und liegen schließlich wie ein Haufen von Ballons in einer interepithelialen Blase. Das Zellprotoplasma wird homogen, die Kerne schwellen an, vermehren sich amitotisch und liegen mitunter zahlreich innerhalb eines fibrinös entarteten Protoplasmamantels. In den geblähten Kernen sieht man ovale, runde Gebilde mit zum Teil wabigem Bau, die nach Paschens Ansicht offenbar durch das Virus veränderte Nueleolen sind. Im Innern der Zellen in einem feinen Gerüst von Zellfasern sind große Mengen von Elementarkörperchen nachweisbar. Die ballonierende Degeneration der Retezellen bedingt eine erhebliche Aufhellung der Zelleiber, die auf einen vermehrten Flüssigkeitsgehalt schließen läßt. Man sieht bei stärkerer Vergrößerung, daß diese Aufhellung bald den ganzen Zelleib betrifft, bald auf Vakuolen zurückzuführen ist, die das Protoplasma wabenartig gestalten. In diesen Zellen ist dann neben dem Kern ein mehr oder weniger scharf begrenztes kugeliges Gebilde, ein Guarnierikörperchen, wahrnehmbar (vgl. S. 18).

Mit den Degenerationsvorgängen im Zentrum der Zelle macht sich auch eine starke Epithelvermehrung in der Peripherie bemerkbar. So zeigt die volle Ausbildung der Pockeneffloreszenz den Pockengrund, eine von meist etwas

verlängerten Kutispapillen zentral gelegene Zellgruppe, die
P o c k e n d e c k e, aus dem Stratum lucidum und der Hornschicht bestehend, den R i n g w a l l (Pockenwangen) aus
einer äußeren epidermalen Wucherungsschicht und einer
inneren Schicht ödematös gequollener Retezellen, die P o k 
k e n h ö h l e, die im zentralen Abschnitt am tiefsten reicht
und sich nach der Peripherie hin verflacht. Sie enthält ein
klares Exsudat und ist, je jünger die Effloreszenz ist, in mehrere Kammern geteilt, die durch Z e l l s t r ä n g e abgegrenzt
werden. Auf diese Art entstehen in den Effloreszenzen die
seitliche Vorwölbung und die Dellenbildung, der Pockennabel.

Die durch das Gift abgestorbenen Gewebsbestandteile wirken als Fremdkörper und veranlassen die Einwanderung von
Leukozyten und damit die Trübung des Blaseninhaltes. Die
Heilung erfolgt durch Eintrocknung von der Peripherie her,
indem zentralwärts eine dünne Wand neugebildeter Epithelzellen vorrückt und sich unter die eintrocknende Pustelmasse
schiebt. „So liegt nach J o c h m a n n die Borke zwischen
der alten eingetrockneten und der neuen sich bildenden
Hornschicht wie in einer Kapsel. Unter dem Druck der tief
eingefalzten Borke werden die Papillen stark abgeplattet
und abgeflacht, die Folge ist die leicht vertiefte Narbe, die
nach Abfall des Schorfes zurückbleibt." Bei der V a r i o l a
h a e m o r r h a g i c a kommt es zu Blutungen in die Höhle
der Bläschen, die P u r p u r a v a r i o l o s a zeigt Diapedese
der roten Blutkörperchen durch die Wände der feinsten
Blutgefäße im befallenen Gebiet. Eine Zerreißung der Gefäße findet aber nicht statt.

Analoge Veränderungen finden in den Effloreszenzen statt,
die wir auf den Schleimhäuten sehen.

Andere path. anatom. Veränderungen sind bei unkomplizierten Fällen von Variola nicht zu erheben. Bei haemorrhagischen Formen zeigen sich oft größere oder kleinere
Blutungen auf den serösen Häuten und in der Subkutis.

Parenchymatöse Degenerationen der Nieren, der Leber
usw. sind bei Personen, die in späteren Stadien der Krankheit erliegen, zu beobachten.

Die durch Komplikationen und Folgezustände erzeugten
Veränderungen dürfen nicht als der Variola eigene bezeichnet werden.

Sechstes Kapitel.

# Das klinische Bild der Pocken bei Tieren.

Die Pocken unserer Haustiere zeigen sich in zweierlei Formen: entweder als generelles, über den ganzen Körper verbreitetes Exanthem oder als ein auf einzelne Körperteile lokalisiertes, vesiko-papulöses oder pustulöses Exanthem. Die erstgenannte Form finden wir meist beim Schaf, bei der Ziege, beim Schwein. Das Rind und das Pferd zeigen die zweite Form, die als lokales Leiden auftritt, während die Schaf-, Ziegen- und Schweinepocken eine schwere Krankheit für das befallene Tier bedeuten.

## I. Die Kuhpocken (Variola vaccinae Jenner).

Sie ist eine Krankheit, mit der wir Ärzte aus verschiedenen Gründen näher bekannt werden sollten.

Sie bildet vor allem die Grundlage für die Erzeugung des Pockenimpfstoffes. Ihre Symptomatologie ist nicht wesentlich anders, als es die der Impftiere ist, die uns zur Erzeugung des Impfstoffes dienen. Nur sind die Effloreszenzen, die unter natürlichen Verhältnissen entstehen, auf das enge Gebiet der Euter beschränkt (Abb. 18).

Die Krankheit bietet aber auch noch ein anderes Interesse, sie gibt Veranlassung zu Verwechslungen mit anderen Effloreszenzen des Kuheuters, die ebenfalls wie die „echten" Kuhpocken, die man am Beginne der Vakzination als „originäre Kuhpocken" bezeichnete, schon zu Jenners Zeiten Schwierigkeiten bereiteten.

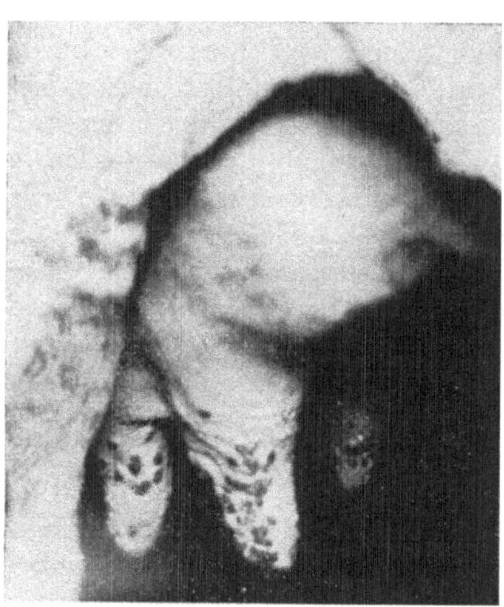

Abb. 18. Kuhpocken im Suppurationsstadium.

Ich möchte die Gelegenheit nicht versäumen, auch an dieser Stelle darauf hinzuweisen, einerseits um das Interesse für die Krankheit wachzurufen, anderseits um eine Krankheit,

die eine bisher vom Geseß nicht beachtete Quelle der Milch-
verunreinigung darstellt, auszuschalten.

Über die Verbreitung der Kuhpocken ist in der ersten
Hälfte des vorigen Jahrhunderts mehr geschrieben worden
als heute. Heute hat man das früher so lebhafte Interesse
an der Krankheit verloren, es hat sich auf Dermatologen
und vereinzelte Impfstoffbereiter zurückgezogen. Um wenigstens eine annähernde Vorstellung über die Ausbreitung der
Krankheit unter den Tieren zu gewinnen, hat vor dem Zweiten Weltkrieg das Bundesministerium für Land- und Forstwirt-
schaft an die Bundesländer eine diesbezügliche Anfrage gerichtet. Den eingehenden Antworten war zu entnehmen, daß in den
meisten Bundesländern Fälle von Kuhpocken bekannt geworden sind, daß jedoch ihre Zahl, von Osten nach Westen gerechnet, abnimmt. In Vorarlberg ist eine Krankheit dieses
Namens unter den Kühen überhaupt unbekannt.

Nach einem fieberhaften P r o d r o m a l s t a d i u m von
vier bis acht Tagen mit seinen unspezifischen Begleiterschei-
nungen (Mattigkeit, verminderte Freßlust, Rückgang der
Milchsekretion) zeigen sich rote Flecken an den Zißen, aus
denen Knötchen hervorgehen (m a k u l o - p o p u l ö s e s
S t a d i u m), die rasch anwachsen, mit einem entzündlichen
Hof umgeben und empfindlich sind. Bald werden sie blasig
(v e s i k u l ö s e s  S t a d i u m). Bei ihrem ungestörten Verlauf hat die Effloreszenz am achten bis zehnten Tag ihren
Höhepunkt erreicht. Sie stellt ein rundliches, abgeflachtes
Bläschen mit klarem Inhalt dar, das 4 bis 8 mm Durchmesser hat und meist einen Nabel zeigt und von einem roten
Hof (aula) umgeben ist. Außer dieser gedellten Vesikel gibt
es auch ungedellte. Ihre Größe wechselt sehr. Die Farbe des
Euters und das feinere oder derbere Gewebe beeinflussen
die Farbe der Kuhpocken. Sie sind auf hellen und reinen Eutern weißbläulich, von Silber- oder Perlmutterglanz, Blei-
oder Glimmerfarbe; auf einer weißen, dichten, runzeligen
Haut haben sie ein rahmartiges Aussehen. Schmußige Euter
lassen die Pocken gelblich erscheinen und eine dunkle Haut
macht sie kupferrot, braun oder lohfarbig. Der rote Hof ist
nur auf hellem Grunde deutlich sichtbar, sonst ist er ein
schmaler, kupferroter Saum.

Ungefähr am zehnten bis zwölften Tag trübt sich der Inhalt des Bläschens, er ist zur Pustel geworden (p u s t u -
l ö s e s  S t a d i u m). Die Pusteln trocknen relativ rasch, es

entstehen aus vorerst weichen, bernsteinfarbenen, hart gewordenen Pusteldecken braune bis schwarze, fest haftende Krusten, deren Entfernung schmerzhaft ist und den Untergrund bluten läßt.

Die Pocken entwickeln sich nicht gleichzeitig, einzelne erscheinen verspätet als frische Effloreszenzen neben alten, bereits verborkten. Ihr Sitz ist der Eutergrund und der Euterhals. Meist sind es wenige Pusteln, man sieht aber auch Euter, die mit vielen Pocken bedeckt sind.

Die Gesamtdauer des Pockenausschlages erstreckt sich auf etwa zwanzig Tage. Die Verbreitung der Pocken in einem Rinderbestande geht langsam vor sich. Die Kühe werden in der Regel alle ergriffen; Bullen, Ochsen und Jungtiere bleiben zum Teil verschont, was sehr für die Übertragung durch das Melken spricht.

Eine Generalisation der Pocken kommt beim Rinde sehr selten vor. Unter allgemeinen Erscheinungen werden dann außer am Euter und an der Scheide die Pocken am Kopfe, in der Umgebung des Flotzmaules, auch an den inneren Schenkelflächen, an den Hinterbacken, auf dem Rücken, am Halse, am Unterbauch und an der Brust feststellbar.

Der Verlauf der Pocken ist in der Regel gutartig. Werden sie beim Melken aufgerissen, so wandeln sich die exkoriierten Stellen in Geschwüre um, die Schorfbildung wird dadurch verhindert. Von ihnen ausgehend, kann eine phlegmonöse Entzündung, ja sogar eine parenchymatöse Euterentzündung eintreten und es kann zur Nekrose der Zitze als Komplikation kommen.

Verwechslungen der Pocken können sich auch mit den Exanthemen der Maul- und Klauenseuche ergeben. Die Aphten der Maul- und Klauenseuche entstehen nicht von vornherein als Blasen, sie sind außerdem größer und nicht so gleichmäßig geformt wie die Pocken; beide Krankheiten können im Tierversuch, die eine durch die Kornealprobe, die andere durch Verimpfung auf die Meerschweinchenplanta, festgestellt werden.

Außer den „primären" Kuhpocken gibt es auch sekundäre, die aus der gelegentlichen Übertragung entstehen. Der genetische Unterschied zwischen beiden besteht darin, daß es bei den einen nicht festgestellt werden konnte, daß sie höchstwahrscheinlich auch „sekundär" sind.

Über die Ursache der primären Kuhpocken weiß man nichts Bestimmtes. Sie fallen vorwiegend in d a s F r ü h j a h r, weniger häufig in die Herbst- und Wintermonate, während sie im Sommer nur ausnahmsweise vorkommen. Ihre Übertragung erfolgt teils von Tieren aus unter sich, wahrscheinlich aber durch Menschenhände. Zehn bis zwölf Tage nach dem spontanen Ausbruch der Kuhpocken in einem Stall sind sie schon an mehreren Tieren zu finden und in der dritten Woche ist der ganze Bestand an Kühen ergriffen.

Zur Zeit, als noch die Variola vera in unserer Heimat herrschte, war es nicht schwer, an einen Zusammenhang zwischen den zwei Krankheitsformen, der Variola vera und der Variola vaccina, zu denken. Heute sind die Pocken verschwunden, auf den Kühen sind sie jedoch geblieben, jedoch nicht als Ergebnis einer Übertragung der Variola, sondern — so müssen wir es wohl annehmen — der Vakzina, von dem die verschiedensten Wege wandelnden Vakzinavirus. Für den „originären“ Ursprung dieser Art der Tierpocken können bestimmte Beweise weder retrospektiv noch in der gegenwärtigen Zeit erbracht werden. Aber auch zur Zeit, als die Variola noch im Lande war, wurde es von manchen Autoren bezweifelt, ob die Kuhpocken von den Menschenpocken ihren Ursprung ableiten, weil es solche Fälle auch dort gab, wo in weitem Umkreis eine Variola nicht vorhanden war. Dieser Zweifel hatte in damaliger Zeit mehr Berechtigung, da experimentelle Beweise für die Übertragbarkeit des Virus auf große Distanzen nicht vorlagen. Heute dürfen wir uns nicht mehr darüber wundern, wenn Variola-, natürlich auch Vakzina-Infektionen, auf große Entfernungen erfolgen. Da wir in unseren Gegenden Variolafälle nicht haben, so sind wir genötigt, die unzweifelhaft biologisch nachgewiesene Erkrankung des Rindes an Kuhpocken nicht anders zu erklären als durch eine erfolgte Ansteckung mit Vakzinavirus, dessen Ausbreitung unter der Bevölkerung zahlreiche Anhaltspunkte für die Annahme einer Übertragung vom Menschen auf das Tier gibt. Aber selbst die Annahme, daß die Krankheit des Rindes auf die V a k z i n a zurückzuführen sei, kann nicht an der Hand von Tatsachen bewiesen werden, weil es uns in den letzten zwei Dezennien nicht ein einziges Mal gelungen ist, einen sicheren Nachweis dafür zu erbringen.

Wohl aber sind wir in der Wiener Staatsimpfanstalt wiederholt aufmerksam geworden, daß I m p f t i e r e m i t t e n a u s e i n e r S e r i e h e r a u s, am gleichen Tag, mit derselben Lymphe, in gleicher Weise von derselben Person geimpft, mitunter ganz schlechte Impfresultate gaben, die n u r durch eine bereits erfolgte Kuhpockeninfektion zu erklären waren, weil es keine andere Krankheit oder keinen anderen physiologischen oder pathologischen Zustand gibt, der eine derartige Immunität, die ganz unzweideutig vorlag, begründen könnte. Die Ursache konnten nur die — nennen wir sie „originären" — Kuhpocken sein.

Wir sind diesen Ursachen viele Jahre hindurch nachgegangen und haben in vielen Gutshöfen die Stallungen vollkommen oder teilweise verseucht gefunden und konnten auch die schrittweise Übertragung von einem auf das andere Tier verfolgen. Viele hunderte von Tieren wurden nur zu dem Zweck geimpft, um festzustellen, bis zu welchem Grade die stattgehabte Infektion den Tieren eine Immunität gegen die ausgewerteten Impfstoffe verliehen hatte. Deshalb wurden Tiere mit verschieden starken Lymphen geimpft, die einen experimentell ganz eindeutigen Nachweis ermöglichten, daß die Tiere eine vakzinale Infektion bereits durchgemacht hatten.

Dieses Verhalten berechtigte zu der Annahme, daß die auf den Eutern der Tiere gefundenen Effloreszenzen, über deren klinische Bewertung übrigens gar kein Zweifel bestand, vakzinaler Natur waren. Ein Nachweis, woher die Krankheit stammte, ist uns auch in diesen Fällen nicht gelungen. Immer wieder war es die gewisse Kuh, die von auswärts kam und die Krankheit eingeschleppt haben sollte.

Zur Behandlung der lokalen Effloreszenzen auf den Kuheutern wird die Rein- und Trockenhaltung des erkrankten Euters empfohlen. Es darf wohl als selbstverständlich angesehen werden, daß Milch aus Zitzen mit eitrigen, aufgerissenen, geschwürigen Effloreszenzen gesondert aufzufangen und vor Gebrauch zu kochen ist. Keinesfalls darf sie der übrigen Sammelmilch zugeführt werden.

Von verschiedenen Seiten ist die p r o p h y l a k t i s c h e I m p f u n g mit dem landesüblichen Kuhpockenimpfstoff vorgeschlagen worden. Die Wiener Staatsimpfanstalt hat in verschiedenen Orten in zahlreichen Fällen mit diesem Verfahren beste Erfolge gehabt.

Es ist nunmehr am Platze, darauf hinzuweisen, daß durchaus nicht alles als Kuhpocken zu werten ist, was als solche bezeichnet wird. Darüber hat es insbesondere in einer Zeit große Debatten gegeben, als die Ärzte noch genötigt waren, sich den Impfstoff für ihre Impflinge selbst zu besorgen, in einer Zeit, in der man noch bestrebt war, nur die „echten“ Kuhpocken vom Tiereuter abzuimpfen.

Es gab also neben den „e c h t e n“ auch „f a l s c h e“ K u h - p o c k e n. Vielfach wird es sich nach den Mitteilungen der damaligen Autoren um ekzematöse, impetiginöse und vesikuläre Eruptionen, ferner um Follikularerkrankungen an den Eutern gehandelt haben. In verschiedenen Fällen dürften jedoch auch Effloreszenzen vorgelegen sein, deren wirkliche Natur nicht allgemein anerkannt ist, Effloreszenzen, die für uns Ärzte deshalb interessant sind, weil auch sie eine Infektion des Melkers verursachen, die als „M e l k e r k n o t e n“ bezeichnet wird. Sie sollen an anderer Stelle näher beschrieben werden.

Es soll aber hier noch betont werden, daß es natürlich Übertragungen von echten Kuhpocken vom Tier auf den Melker gibt, so wie wir — nach Art unserer Väter — vom Impftier direkt infektiösen Impfstoff auf einen Impfling übertragen konnten. Es geschieht das häufig und es entstehen auf diese Art Übertragungen, die wir unter den Impfschäden kennenlernen werden. Daneben gibt es aber Infektionen, die sehr oft mit den echten Kuhpocken verwechselt werden, die mit dem Vakzinavirus nichts zu tun haben (vgl. Impfschäden), deren Ursprung wir später nachgehen werden.

## II. Die Schafpocken (Variola ovina).

Die Schafpocken sind gekennzeichnet als eine akute oder subakute, von schweren Allgemeinerscheinungen begleitete, kontagiöse Infektionskrankheit, die ein vesikulo-pustulöses Exanthem und einen typischen Fieberverlauf zeigt.

Die Inkubationszeit beträgt durchschnittlich vier bis acht Tage. D a s I n i t i a l s t a d i u m ist durch Allgemeinsymptome gekennzeichnet, die ihrem Grade nach sehr schwanken. Nicht selten ist das Initialfieber von Schüttelfrost begleitet. Die Freßlust der kranken Tiere ist gestört, ihr Puls ist beschleunigt, die Atemfrequenz erhöht. Tränenfluß mit einem serös-schleimigen, schleimig-eitrigen oder eitrigen Ausfluß und Ausfluß aus der Nase komplizieren die Krankheit. Das Atmen ist erschwert. Aus dem Maul fließt Speichel in reichlicher Menge. Ein übler Geruch aus dem Maule macht sich bemerkbar. Die Tiere sind druckempfindlich, besonders in der Lumbalgegend.

Nach ein bis zwei Tagen macht sich das Auftreten eines roseolaartigen Exanthems (S t a d i u m m a c u l o s u m), das dem eigentlichen Pockenausschlag vorangeht, bemerkbar. Am Kopfe, in der Umgebung der Augen, der Nasenöffnung und des Maules, an der Innenfläche der Vorder- und Hintergliedmaßen, am Euter, am Mittelfleisch treten rote, runde oder unregelmäßige Flecken mit hochgerötetem Zentrum, etwas blasserer Peripherie und seröser Infiltration der Umgebung auf. Am Ende des Initialstadiums beginnt die Eruption des eigentlichen Blatternexanthems. In der Mitte der roten Flekken zeigen sich hirsekorn- bis hanfsamengroße, blaßrote Stippchen, die sich rasch vergrößern und zu dunkelroten, runden oder konisch zugespitzten prominenten Knötchen werden. Sie haben etwa den Umfang einer Linse, einer Erbse, sogar einer Bohne. Die Spitze der Knötchen (S t a d i u m p a p u l o s u m) verflüssigt sich bald und eine klare Flüssigkeit wandelt die Knötchen in perlmutterartig glänzende Bläschen um. In ihrer Mitte zeigt sich eine Delle, der sogenannte Pockennabel. Die Bildung der Knötchen und Blasen (S t a d i u m v e s i c u l o s u m) erfolgt nicht überall gleichzeitig, sondern schubweise. Dabei sieht man Effloreszenzen verschiedener Form nebeneinander. Ihre Umgebung ist geschwollen und ödematös, infiltriert. Die Entwicklung der Pocken nimmt gewöhnlich fünf bis sechs Tage in Anspruch. Dann beginnt sich der Inhalt der Pocken zu trüben und wird am achten bis neunten Tage eitrig. Die Vereiterung der Pokkeneffloreszenzen (S t a d i u m p u s t u l o s u m s. s u p p u r a t i o n i s) bedingt katarrhalische, fieberhafte Allgemeinerscheinungen, die oft von Schüttelfrost begleitet sind. Gleichzeitig mit dem Hautausschlag treten auf den Schleimhäuten Pockeneffloreszenzen auf. Diese Bläschen und Pusteln platzen bald und werden zu schmerzhaften Erosionen. Die Zunge ist stark belegt, geschwollen und schmerzhaft und reichlicher Speichel fließt aus dem Maule, in manchen Fällen tritt eine Schluckpneumonie ein.

Die während der Suppuration platzenden Pockenpusteln lassen Eiter austreten, der die Wolle verklebt. Er zersetzt sich auf der Haut und verbreitet eine sehr üble Hautausdünstung.

Dem Suppurationsstadium, das etwa drei Tage dauert, folgt ein Rückgang des Fiebers und das S t a d i u m e x s i c c a t i o n i s. Die Pusteln verwelken und trocknen ein, wie wir es bei den Pockenpusteln des Menschen kennengelernt haben.

Neben der beschriebenen durchschnittlichen Pockenform gibt es **abortive Formen** (Steinpocken, Warzenpocken, plattgedrückte Pocken, Variolae compressae) und als **schwere Komplikation** wie beim Menschen eine **Variola confluens**, die **Variola haemorrhagica**, die gefährlichste Form, von der besonders die wenig widerstandsfähigen Tiere heimgesucht werden.

Die Letalitätsziffer beträgt $10 - 20\ ^0/_0$. in schweren Seuchengängen bis zu $50\ ^0/_0$ und darüber.

Die symptomatische Behandlung ist sehr schwer oder überhaupt nicht durchführbar. Man muß sich deshalb mit der Durchführung hygienisch-diätetischer Maßnahmen begnügen. Bei günstiger Witterung am besten Aufenthalt im Freien.

In prophylaktischer Hinsicht kommen die Impfung und die veterinärpolizeilichen Bestimmungen (Schutzpockenimpfung, **Ovinatio**) in Betracht. Der Impfstoff wird von Schafen gewonnen und heißt entsprechend seiner Herkunft **Ovine**.

Neben der Schutzimpfung mit Kuhpockenlymphe wird noch eine kombinierte Impfung mit Serum und Lymphe (**Simultanimpfung**) häufig angewendet.

### III. Die Ziegenpocken (Variola caprina),

die ähnlich den Schafpocken verlaufen.

### IV. Die Schweinepocken (Variola suilla).

Man kann sie in Österreich gelegentlich beobachten. In manchen Ländern (Rumänien, Ungarn) sind sie zeitweilig unter den Schweinebeständen stärker verbreitet. Von den Pocken werden hauptsächlich die Ferkel heimgesucht. Meistens ist der Pockenausschlag über den ganzen Körper des erkrankten Tieres verbreitet.

### V. Pferdepocken (Variola equina, Pustulosis contagiosa equi).

Die Pferdepocken sind in Österreich sehr selten, sollen aber erwähnt werden, weil **Edward Jenner** sie als „grease" oder „shore-heels" bezeichnete, worunter er das infektiöse vesikulo-pustulöse Hautexanthem in der Fesselbeuge der Pferde verstand, das er in Beziehung zu den Kuhpocken brachte.

Von deutschen Autoren wird eine ansteckende pustulöse Maulentzündung der Pferde (S t o m a t i t i s   p u s t u l o s a   c o n t a g i o s a) schon seit langer Zeit der Pferdepocke zugerechnet, deren Zugehörigkeit zur Gruppe der Variolakrankheiten durch zahlreiche Versuche nachgewiesen werden konnte.

Der Pockenausschlag lokalisiert sich beim Pferd außer auf der Maulschleimhaut, der Lidbindehaut, auf der Haut und Schleimhaut der äußeren Geschlechtsteile und auf der allgemeinen Decke. Wiederholt ist das gleichzeitige Auftreten der Kuh- und Pferdepocken in einem und demselben Stalle beobachtet worden. Die entstandenen Knötchen entwickeln sich zu Bläschen mit klarem, serösem Inhalt, der Inhalt der Bläschen trübt sich, wobei sich die Blase in eine Pustel umwandelt. Die Geschwüre heilen verhältnismäßig rasch ab und hinterlassen eine weißliche Narbe.

Anlaß zur Verwechslung mit den Pocken kann besonders das in der Fesselbeuge der Pferde häufig vorkommende Ekzem (M a u k e) geben. Die Diagnose kann im Zweifelsfall durch den Kornealversuch sichergestellt werden.

## VI. Geflügelpocken und Geflügeldiphtherie (Epithelioma contagiosum und diphtheria avium).

Die Pocken kommen bei Hühnern in zweierlei Formen vor, die man früher als verschiedene Krankheiten aufgefaßt hat.

Eine Form, die mehr mit Knötchenbildung auf dem Kamm und den Kehllappen der Hühner verläuft und als G e f l ü g e l p o c k e n bezeichnet wird, die andere ist gekennzeichnet durch Bildung von kruppösen und diphtheroiden Pseudomembranen auf den Kopfschleimhäuten, die G e f l ü g e l d i p h t h e r i e. Gelegentlich gibt es eine M i s c h f o r m von Geflügelpocken und Geflügeldiphtherie.

Heute wissen wir, daß beide durch dasselbe Virus, das der Pocken, hervorgerufen werden, das sich an das Geflügel angepaßt hat und mit größter Wahrscheinlichkeit von dem der Variola vera des Menschen seinen Ausgang genommen hat. Auch bei uns sind beide Formen verbreitet und verursachen mitunter schwere Ausfälle in den Geflügelbeständen. Nach dem Tierseuchengesetz ist die Krankheit anzeigepflichtig. Ihre Bekämpfung wird systematisch betrieben.

Die Übertragung und Verbreitung der Krankheit erfolgt derart, daß entweder gesunde Hühner und Tauben von kranken Tieren infiziertes Futter oder Trinkwasser aufnehmen oder daß Tiere bei ihren Kämpfen miteinander am Kamm oder an den Kehllappen verletzt werden.

Auch von verseuchten Geflügelställen und anderen Gegenständen, die infiziert in den Stall gebracht wurden, kann die Ansteckung ausgehen. Wie die Kuhpocken, wird die Krankheit häufig durch ein ortsfremdes Tier eingeschleppt.

Im Gesicht, an den Augenlidern, am Kamm und an den Kehl- und Ohrläppchen treten flache, grauweiße, stecknadel-kopfgroße Knötchen auf, entweder vereinzelt oder in Haufen. Sie fühlen sich derb an und haben einen grünweißen, krümeligen Inhalt. Gelegentlich findet man solche Knötchen auch auf der Brust, unter den Flügeln, an der Unterbrust, am Bauch, an der Innenfläche der Schenkel.

Die **Geflügeldiphtherie** ist eine anfänglich mit Rötung und Schwellung einhergehende Entzündung der Schleimhäute des Kopfes, die meist zirkumskript ist. Ihr folgen runde oder ovale gelblichweiße Flecken, die zusammenfließen und weißgelbliche oder braungelbe membranöse Beläge bilden, die sich am Schnabel, unter der Zunge, am Gaumen, im Kehlkopf festsetzen und sich bis in die Luftröhre erstrecken können.

Die Tiere sind sichtlich krank, zeigen einen Nasenkatarrh mit einem erst serösen, dann schleimig-eitrigen Ausfluß. Siedelt sich das Leiden auch an der Augenschleimhaut an, so schwellen und verkleben die Lider und es kommt zur Exsudatbildung im Lidsack.

Eine Erkrankung des Darmes kann sich in Form von Durchfällen mit dünnbreiigem, übelriechendem, zuweilen blutigem Kot zeigen. Treten beide Krankheitsformen zugleich auf, so sieht man neben dem Befall des Kopfes und der übrigen Hautdecke auch die Schleimhäute des Rachens und des Darmes betroffen.

Die Krankheit verläuft chronisch und hat eine hohe Letalitätsziffer (50 — 70 %). Sie hinterläßt eine gewisse Immunität, die man auch durch Impfung mit einem aus G e f l ü - g e l p o c k e n erzeugten Impfstoff erzeugen kann. Die Ergebnisse sind nach Erfahrungen in unserem Lande günstig. Die Impfung kann vom Eigentümer des Tieres selbst vorgenommen werden. Die für die Impfung von Menschen verwendete Vakzine ist für diese Immunisierung nicht zu gebrauchen.

Siebentes Kapitel.

# Die Anfänge der Abwehr gegen die Pocken.

Die pandemische Ausbreitung der Variola über die ganze Welt wurde auch vom größten Teil der Ärzte als Schicksal angesehen, gegen das sich nichts unternehmen ließ. Therapeutisch war die Krankheit unangreifbar, die Anfälligkeit war, wie es schien, hundertprozentig, doch zeigte sich in dieser schicksalhaften Fügung eine Lücke: die überstandene Krankheit hinterließ einen Schutz gegen eine Neuerkrankung, die zum Nachdenken aufforderte. Bisher nahm man an, daß die Erkrankung etwas Notwendiges sei, daß ihre Ursache, das Pockengift, eine angeborene sein müsse, wahrscheinlich wohl so, daß die vom Fötus von seiner Mutter — ex impuritate sanguinis matris — her übernommenen giftigen Stoffe irgendwie ausgeschieden werden müssen, was eben durch die Pocken geschehe.

C. L. Hoffmann lehrte, daß der Pockenstoff angeboren, präformiert und in den „Pockendrüsen" eingeschlossen sei, doch tauchten schon im 16. Jahrh. Zweifel an der Richtigkeit dieser Anschauung auf und man neigte mehr und mehr zu der Ansicht, daß das Pockengift von außen kommen müsse, sei es in Form von Ausdünstungen oder von dem Einfluß schlechter, verdorbener Luft, den Miasmen.

Der Jesuitenpater Athanasius Kirchner in Rom (1601—1680) machte sich als erster frei von der Anschauung dieser miasmatischen Übertragung und schuf auf Grund seiner Beobachtungen mit dem von ihm gebauten Mikroskop den Begriff des Contagium animatum, den er durch Hinweis auf die von ihm entdeckten „animalcula", kleinste Würmer, stützte, die bei der Übertragung von Krankheiten zur Wirkung kommen. Es ergab sich aus dieser Anschauung der Begriff der Ansteckungsfähigkeit und Übertragbarkeit. Solange man in der Variola einen heilsamen Prozeß sah, suchte man ihn zu fördern, sobald aber erkannt wurde, daß die Pocken eine gemeingefährliche Seuche seien, wurde ihre Vermeidung eine öffentliche Aufgabe, die dem Staate oblag: Quarantänen, Kordons, Desinfektionen, Ausräucherungen wurden gegen das Übel dekretiert, aber sie schossen am Ziel vorbei. Noch kannte man die Art der Übertragung der Krankheit nicht und es löste viel Pessimismus aus, als man sich der Ohnmacht behördlicher Maßnahmen bewußt wurde. Der Fehler lag in der viel später erkannten Tatsache, daß man eine Absperrung nicht keimdicht machen kann. Immerhin waren auch den Absperrmaßnahmen Erfolge beschieden dort, wo günstige Verhältnisse vorlagen, aber sie waren ohne Dauer, denn jede neue Einschleppung fand günstigen Boden und gab zu einem erneuten Wüten der Krankheit unbeschränkte Möglichkeiten.

In dieser Bedrängnis wurde man der Schwäche des Feindes bewußt. Die Leichterkrankten waren ebenso wie alle jene, die nach schwerer Krankheit mit dem Leben davongekommen waren, geschützt gegen eine Wiedererkrankung. Man mußte es also versuchen, von solchen Personen den Krankheitsstoff zu erwerben, sich künstlich anzustecken, um dann in günstiger Zeit an einer milden Form der Krankheit zu erkranken. Solcher Art waren die Gedankengänge, die wir als Vorstadien der später wissenschaftlich begründeten aktiven Immunisierung bezeichnen müssen. S i e  w a r e n  i m  V o l k e  g e b o r e n !

So tauchte bei uns etwa in der Mitte des 17. Jahrh. die Sitte des „P o c k e n k a u f e n s" auf. Im zentralen Asien, in Indien, in Afrika war man uns hierin schon längst voraus, wie aus alten Schriften und Berichten von Missionären zu entnehmen ist. Man versuchte, abgeschwächtes Variolamaterial, abgelagerte, mit Arzneidämpfen vorbehandelte Borken dem zu Schützenden entweder in die Nase zu bringen oder auch oral zu verabreichen.

Einen Schritt weiter auf der Linie dieser prophylaktischen Maßnahmen bedeutete die I n o k u l a t i o n durch Schnitt oder Stich in die Haut. Derartige Inokulatoren hatten einzelne Negervölker, die Brahmanen, die Zirkassier, die ihre für türkische Harems bestimmten Töchter auf diese Art vor dem Erkranken an einer entstellenden Variola schützen ließen.

In Europa wurde diese Methodik (die „V a r i o l a t i o n") aus Griechenland vorerst nach Konstantinopel importiert, wo sie die Gattin des englischen Gesandten L a d y  W o r t h l e y ,  H e r z o g i n  v o n  M o n t a g u (1717), kennenlernte. Sie ließ durch eine alte Griechin vorerst ihren Sohn, später ihre Tochter in London inokulieren. Die Herzogin war es, die das Verfahren am englischen Hof und damit in England einbürgerte. Es konnte nur langsam Fuß fassen und erst die Epidemie vom Jahre 1743 gab Veranlassung zu ihrer größeren Ausbreitung.

Die so Inokulierten fühlten sich kaum unwohl. 20—30 über den Körper zerstreute Pockenpusteln waren meist das Ergebnis des Verfahrens. Schwere Erkrankungen mit Todesfällen waren relativ selten und wurden auf eine gleichzeitige Pockenepidemie zurückgeführt. Von den in den ersten acht Jahren in England vollzogenen 897 Inokulationen waren 845 erfolgreich, doch ereigneten sich siebzehn Todesfälle an Pokken, so daß das Verfahren bald in Mißkredit kam. Eine neue Propaganda ging von dem englischen Bischof I s a a k  M a d d o x  in Worcester aus, welcher sie um die Mitte des 18. Jahrh. durch Schriften und Kanzelvorträge ins Leben rief. In Frankreich kam die Pariser medizinische Fakultät in einer Generalversammlung im Jahre 1764 zu einer Empfehlung der Inokulation.

Auch in Italien hatte sich das Verfahren eingebürgert. Der Italiener G a t t i (1760) in Pisa war jedoch in der Auswahl dieses Impfstoffes wählerisch, indem er nur den Inhalt von fünf Tage alten Pockenbläschen zuließ und auch die mit der Impfung verbundenen quacksalberischen Vorbereitungen, in denen die indischen Priester eine besondere Übung zeigten, verbot. G a t t i ersetzte auch die Schnitte, die mitunter recht energisch ausgefallen waren, durch Nadelstiche und wurde somit der Vorläufer der amerikanischen „A c u p u n c t u r e", die als das mildeste Impfverfahren geschätzt wird.

Für uns Österreicher ist es interessant, daß die K a i s e r i n  M a r i a  T h e r e s i a, welche im Jahre 1768 schwere Pocken überstanden hatte, für die Inokulation eintrat, nachdem sie zwei Kinder an Pocken verloren hatte. Als sich aber Todesfälle infolge dieses bei uns „B l a t t e r n b e l z e n" genannten Verfahrens ereigneten, wurde im Jahre 1769 die Impfung mit natürlichen Pocken in Österreich verboten.

Das klinische Bild, das sich nach Inokulation (Variolation) zeigte, ist im Abschnitt „Das klinische Bild der Pocken" bereits beschrieben worden (vgl. S. 47).

Achtes Kapitel.

# Die Pockenschutzimpfung.

## A. Ihre Geschichte.

Die Geschichte der Pockenschutzimpfung ist unlösbar mit dem Namen E d w a r d  J e n n e r verbunden (Abb. 19).

Am 14. Mai 1946 waren 150 Jahre verflossen, seit E d w a r d  J e n n e r seinen für immerwährende Zeiten in die

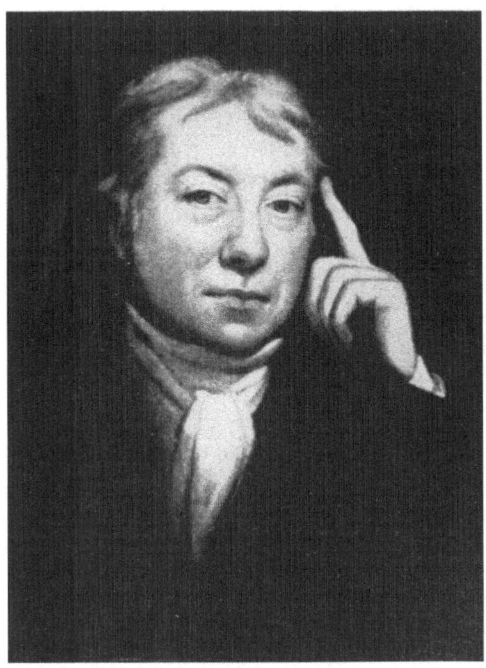

Abb. 19. Edward J e n n e r,
1749 — 1823.
(Aus der National Portrait Gallery London in „The Virus" von Kenneth
M. Smith F. R. S. Cambridge University Press 1942.)

Ruhmesbücher der Geschichte unserer Wissenschaft eingetragenen Versuch machte, von einer Kuhpockenpustel auf der Hand eines Mädchens einen Knaben zu impfen, um ihn gegen Blattern zu schützen.

Edward Jenner wurde am 17. Mai 1749 in Berkeley, Gloucestershire, geboren und war der dritte Sohn des Reverend Stephen Jenner, des Vikars an diesem Orte. Er wurde mit dreizehn Jahren von seinem Vater zu dem Wundarzte Ludlow in Sodbury bei Bristol in die Lehre gegeben, wo er durch sechs Jahre beschäftigt war. Während seiner Lehrzeit ereignete es sich, daß eine junge Frau seinen Rat einholte und daß sie, als von den Pocken die Rede war, ausrief: „Ich kann die Pocken nicht bekommen, weil ich die Kuhpocken gehabt habe!“ Diese Antwort machte einen tiefen Eindruck auf Jenner, einen Eindruck, den er nie vergaß, der ihn zu fortwährendem Nachdenken veranlaßte.

Aus der Lehre gekommen, zog sich Jenner in seine Heimat zurück und wurde dort Landarzt. Das Landleben gab ihm reichlich Gelegenheit, die unter der ländlichen Bevölkerung allgemein bekannten Kuhpocken näher zu studieren. Im Laufe seiner Studien fand Jenner, daß die als „Kuhpocken“ bezeichnete Krankheit in zwei Formen auftrete, von denen jedoch nur eine gegen Variola schütze. Zahlreiche Versager seien auf das Verkennen dieser Tatsache zurückzuführen, doch würden selbst die echten Kuhpocken nur dann Schutz gewähren, wenn sie während einer ganz bestimmten Entwicklungsperiode auf den Impfling übertragen werden.

Seinen grundlegenden Versuch machte Jenner im Jahre 1796. Damals zeigten sich auf einer Farm in der Nähe von Berkeley Kuhpocken und eine Melkerin, Sarah Nelmes, steckte sich damit an. Am 14. Mai entnahm Jenner etwas Sekret von einer Pustel auf der Hand des Mädchens und übertrug es auf den Arm eines achtjährigen Knaben, namens James Phipps. Die Übertragung haftete, verursachte eine Reaktion wie nach der Variolation, der Impfung mit Variolaeiter, und hinterließ einen Schorf mit späterer Narbenbildung. Sechs Wochen später wurde das Kind mit echtem Variolastoff geimpft, ohne daß es zu einer Haftung kam. Weitere drei Versuche, die er anstellte, veranlaßten ihn, eine Flugschrift herauszugeben, die den Titel trug: „Untersuchungen über die Ursachen und Wirkungen der Variola-Vaccinae, einer in einigen westlichen Grafschaften Englands, besonders in Gloucestershire vorgefundenen und unter dem Namen Kuhpocken bekannten Krankheit.“

Wie jede große Entdeckung und Erfindung blieben auch Jenners Beobachtungen nicht unangefochten. Sein Landsmann Ingenhousz, ein bekannter Arzt und Gelehrter jener Zeit, war der erste, der Jenners Berichte kritisierte. Er führte Fälle an, die nach der Schutzimpfung an Variola erkrankten. Die Fälle mehrten sich, sie mußten sich mehren, wie wir heute ganz genau wissen, die führenden Ärzte Londons begannen sie zu erörtern.

Jenners Landsleute Pearson und Woodwille nützten Jenners Ideen aus, gingen aber eigene Wege und besaßen offenbar auch nicht die nötige Urteilsfähigkeit, um die in damaliger Zeit sehr verwickelt erscheinende Pathogenese der pustulösen Krankheiten richtig zu deuten.

Zur Widerlegung der Kritiken seiner Gegner veröffentlichte Jenner eine zweite Flugschrift: „Fortsetzung von Tatsachen und Beobachtungen bezüglich der Variola-Vaccina." Diese der Aufklärung dienende Schrift machte der Methode Jenners gar bald den Weg in die ganze Welt frei. Im Jahre 1799 wurde die Impfung von Dr. Pascal Josef Ferro in Wien eingeführt — wir werden noch darauf zurückkommen —, dann in der Schweiz, in Frankreich, Italien, Spanien, Südamerika.

Wie wir es heute als selbstverständlich beurteilen, konnte es nicht ausbleiben, daß den überschwenglichen Hoffnungen, die man der Vakzination entgegenbrachte, eine Ernüchterung folgte und daß die Kritik mit bissigen Worten auf die von der Natur gegebenen Grenzen der Leistungsfähigkeit des Verfahrens hinwies. Trotz alledem waren seine Erfolge so sichtliche und so unbestreitbare, daß sich die gesamte gesittete Welt bemühte, Jenner als Wohltäter der Menschheit zu ehren. So wurde er Ehrenbürger von London, Dublin, Edinburgh, Glasgow; die Londoner Medizinische Gesellschaft verlieh ihm an seinem Jubiläumstag eine goldene Medaille. Jm Jahre 1812 wurde in Berlin der Jahrestag der Vakzination durch ein Jenner-Fest gefeiert und Diplome strömten dem Entdecker aus aller Welt zu.

Wie wir bereits a. a. O. gesehen, bediente sich das zuerst bekannte Schutzverfahren der Variolation, der absichtlichen Verpflanzung des unveränderten Blatternvirus auf den Impfling.

Die Anfänge der Vakzination gehen auf andere, aber in ihrer praktischen Ausführung und im Prinzip verwandte

Quellen zurück. Schon lange dürfte es her sein, seit der erste Kuhhirt oder die erste Melkerin sich zum ersten Male mit den Pusteln, welche ihre Kühe auf dem Euter oder auf ihren Zitzen zeigten, zu dem Zwecke impfte, um sich gegen die Erkrankung an Pocken zu schützen. Sie mußten die richtige Beobachtung gemacht haben, daß zufällige Infektionen mit dem Inhalte dieser Pusteln Schutz gegen die Krankheit verleihen. Zum ersten Male ist von einer praktischen Nutzanwendung dieses Verfahrens in den Schriften des im Jahre 1785 verstorbenen Arztes N a s h die Rede, der darüber berichtet, niemals gehört zu haben, daß jemand, der einmal Kuhpocken hatte, an Pocken erkrankte. Er teilte mit, daß er bereits gegen 60 Personen geimpft habe, die angeblich früher Kuhpocken hatten, und daß wenigstens 40 von ihnen mit Blattern nicht infiziert werden konnten. Von den übrigen 20 glaube er bei ihrem Mangel an Verständnis, daß sie nicht die wirklichen Kuhpocken gehabt hätten.

Am bekanntesten sind jedoch die Fälle des Farmers B e n - j a m i n  J e s t y aus Y e t m i n s t e r in Dorset geworden. J e s t y impfte im Jahre 1774 seine Frau und drei seiner Kinder mit Kuhpockenvirus. Frau J e s t y wurde am Arm unterhalb des Ellbogens und ihre Söhne oberhalb des Ellbogens geimpft, wobei der Einschnitt mit einer Stopfnadel gemacht und das Virus an Ort und Stelle von den Kühen eines Farmers in Chittenhall genommen wurde, wohin J e s t y seine Familie gebracht hatte. Die Reaktion bei den Söhnen schien eine milde zu sein, bei Frau J e s t y entzündete sich jedoch der Arm sehr stark. J e s t y s Experiment wurde bekannt und erregte Aufsehen.

In Deutschland hatte der Amtmann J o b s t  B ö s e, der in der Nähe von Göttingen lebte, im Jahre 1769 auf die Schutzkraft der Kuhpocken aufmerksam gemacht, in Holstein der P ä c h t e r  J e n s e n. Der L e h r e r  P l e t t bei Kiel hatte bereits im Jahre 1791 Impfungen bei Kindern vorgenommen. E s  s i n d  d i e s e,  z u m  e r s t e n  M a l  v o n  L a i e n h a n d  a u s g e f ü h r t e n  P o c k e n s c h u t z - i m p f u n g e n  v o n  b e s o n d e r e r  W i c h t i g k e i t  z u r  W i d e r l e g u n g  i m p f g e g n e r i s c h e r  B e h a u p - t u n g e n,  d i e  V a k z i n a t i o n  s e i  e i n e  „t e u f l i - s c h e  E r f i n d u n g  d e r  S c h u l m e d i z i n".

So standen die Verhältnisse, als E d w a r d  J e n n e r nach einem zwanzigjährigen Studium der Vakzination mit seinen Beobachtungen vor die Öffentlichkeit trat. Zweifellos wäre die

Kenntnis davon, die ja vor ihm schon andere hatten, für lange Zeit verlorengegangen, wenn sie nicht einem tieferen Verständnis begegnet wäre und wenn Jenners Voraussicht nicht ihren wahren Wert richtig erkannt, eingeschätzt und wissenschaftlich nach langjährigem Studium begründet hätte. Sein unsterbliches Verdienst liegt darin, das einmal als richtig erkannte Ziel bestimmt erfaßt, richtig und sicher verfolgt zu haben. Nicht nur der von der Kuh entnommene Impfstoff vermag gegen Pocken zu schützen, sondern auch der Inhalt von Pusteln, die man durch Übertragung von der Kuh am Impfling erzeugte und nunmehr ausschließlich auf Menschen weiterzüchtete. Dadurch wurde die Pockenschutzimpfung von dem Vorkommen der sogenannten „originären Schutzpocken" unabhängig und eine ständig vorhandene Impfstoffquelle, der geimpfte Mensch, war gefunden. Jenner studierte die Impfkrankheit des Menschen, er lernte die Abweichungen vom normalen Verlauf kennen und wußte auch um Komplikationen, die durch gleichzeitige Verimpfung von fremden Stoffen Mischinfektionen erzeugten.

Jenner nannte seine Kuhpocke Variola-Vaccinae und gab dadurch zu erkennen, daß er sich der Herkunft des Stammvirus sehr wohl bewußt war.

**Die Vakzination in Österreich.** Jenners Impfstoff kam im Jahre 1799 zum ersten Male nach Österreich, und zwar an einem Faden angetrocknet, den er in einem Briefe, unbedeckt, nur an beiden Enden angeheftet, an einen Freund nach Wien geschickt hatte, der ihn dem damaligen Regierungsrat und Sanitätsreferenten von Niederösterreich, Dr. Pascal Josef Ferro, übergab. Ferro impfte am 23. April 1799 drei seiner Kinder, von denen zwei die Pocken noch nicht und eines bereits überstanden hatten. Eines reagierte mit einer normalen Erstimpfungspustel, eines mit einer leichten Entzündung und das dritte gar nicht. Diese ersten Impfungen sind im Medizinischen Archiv von Wien und Österreich im Jahre 1809 beschrieben.

Vom Arm seiner Tochter impfte Ferro den zehn Monate alten Sohn seines Freundes, des Arztes Jean de Carro, der ein in französischer Sprache erschienenes Buch, das dem englischen Botschafter in Wien, Lord Minto, gewidmet war, über die Impfung schrieb. In dieser Widmung heißt es: „Da ich das Glück habe, das Werkzeug der Einführung der

Erstimpfung der Kuhpocken in der österreichischen Monarchie zu sein, so ist es meine Pflicht, dem Stellvertreter von Großbritannien durch meine ersten Erfolge zu huldigen."

Dieses Buch übersetzte Dr. Josef Edler von Portenschlag ins Deutsche. Die drei genannten Ärzte setzten sich mit Erfolg für das Bekanntwerden der Impfung ein, so daß de Carro bis zum Frühjahr 1801 bereits mehr als 200 Impflinge hatte.

Von dieser Zeit ab wurde bereits von Arm zu Arm geimpft und es wurden Fäden mit angetrocknetem Impfstoff, die aus England kamen, nur mehr selten benützt. In vielen Fällen erfolgten Nachimpfungen mit echtem Pockenpustelinhalt, ohne daß üble Folgen beobachtet wurden. So kam die Kenntnis von der Wirksamkeit der Impfstoffe allmählich aufs Land. Brunn am Gebirge war der erste Ort in Österreich, wo de Carro eine große Anzahl von Kindern impfte. Zahlreiche aristokratische Familien ließen ihre Kinder impfen und Dr. Ferro bemühte sich als Landessanitätsreferent die Impfung durch die Ärzte im ganzen Lande bekannt werden zu lassen. Besonders verdient waren um diese Zeit die Ärzte Dr. Schenk in Baden, Dr. Iberer in Mödling, Dr. Gassner in Oberhollabrunn, Dr. von Tassara in Klosterneuburg und der Wundarzt in Neulerchenfeld Lercher, der im heutigen 16. Bezirk im Jahre 1801 94 Kinder impfte.

Noch muß hier eines Mannes gedacht werden, den Ferro in seinem Buche besonders erwähnt, des Pfarrers Franz Koppauer in Breitenweida, der sich als ein wahrer Apostel der Vakzination betätigte und in achtzehn Ortschaften in der Gegend von Oberhollabrunnn, Retz und Nikolsburg meist durch den Wundarzt Kölbel die Impfung von 336 Kindern veranlaßte. Besonderen Eindruck machte eine im August 1801 unter wissenschaftlicher Kontrolle vorgenommene Impfung von 26 Kindern, die unser Johann Peter Frank, der damals Direktor des Allgemeinen Krankenhauses in Wien war, auf Anordnung der n.-ö. Landesregierung in Gegenwart zahlreicher Ärzte und Studenten vornahm. Die Kinder wurden im Krankenhaus untergebracht und bis zum Ablauf der Impfreaktion beobachtet. Im November 1801 wurden fünfzehn der mit positivem Erfolg geimpften Kinder wieder ins Krankenhaus aufgenommen und mit echten Pocken geimpft; sie blieben verschont.

Auf diese Resultate hin veranlaßte die n.-ö. Landesregierung (20. März 1802), daß im F i n d e l h a u s  i n  W i e n, das im Jahre 1784 gegründet wurde (Ecke Alserstraße-Lange Gasse), ein eigenes Zimmer eingerichtet wurde, „worin beständig einige Kinder, unter Besorgung des dortigen Hausarztes und Wundarztes mit den Kuhpocken eingeimpft, sich befinden werden". Tatsächlich wurden vormittags von 11 bis 12 Uhr von einem Arzte oder Wundarzte dorthin gebrachten Kindern vom damaligen Hauswundarzt unentgeltlich die Kuhpocken eingeimpft. Von dort aus wurden auch beständig „frische, mit Kuhpockenstoff wohleingetunkte Fäden zum Verschicken aufbewahrt". Der Arzt und Wundarzt dieser Anstalt bekamen den Auftrag, Ärzte über den Vorgang bei der Impfung zu instruieren. Durch die Schaffung dieser Einrichtung, die den wohltönenden Titel eines „I m p f -h a u p t i n s t i t u t e s" führte, obwohl dieses Institut nur aus einem Zimmer bestand, war für die Monarchie eine beständige Vakzinequelle geschaffen, in welcher in erster Linie Findlinge der Anstalt als unentgeltliche Lymphespender fortlaufend zur Verfügung standen.

Die dort entnommene Lymphe wurde in verschiedener Weise konserviert, entweder an beinerne Lanzetten, an Seidenfäden oder an Leinwandfleckchen angetrocknet, an auswärtige Ärzte abgegeben, konnte jedoch den wirklichen Bedarf an Impfstoff aus verschiedenen Gründen, von denen wir noch hören werden, nicht decken.

Um die Impfung möglichst unter das Volk zu bringen, wurde im Jahre 1804 über ausdrücklichen Wunsch des Kaisers ein Aufruf an alle Eltern erlassen, den die Seelsorger bei der Taufe an die Kindeseltern oder Paten zu verbreiten hatten, in dem auf die Bedeutung dieses neuen Vorbeugungsmittels gegen die gefürchtete Blatternseuche aufmerksam gemacht wurde.

Im Jahre 1808 ordnete ein Hofkanzleidekret (28. Januar 1808) an, daß das Hauptimpfinstitut auch für auswärtige Impflinge und für den regelmäßigen Unterricht in jährlich drei sechswöchentlichen Kursen aufzukommen habe.

Mehrere Hofkanzleidekrete vom Jahre 1811 verfügten scharfe Maßnahmen zur Durchführung der Impfung, unter anderen Strafmaßnahmen gegen säumige Impfärzte und Seelsorger.

D e r  U n t e r r i c h t  i m  I m p f g e s c h ä f t  w u r d e  i m  M a i  1813  v o n  d e r  S t u d i e n h o f k o m m i s s i o n  g e -

r e g e l t . u n d   a l s   S t u d i e n g e g e n s t a n d   e i n g e -
f ü h r t . I m  g l e i c h e n  J a h r e  w u r d e  d i e s e s  S t u -
d i u m  P f l i c h t g e g e n s t a n d  f ü r  a l l e  a n g e h e n -
d e n  Ä r z t e .

Eine weitere indirekte Zwangsmaßnahme, datiert vom
Februar 1817 und vom Januar 1819, machte die Aufnahme in öffentliche Lehranstalten, die Verleihung von Stipendien, die Aufnahme in Klöster, die Entlassung aus öffentlichen Spitälern, die Beteiligungen mit Armeninstituts-
portionen von dem Nachweis der eigenen Impfung, bzw. dem
der Kinder der Nutznießer abhängig.

Betrachten wir die Impfung und deren Ergebnisse vom
Standpunkte unserer heutigen Kenntnisse und Erfahrungen,
so darf es uns nicht wundern, daß auf die überschwäng-
lichen Erwartungen und Hoffnungen, die man auf das Verfahren setzte, in absehbarer Zeit eine Ernüchterung folgen
mußte. Tatsächlich machte sich diese nicht nur in England
und in anderen Ländern, sondern auch bei uns bemerkbar.
Man begann an der Wirksamkeit der Impfung zu zweifeln,
man beschrieb auch die Schäden, die sie verursachte, und
die Bedenken dagegen gaben Anstoß zu den Anfängen einer
impfgegnerischen Propaganda.

Bei uns in Österreich verfaßte der Direktor des Kinder-
spitales in Wien, Dr. Leopold Anton G ö l l i s, im Jahre 1811
einen Bericht über die Mängel der Blatternschutzimpfung, der
die n.-ö. Landesregierung dazu veranlaßte, diese Abhandlung der Medizinischen Fakultät in Wien zu übergeben, die
sich bemühte, die von G ö l l i s erhobenen Einwände zu widerlegen. Im Geiste J e n n e r s, der selbst bis an sein Le-
bensende an die lebenslängliche Schutzkraft der Lymphe
glaubte, versuchte die Fakultät den Haupteinwand G ö l l i s
zu entkräften, indem sie seine Zweifel an der Dauer dieser
Schutzkraft dadurch zu widerlegen vermeinte, daß sie die
Fehlschläge durch das Entstehen von falschen Kuhpocken
zu erklären versuchte.

G ö l l i s hatte mit seinen Angriffen zweifellos über das
Ziel geschossen, er hat aber mit seiner Beobachtung, daß die
Vakzina zwar auf die Dauer einiger Pockenepidemien, kei-
neswegs aber lebenslang dagegen zu schützen vermöge,
recht behalten und heute gibt es wohl niemanden, der diese
Feststellung anzweifeln würde. Im Gegenteil, es mehrten
sich bereits zu seiner Zeit Mitteilungen von verschiedensten
Ländern, und als im zweiten Dezennium des 19. Jahrh.

während einer Pockenepidemie in Schottland zahlreiche geimpfte Personen an Pocken erkrankten, sah sich T h o m - s o n veranlaßt, für diese Form der Pocken die Bezeichnung V a r i o l o i s vorzuschlagen, die wir bis heute beibehalten haben. Trotzdem wurde auch bei uns von einzelnen Autoren noch immer an der Annahme eines absoluten Pockenschutzes nach einer einmaligen Impfung festgehalten, bis sich die Regierung veranlaßt sah, durch das bekannte Hofkanzleidekret vom Jahre 1836 (9. Juli 1836) genaue Vorschriften über die Impfung zu erlassen, in denen auch die neuartige, durch Menschenhand beeinflußte Pockenform, die V a r i o l o i s, erwähnt und genau beschrieben wurde.

Für uns Ärzte war hauptsächlich der Abschnitt II, „Vorschrift für Ärzte und Wundärzte, welche der Kuhpockenimpfung sich widmen", wichtig. Der P. 3 verlangt von diesen Ärzten: „Sie müssen alles wissen, was auf die zuverlässigste Art, zu impfen, auf die Aufsammlung und Aufbewahrung des Impfstoffes, auf die Wahl der Subjekte, der Zeit zur Impfung, auf die Behandlung der Impflinge und endlich auf andere allgemeine Vorsichtsmaßregeln, die bei diesem wichtigen Geschäfte zu beobachten sind, Bezug hat."

Leider verfügt der heutige ärztliche Nachwuchs über diese Kenntnisse nur in einem sehr mangelhaften Ausmaße.

In dem eben erwähnten Dekret war von der Wiederimpfung noch nicht die Rede. Als aber die Versager der einmaligen Impfung zunahmen, konnte sich auch die Regierung dieser Erkenntnis nicht verschließen, sie war zu einer weiteren Kundmachung (Hofkanzlei vom 30. Juni 1840) veranlaßt, mit der sie bekanntgab, daß „die in neuerer Zeit gemachten Erfahrungen dargetan haben, daß selbst die ächt verlaufene Vakzine nicht Jedermann lebenslänglich von den Menschenpocken schütze". Es wurde deshalb bestimmt, daß für den Fall, „daß sich irgendwo eine beginnende Blatternepidemie zeigen sollte, es dringend notwendig sei, nicht nur die N o t i m p f u n g aller Ungeimpften von Haus zu Haus vorzunehmen, sondern auch durch die R e v a k z i n a t i o n der bereits Geimpften zu vereinen, welche letztere überall, woselbst sich dazu Gelegenheit darbietet, vorzunehmen ist".

Zugleich erfolgte die Weisung, daß „von den Geimpften der Pustelinhalt nur von jenen Geimpften, und zwar spätestens am achten Tage zu entnehmen sei, der n i c h t in blasigen Pusteln enthalten ist, der auf einem angebrachten Einstich sogleich ausfließt".

Auf diese Unterscheidung wurde größter Wert gelegt, um die Verimpfung sogenannter unechter Pocken, die bereits J e n n e r beschrieben hatte, zu verhindern, die gegen die Erkrankung an Pocken nicht zu schützen vermögen.

Die in den ersten Dezennien nach Einführung der Schutzpockenimpfung beobachteten Fehlschläge gaben zu mancherlei Betrachtungen Veranlassung. Vor allem interessierte es die Dienststellen, deren Aufgabe die Vorsorge gegen die Pocken war, ob in der Schutzkraft der von Arm zu Arm geimpften humanisierten Lymphe im Vergleiche mit jener, die von den sogenannten o r i g i n ä r e n, an Kühen spontan auftretenden Pocken entnommen wird, Unterschiede zu beobachten sind.

Das Hofkanzleidekret vom 18. November 1841 war dieser Betrachtung gewidmet und ordnete vergleichende Studien an. Privatärzte, Wund-Tierärzte wurden aufgefordert, Nachforschungen und Erhebungen nach originären Kuhpocken zu pflegen, Kinder zu impfen und „über die Möglichkeit der R e g e n e r i e r u n g der ächten P o c k e durch die Einimpfung des vorhandenen humanisierten Stoffes bei den Kühen Versuche anzustellen". In diesem Dekrete wurde auch auf den von E r z h e r z o g  J o h a n n aus England eingeführten originären Kuhpockenimpfstoff aufmerksam gemacht, der auf Kühen fortgepflanzt werden sollte.

Auf die im Jahre 1840 gegründete Regenerierungsanstalt in S t. F l o r i a n in Steiermark wird in dem Hofkanzleidekret vom 13. Februar 1845 hingewiesen. Diese, dem Magister der Chirurgie, Ferdinand U n g e r, unterstehende Anstalt scheint sehr produktiv gewesen zu sein, weil sie ihre Lymphe auch in die Übersee verschickt hat. Ähnliche R e g e n e r i e r u n g s a n s t a l t e n entstanden später in verschiedenen Orten Österreichs, so in M u r e g g (Wundarzt Albert K r o p s c h), in T r o f a i a c h (Dr. E h r l i c h), in L i n z unter der Leitung des Stadtphysikers Dr. S t o c k h a m m e r und eine in W i e n (Dr. L o w y).

Die Klagen unserer Ärzte über den Impfstoff bewegen sich aber auch nach einer anderen Richtung. Nach dem Hofkanzleidekret vom 20. März 1802 wurde das Impfhauptinstitut, welches ein Teil der Findelanstalt war, damit betraut, die Kuhpockenimpflymphe auf dem Wege fortgesetzter Passagen von Arm zu Arm zu konservieren. Dazu dienten vornehmlich Findlinge. Diese Findlinge waren nicht nur der ständigen Gefahr ausgesetzt, sich von dem benachbarten Krankenhaus her mit den dort untergebrachten Pocken zu infizieren, sie waren auch durch Syphilis gefährdet. Diese Möglichkeit fand nicht nur im zeitgenössischen Schrifttum ihren Ausdruck, sie hat später auch die Aufmerksamkeit auswärtiger Beobachter auf sich gelenkt. Diesbezüglich darf u. a. auf das „Offene Sendschreiben an das k. k. Österreichische Staatsministerium: Über Findelhäuser als Quelle der Schutzpockenimpfung und die Reform der Impfgesetze" des Dr. M. E. B u l m e r i n c q, Kais. russ. General-Major, hingewiesen werden, eine Gefahr, die auch in einem Erlaß aus dem Jahre 1862 zum Ausdrucke kam.

Die Kenntnis dieser Gefahr scheint sich ziemlich bald verbreitet zu haben und dürfte wohl mit dazu beigetragen haben, die Abneigung gegen die Impfung mit humanisierter Lymphe aus dieser Anstalt zu fördern. Mitwirkend daran war auch die Kenntnis von der ständig abnehmenden Wirksamkeit der humanisierten Lymphe, deren angestrebter Erfolg immer fragwürdiger wurde.

Aus diesen drei Komponenten setzte sich der begreifliche Wunsch zusammen, der L y m p h e wieder zu ihrer ursprünglichen Kraft und Reinheit zu verhelfen, sie zu r e g e n e r i e r e n. Dieser Wunsch mußte bereits in den zwanziger Jahren und späteren Dezennien des vorigen Jahrhunderts ein sehr eindrucksvoller gewesen sein. Er fand in verschiedenen Erlässen Berücksichtigung und gipfelte in dem Verlangen nach einer „o r i g i n ä r e n L y m p h e", deren wirkliche Existenz bis auf den heutigen Tag nicht erwiesen ist. Die bisher gefundenen Effloreszenzen auf den Eutern dürften wohl so zu erklären sein, daß in früherer Zeit wahrscheinlich Variolamaterial auf sie übertragen wurde, nach dem Abflauen der Pocken jedoch Vakzinapustelinhalt. Diese Tatsachen sind der heutigen Ärztegeneration, die sich im sicheren Besitze einer allen Anforderungen entsprechenden Lymphe weiß, nicht näher bekannt, sie beschäftigten jedoch vor der Einführung der animalen Lymphe alle Praktiker, die ängstlich bestrebt waren, jeden Zusammenhang der verimpften Lymphe mit der humanisierten zu vermeiden. Dabei war es ihnen natürlich unbekannt geblieben, daß auch die von ihnen als „originäre" von den Regenerierungsanstalten erhaltene, gleichgültig, ob der Stamm aus England, Holland, Belgien oder Österreich bezogen wurde, letzten Endes nichts anderes war, als eine Retrovakzine, ein vom kindlichen Impfling auf das Tier wissentlich oder unwissentlich übertragener Lymphestamm, der eben weitergezüchtet wurde.

Besonders nachdrücklich hat sich später auch (1874) die Statthalterei in Lemberg gegen den Bezug von Lymphe aus dem Wiener Findelhause ausgesprochen, indem sie diesen Bezug direkt verbot. Ihre Klagen gegen die damalige Lymphe wiesen darauf hin, „daß die Herkunft der Lymphe mit Rücksicht auf die Möglichkeit der Syphilisüberimpfung als durchaus nicht unverdächtig angesehen werden könne, indem Lymphe auch von nur wenige Wochen alten Impflingen, also von Kindern solchen Alters, in dem der Bestand latenter Syphilis nicht mit aller Bestimmtheit auszuschließen sei, zur Abnahme, bzw. zur Abgabe nach außen gelange". Zu diesen Klagen gesellten sich noch weitere, welche den Mangel an Impfstoff betrafen, in einer Zeit, wo er am notwendigsten gebraucht wird, zur Zeit von Pockenepidemien.

Diese Schwierigkeiten veranlaßten die k. k. ständige Medizinalkommission und den n.-ö. Landessanitätsrat zu wiederholten Stellungnahmen in der Frage und schließlich zu einem ausführlichen Referat, das der Primararzt Dr. A u s - p i t z über die Impffrage erstattete. Er beantragte 1873 die Trennung der Hauptimpfanstalt von der Findelanstalt und die Schaffung einer eigenen s t a a t l i c h e n Z e n - t r a l i m p f a n s t a l t, durch welche die öffentlichen und privaten Impfärzte jederzeit mit ausreichenden Mengen eines verläßlichen Impfstoffes versorgt werden sollten.

Diesen Forderungen kam die bereits bestehende Einrichtung der verschiedenen P r i v a t - R e g e n e r i e r u n g s - a n s t a l t e n sehr entgegen, welche von dem Verfahren der Italiener T r o j a (1801), G a l b i a t i (1805) und S a c c o (1809), das der Zentralimpfarzt in München, Dr. R e i t e r (1830), vervollkommnet hat, Gebrauch machten, indem sie die humanisierte Lymphe auf das Rind rückübertrugen. Ihre Aufgabe erblickten sie darin, eine Degeneration der Vakzine infolge ständiger Fortpflanzung von Arm zu Arm zu verhindern, indem sie diese Lymphe auf Kühe übertrugen und zu Beginn der Impfsaison die Impfärzte mit Impfstoff, und zwar mit sogenannter „h u m a n i s i e r t e r L y m p h e I. G e n i t u r", zu versorgen. F ü r d e n w e i - t e r e n B e d a r f h a t t e n d a n n d i e I m p f ä r z t e s e l b s t d u r c h I m p f u n g e n v o n A r m z u A r m z u s o r g e n, indem die aus den Kinderpusteln entnommene Lymphe hauptsächlich in Glaskapillaren abgegeben wurde, wie sie bereits „vor vielen Jahren von Doktor A s s a l i n i zuerst gebraucht worden sind" (Dekret vom 18. Mai 1836). Diese Lymphequellen erwiesen sich jedoch als nicht ausreichende, um den Bedarf zu decken, weshalb, wie bereits erwähnt, der n.-ö. Landessanitätsrat die Errichtung eines Zentralimpfinstitutes in Wien beantragte, wobei ihm besonders die K ö n i g l i c h  B a y r i s c h e  Z e n t r a l i m p f - a n s t a l t  i n  M ü n c h e n vorschwebte, welche die Aufgaben der Regenerierungsanstalten hätte übernehmen sollen. In seiner Durchführbarkeit blieb der Antrag der n.-ö. Landesregierung in der Erkenntnis stecken, daß es nötig sei, eine große Anzahl von entsprechenden Impftieren (einjährige Milchkühe, sogenannte Färsen) für die Impfstoffgewinnung einzustellen und diese Tiere fortlaufend mit humanisierter Lymphe zu retrovakzinieren. Diese Vorschläge hatten der Abneigung der Ärzte gegen die Impfung von Arm zu Arm entsprechend Rechnung getragen, um so mehr, als die Forderung und Einführung einer r e i n  a n i m a l e n, also einer von Tier zu Tier überimpften L y m p h e eine immer dringendere wurde.

Ein endgültiger Sieg war dieser Lymphe erst beschieden, als es gelang, sie nach Einführung des Glyzerins (1860) als Suspensionsmittel für den vermahlenen Rohstoff auf längere Zeit zu konservieren. So nahm der Verbrauch der humanisierten Lymphe immer mehr ab. Im Jahre 1875 waren noch mehr als die Hälfte, 1880 etwa 30 $^0/_0$, 1890 aber nur mehr 24 $^0/_0$ aller Impfungen mit humanisiertem Impfstoff vorgenommen worden und im Jahre 1893 ging diese Zahl auf 0,07 $^0/_0$ zurück. Heute ist sie gänzlich außer Gebrauch. Die ständig fortschreitende Technik hat sie überflüssig gemacht.

Durch das von den genannten Italienern eingeführte und von R e i t e r in München weiter ausgebildete Retrovakzinationsverfahren war wohl die Möglichkeit der leichten Übertragung humanisierter Lymphe auf das Rind bewiesen worden, genügende Mengen von Lymphe konnten jedoch erst gewonnen werden, als N e g r i in Neapel die gesamte Pustelmasse, d. h. der damals ausgeschnittenen und konservierten Impfpustel, zur Verimpfung auf das Tier benützte und größere Flächen seiner Impftiere beimpfte. S e i n  V e r - d i e n s t  b e s t e h t  darin,  g e z e i g t  z u  h a b e n,  d a ß  d i e

Retrovakzine erster Genitur sich auf ein zweites und drittes Tier überimpfen läßt, ein Verfahren, das wir heute noch mit Vorteil benützen.

Anfänglich machte der Gebrauch rein animaler Lymphe gewisse Schwierigkeiten, die durch die mangelhafte Technik und Zubereitung und Konservierung bedingt waren. Sie machte sich hauptsächlich durch das Sinken der Haftungsresultate bemerkbar, die im Jahre 1876 von 91,9 % bis auf 83,7 % im Jahre 1891 herabsanken, um erst dann wieder anzusteigen.

Diese rein animale Lymphe wurde in unserem Vaterlande zuerst von dem Grazer Arzte Dr. Otto Sabin hergestellt, der, nach der Auflösung der Ungerschen Anstalt in St. Florian, in St. Peter bei Graz ein kleines Institut errichtete (1864), in dem er nicht nur humanisierte Lymphe regenerierte, sondern in kleinem Maßstabe auch animalen Impfstoff in Phiolen erzeugte und auf Beinnadeln antrocknete. Seine Anstalt ging im Jahre 1888 auf seinen Sohn über und wurde im Jahre 1908 aufgelassen, als die gesamte Lympheproduktion der Wiener Anstalt übertragen wurde.

In Wien selbst war die Impfstoffproduktion im Jahre 1877 von der Findelanstalt losgelöst und einer Zentralimpfanstalt im 9. Bezirk, in der Laudongasse, übergeben worden. Die Anfänge dieser Station gingen auf das im Jahre 1873 in Jaroslav in Galizien als erstes in Österreich konzessioniertes „Privatinstitut für animale Vakzination" des Wundarztes Moritz Hay zurück, das im Jahre 1877 nach Wien übersiedelte und im Jahre 1893 von der damals neu errichteten k. k. Impfstoffgewinnungsanstalt abgelöst wurde, deren erster Leiter Moritz Hay war. Im gleichen Jahre, in dem die Hayische Anstalt nach Wien übersiedelte (1877), wurde auch die animale Impfanstalt des Dr. Heinrich im Römischen Bade in Wien errichtet, die im Jahre 1893 ihre Tätigkeit mit der Errichtung der staatlichen Anstalt einstellte. Überdies bestand hier noch eine zweite private Anstalt für animale Lymphe, die des Dr. Bauer, die im Jahre 1886 gegründet wurde, aber nur kurzen Bestand hatte.

Die in der Laudongasse befindliche staatliche Anstalt erwies sich bald nach den Erfahrungen mit der Pockenepidemie im Jahre 1907 als zu klein, so daß an den Bau einer größeren Anstalt geschritten werden mußte, der im Jahre 1911 im

16. Bezirk nach den Angaben des Hofrates Dr. P a u l ausgeführt wurde und nach seinem Tode in den letzten Jahren noch einige zweckentsprechende Abänderungen erfuhr.

Ursprünglich hatten die Anstalten zur Erzeugung animaler Lymphe die alte neapolitanische Praxis der Tierimpfung und Rohstoffgewinnung übernommen (S a c c o, T r o j a, G a l b i a t i, M a r g o t t a): Impfstiche und Ausschneiden der ganzen Pustel mit einem Schnitt. Später wurde dieses Verfahren durch das französische ersetzt (L a n o i x), Auspressen des Pustelsekretes mit der Quetschpinzette, und schließlich wurde die auch heute noch geübte holländische Impfpraxis eingeführt (B e z e t h), Einimpfung durch Einzelschnitte und Auskratzen der Pustelsubstanz einschließlich des Pustelbodens.

Der in der Wiener Anstalt zur Verimpfung gelangende Stamm soll angeblich die „J e n n e r s c h e  G e n i t u r" sein. Für die Berechtigung dieser Annahme möchte ich nicht eintreten, weil schon im Jahre 1865 B u l m e r i n c q, der an der Wiener Findelanstalt eine sehr scharfe Kritik übte, über den dort verpflanzten Impfstoff die Bemerkung machte: „Wer wird sich noch das wiederholt erzählte Märchen aufbinden lassen, daß die alte, im Jahre 1799 von J e n n e r aus London überschickte und bis zum ersten öffentlichen Versuch am 31. August 1801 von d e  C a r r o konservierte Lymphe, bekannt unter dem Namen der J e n n e r s c h e n  L y m p h e, noch im Jahre 1862 vom Wiener Findelhause konserviert, d. i. verimpft wurde?" Ähnliche Zweifel wurden unter anderem auch von dem bereits erwähnten Referenten der n.-ö. Landesregierung Dr. Heinrich A u s p i t z geäußert, der das Einspruchsgutachten seiner Behörde gegen die bestehenden Regenerierungsanstalten zu verfassen hatte. Daß unter den viererlei Lymphestämmen, die seit der Eröffnung des Hauptimpfinstitutes dort gezüchtet wurden, unter den zahlreichen Versagern der dort vorgenommenen Impfungen die J e n n e r sche Genitur unverändert weiter gezüchtet werden konnte, muß jedem, der auf dem Gebiete über einige Erfahrung verfügt, als zweifelhaft erscheinen. Und sollte diese Genitur die Passagen in der genannten Anstalt wirklich überstanden haben, so hat es später, als in der gegenwärtigen Anstalt im Jahre 1907 und in den Jahren 1914 bis 1918, die kolossale Ansprüche an Impfstofflieferungen stellten, reichlich Gelegenheit gegeben, den

Jennerschen Stamm zu verlieren und ihn auch ohne besondere Absicht durch einen anderen zu ersetzen. Bei Durchsicht der Jahresberichte des bestandenen „Schutzpocken-Haupt-Institutes" und der in diesen Berichten beschriebenen gesundheitlichen Verhältnisse dieser Anstalt muß man es, ebenso vom ästhetischen wie vom medizinischen Standpunkt betrachtet, geradezu als ein besonderes Glück betrachten, daß die dort eine Zeitlang fortgepflanzte „Jennersche Genitur" mit einer an Sicherheit grenzenden Wahrscheinlichkeit verlorengegangen ist und daß wir heute mit irgend einem anderen, seiner Herkunft nach unbekannten Lymphestamm impfen.

Die Gegnerschaft gegen die Vakzination hat niemals ein Ende gefunden und immer wieder taucht die Frage auf: cui bono? Diese Frage ist tausendfältig seit Jenners Zeiten immer wieder gestellt worden, oft in sehr eindringlicher Form. Als bereits nach der Einführung der Pflichtimpfung in Deutschland im Jahre 1877 die Impfgegner sich wieder einmal mit Petitionen um Abschaffung dieser Prophylaxe bemerkbar machten, betrug die Zahl dieser Beschwerden 21, im Jahre 1891 waren es schon 2951 mit 90 661 Unterschriften, meist von ungebildeten oder halbgebildeten Laien. Wir Österreicher haben glücklicherweise auf diesem Gebiete keine richtige Organisation zustande gebracht, Impfgegner gab es jedoch immer und selbst während der Beratungen über die Schaffung eines militärischen Impfgesetzes gegen Ende 1937 gab es in einer beratenden Körperschaft eine Stimme, die unter den damaligen Verhältnissen sich nur für eine Notimpfung einsetzte. Wir können das Problem der Pockenschutzimpfung nicht gefühlsmäßig entscheiden, wir müssen unbestreitbare Tatsachen dafür oder dagegen sprechen lassen und kommen bei einer derartigen Untersuchung zu folgenden Ergebnissen:

1. Es steht seit mindestens drei Jahrtausenden fest, daß das Überstehen der echten Pocken mit ganz verschwindenden Ausnahmen einen Schutz gegen eine neuerliche Erkrankung bietet.

2. Diesen Schutz erwirbt man a u c h durch das Überstehen leichter, sogar ganz leichter Erkrankungen.

3. Diese Kenntnis wurde zum geistigen Eigentum aller Völker, auch der primitiven, die von der Krankheit heimgesucht waren.

4. Zufällig erworbene, lokal gebliebene Infektionen mit dem infektiösen Stoff, welcher der Träger des Pockengiftes ist, schützen a u c h gegen eine spätere Erkrankung an Pocken.

5. Von dieser Kenntnis haben die ältesten Naturvölker Gebrauch gemacht, indem sie sich auf die verschiedenste Art absichtlich mit dem infektiösen Stoff der Pocken zum Schutze gegen die spätere Erkrankung ansteckten.

6. Diese Art des Schutzes, die wir heute eine aktive Immunisierung nennen, war also in ihren Ursprüngen eine Volksmedizin: die V a r i o l a t i o n.

7. Vorhandenen Nachrichten zufolge weiß es das Volk auch seit etwa der Mitte des 18. Jahrh., daß sicher Kühe, wahrscheinlich aber auch Pferde an Pocken erkranken können, wenn der infektiöse Stoff dieser Krankheit auf sie übertragen wird.

8. Die an diesen Tieren entstehende Krankheit wird bei Kühen K u h p o c k e n, bei Pferden M a u k e genannt und hat ihren Sitz auf dem Euter der Kühe, bzw. den Fesseln der Pferde (Variola-Vaccinae J e n n e r s).

9. Zufällige Übertragungen von diesen erkrankten Stellen aus sind bei Kuhmägden und Pferdewärtern bekannt.

10. Die nach derartigen Infektionen auftretenden Pusteln am Menschen schützen diesen, wie zuerst von Laien in verschiedenen Ländern vor bald zwei Jahrhunderten festgestellt worden ist, a u c h gegen die Pocken.

11. Diesen Schutz kann man sich künstlich zu eigen machen, indem man den Inhalt der Pusteln der erkrankten Tiere auf den Menschen überträgt (V a k z i n a t i o n).

12. Dabei erfährt das infizierende Pockengift eine biologische Umänderung.

13. Dieses im Tierkörper abgeänderte Krankheitsgift ruft, auf den Menschen übertragen, n i e m e h r die echte Pockenkrankheit hervor, sondern nur die Impfkrankheit als Ausdruck einer modifizierten Erkrankung mit dem morphologisch und zum Teil auch biologisch gleichwertigen Erreger.

14. Dieses so modifizierte Pockenvirus läßt sich von Tier zu Tier oder von Mensch zu Mensch oder vom Tier auf den Menschen und wieder zurück in zahlreichen Passagen übertragen, ohne seinen Charakter zu ändern, es gibt keinen Rückschlag in die Stammeseigenschaften.

15. Es ist das unvergängliche Verdienst E d w a r d J e n n e r s, diese heute ganz klar liegenden Tatsachen trotz

ihrer damaligen Verworrenheit richtig erkannt, durch zwanzig Jahre studiert und wissenschaftlich als feststehend bewiesen zu haben.

16. Von seinen Kenntnissen haben die gesitteten Völker in der ganzen Welt seit $1^1/_2$ Jahrhunderten Gebrauch gemacht, sie haben sie nur durch die Wiederimpfung, die Notimpfung und durch zeitgemäße Abänderungen in der Technik der Impfstoffherstellung ergänzt.

Diesen unumstößlich feststehenden Tatsachen dürfen wir nur noch hinzufügen, daß die Empfänglichkeit des ungeimpften Menschen für die Erkrankung an Pocken sich nicht im geringsten geändert hat, wie es die noch immer vorkommenden Infektionen aller Völker dieser Erde beweisen, und daß auch die Empfänglichkeit für das stammverwandte Vakzinavirus keine Minderung erfahren hat, wie wir es Tag für Tag in den verschiedensten Impfstationen der Welt erfahren, indem wir die Vakzinapustel nach wie vor, heute wie zu J e n n e r s Zeiten, unverändert gedeihen sehen.

Noch ein Wort über die heutige Infektionsgefahr.

Seit dem unglücklichen Abschluß des Ersten Weltkrieges hat sich sehr viel geändert. Die Länder, die früher die Brutstätten der Pockenkrankheit waren, Länder des nahen Ostens, der Südosten, haben durch gründliche Sanierungsarbeiten, durch Einführung wiederholter Schutzimpfungen, ihre Völker völlig pockenfrei gemacht. Dieses unbestreitbare Ergebnis zeigt sich uns am besten durch die Tatsache, daß das heutige Österreich während der sechs Jahre des Zweiten Weltkrieges n i c h t e i n e n e i n z i g e n P o c k e n f a l l gesehen hat und daß weder unsere Kriegsgefangenen noch unsere heimkehrenden Soldaten pockenkrank waren. Sämtliche Kriegsschauplätze standen unter Pockenschutz. Es ist nicht möglich, ein Beispiel anzuführen, das einen besseren Beweis dafür liefern könnte, daß selbst unter hygienisch ungünstigen Verhältnissen, trotz unerhörter körperlicher Anstrengungen, eine Pockenseuche, bis heute wenigstens, nicht auftreten kann, wenn die Menschen sich eines entsprechenden Impfschutzes erfreuen.

Wir werden daher auch von dem allmählich immer dichter werdenden Verkehr und den zunehmenden Verbindungen mit Ländern, aus denen die Pocken noch nicht ausgerottet werden konnten, keinen Schaden nehmen, wir dürfen aber auch für unsere Nachbarn kein Objekt des Mißtrauens werden, wenn wir uns nicht mit dem Schutz zu wappnen wissen, den uns ein eigenes Impfgesetz geben würde. Das war auch einer der Gründe, weshalb der Nationalrat das Bundesgesetz vom 30. Juni 1948 über Schutzimpfungen gegen Pocken (Blattern) beschlossen hat.

Noch eines! Muß und wird das immer so bleiben? Das ist eine Frage, die wir an das Schicksal richten müßten. Nach menschlicher Voraussicht haben wir derzeit noch keinen Grund, daran zu zweifeln, obwohl wir es zugeben müssen, daß sich auch auf diesem Gebiete „was tut". Das unverständliche Auftreten der Alastrimkrankheit, die nicht immer ganz klaren Immunitätsverhältnisse nach dieser Erkrankung, das mehr als vereinzelte Auftreten von Variola haemorrhagica, das gleichzeitige Vorkommen von Variola minor und major in ein und derselben Bevölkerung sind Dinge, die zu denken geben. Wir wissen darüber nichts Näheres, aber an unserer Marschroute kann das nichts ändern.

Ähnliche Erwägungen mögen es wohl gewesen sein, welche die Schweiz, in Erinnerung an die üblen Erfahrungen der letzten Pockenepidemie, in der Zeit nach dem Ersten Weltkriege dazu veranlaßt haben, mit Bundesratsbeschluß vom 12. Juni 1944 die Pockenschutzimpfung pflichtgemäß einzuführen.

## B. Die Herstellung des Pockenimpfstoffes.

Die Grundlagen für die Herstellung des Pockenimpfstoffes sind bereits behandelt worden. Unser österreichischer Impfstoff ist eine R e t r o v a k z i n e, d. h. ein Impfstoff, bei dem h u m a n i s i e r t e Vakzine auf empfängliche Impftiere übertragen wird. Zu diesem Zweck werden in Österreich, ebenso wie in den meisten europäischen Impfstoffgewinnungsanstalten, Rinder (Kühe, Kälber, Ochsen, Jungstiere) benutzt, die vor ihrem Ankauf vom Anstaltstierarzt untersucht und dann zur weiteren Prüfung ihrer Gesundheit auf fünf Tage in den Q u a r a n t ä n e s t a l l der Anstalt eingestellt werden.

Grundsätzlich wird bei jedem Tier mit Hilfe der Dermoreaktion eine T u b e r k u l i n r e a k t i o n angestellt. Nicht immer stand das Ergebnis der Reaktion mit dem Schlachtbefund in Einklang. Sind die Tiere während der Beobachtungsfrist gesund geblieben, so werden sie in den I m p f -

s t a l l  überstellt  und  vor  der  Jmpfung  gründlichst  gewaschen, was  mit  Seife  und  Bürste  in  strömendem  Wasser
erfolgt.

Dann erfolgt die Impfung. Besser als vielen Worten läßt sich
der Vorgang den folgenden beiden Abb. 20 u. 21 entnehmen.
Die Platte des Impftisches, auf dem das Tier befestigt wird,
kann durch eine Triebvorrichtung vertikal oder horizontal
eingestellt werden. Dann wird das Tier auf den Hinter-
schenkeln, auf der Brust und dem Bauche eingeseift, rasiert,
gewaschen, mit 2 % Lysol oder einem Ersatzpräparat desinfiziert, mit sterilem, warmem Wasser abgespült und geimpft,
wobei entweder die von C h a l y b ä u s  angegebene L a n -
z e t t e  oder ein sogenannter  I m p f k a m m  mit vier bis sechs

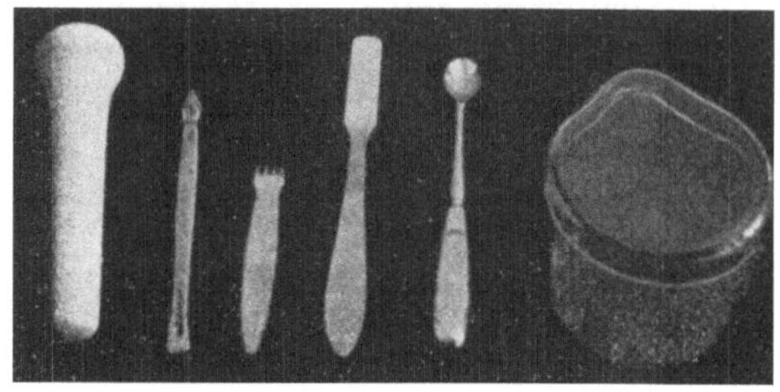

Abb. 20.  Behelfe zur Tierimpfung von links nach rechts: Pistill, Impf-
lanzette nach  C h a l y b ä u s.  vierzinkiger Impfkamm, Spatel, scharfer
Löffel, Standgefäß zur Aufnahme des Rohstoffes.

Lanzetten benützt wird. Bei Anwendung der Einzellanzette erhält man Impfstriche, deren Entfernung von einander beliebig gewählt werden kann (S t r i c h i m p f u n g). Bei
Anwendung des Impfkammes sind die Impfstriche 4 mm
voneinander entfernt, es können daher viel mehr davon auf dem gegebenen Impffeld angelegt werden, die
Ernte der gewachsenen Pusteln (R o h s t o f f) ist daher
eine drei- bis viermal größere (F l ä c h e n i m p f u n g).
Als A n i m p f s t o f f wird in Wien, wie bereits erwähnt,
eine h u m a n i s i e r t e L y m p h e benützt. Aus einem Kin-
derheim wird von etwa $^{1}/_{2}$ Dutzend gesunden Kindern am
sechsten Tage nach einer Impfung aus den entstandenen
Impfbläschen mit Hilfe steriler Kapillaren Bläscheninhalt
entnommen, der sehr reich an Paschen-Körperchen zu sein
pflegt. Die entnommene humanisierte Lymphe, einige Zehntel Kubikzentimeter, wird mit einigen Kubikzentimetern von

80%igem Glyzerin vermischt und bildet den Impfstoff, mit dem die Impftiere geimpft werden. Das Ergebnis dieser Impfung, der „Rohstoff" der „ersten Generation", darf zur Kinderimpfung nicht verwendet werden und bildet die Grundlage für die 1 : 4 — 5 mit Glyzerin versetzte sogenannte „Stammlymphe", die auf ein zweites Tier übertragen wird und die „zweite Generation" gibt, aus deren

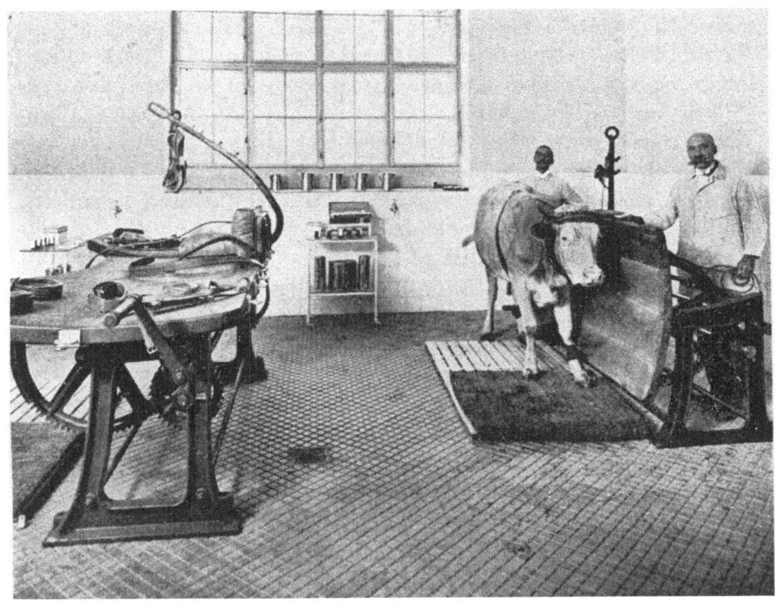

Abb. 21. Impftisch.

Ernte der handelsübliche Impfstoff (die animale Lymphe) bereitet wird. In der Regel werden jetzt die weiteren Tiere, die in späterer Zeit verwendet werden, so lange geimpft, wie der Vorrat an Stammlymphe reicht, der meist in einem Verhältnis 1 : 4 bis 1 : 9 mit 80%igem Glyzerin verrieben wird.

Geht dieser Impfstoff aus, so kann man solange von Tier zu Tier weiterimpfen (2., 3., 4. usw. Generation), wie die Impfergebnisse und die Rohstofferne noch befriedigende sind. Allmählich schwächt sich jedoch bei Fortzüchtung auf biologisch gleichwertigen Passagen (Rind - Rind - Rind usw.) die dem Virus innewohnende Kraft ab, das Wachstum wird schwächer und schwächer und erlischt schließlich. Es darf angenommen werden, daß auch in der Natur derselbe Vorgang bei der Übertragung von Variola von Mensch auf Mensch erfolgt und, daß auch dieser Vorgang einer der Gründe ist, warum sich die Krankheit schließlich erschöpft. Von der humanisierten Vakzine weiß man das bestimmt, weil die fortlaufende Übertragung von einem Kinderarm auf den anderen schließlich zu einer Degeneration der humanisierten Lymphe geführt hat, die auch ihren Schutz gegen Variola sehr stark eingebüßt hatte und gegen die Pockenausbreitung nicht mehr erfolgreich angewendet werden konnte.

Wir sind also, sobald uns die beginnende Abschwächung der Lymphe sinnfällig wird, genötigt, sie wiederum zu regenerieren. Das kann auf zweierlei Art geschehen. Entweder greifen wir zurück zur humanisierten Lymphe und beginnen wieder von neuem oder wir ersetzen die K i n d e r p a s - s a g e durch eine P a s s a g e durch das K a n i n c h e n, von dem wir am dritten Tage nach erfolgreicher Impfung das Rohmaterial (L a p i n e) abtragen und es dann, wie eben besprochen, verwenden. Schließlich ist es auch möglich, einen v ö l l i g  n e u e n  L y m p h s t a m m  durch U m - z ü c h t u n g  d e s  V a r i o l a - in V a k z i n a v i r u s zu erhalten. Wie bei der üblichen Übertragung humanisierter Lymphen oder von Lapine auf das Impftier kann auch Variolavirus aus geeigneten Effloreszenzen vom Variolakranken entnommen und auf das Impftier (Rind, Esel, Büffel, Lama) übertragen werden. Die erste am Impftier gewachsene Generation, die noch Zeichen einer mangelhaften Anpassung an einen anderen Wirt zeigt, darf für Impfzwecke nicht verwendet werden. Erst spätere Generationen sind verwendbar. In verschiedenen Anstalten sind solche Übertragungen des Stammvirus auf das normale Impftier in den letzten Jahrzehnten zur Gewinnung eines neuen Vakzinestammes vorgenommen worden. Auch sie sind Zeugen dafür, daß die von uns heute verwendeten Vakzinestämme ihrer Herkunft nach Variolastämme sind.

In Wien wird an der h u m a n i s i e r t e n  L y m p h e festgehalten, weil man seinerzeit gelegentlich der Diskussion über die postvakzinale Enzephalitis die Kaninchenpassage verdächtigte, derartige Erkrankungen zu begünstigen. Es wird deshalb zweckmäßig sein, daß sich wenigstens eine Anstalt der humanisierten Lymphe als Ausgangsmaterial für die Ge-

winnung von Impflymphe bedient. Das verdünnte Ausgangsmaterial (humanisierte Lymphe oder Kaninchen-Rohstoff)
wird nun mit Hilfe eines Impfinstrumentes auf das entsprechend vorbereitete Impffeld in etwa 15 cm langen Strichen
(S t r i c h i m p f u n g) oder in Strichen über das ganze
Impffeld mit dem Impfkamm (F l ä c h e n i m p f u n g) verimpft, wobei das Instrument jeweils in den Impfstoff eingetaucht wird. Nach erfolgter Impfung wird

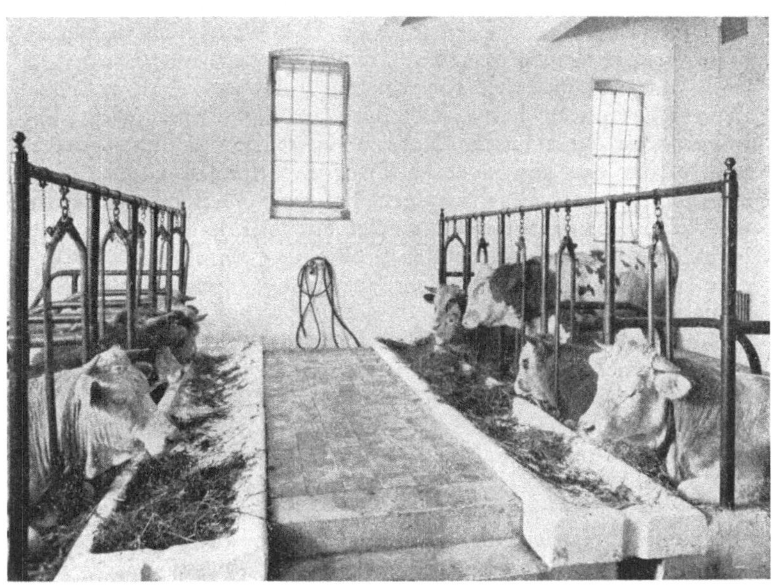

Abb. 22. Stall für geimpfte Tiere mit Halsringen.

auf dem ganzen Impffeld mit Hilfe eines gläsernen
Pistills noch etwas Impfstoff eingerieben und das Tier
wieder in den Impfstall zurückgebracht. In früherer
Zeit erhielt die Impffläche einen Verband, der mit Hilfe
einer Paste (T e g m i n v e r b a n d) auf der Bauchdecke festgehalten wurde. Er hat sich jedoch als entbehrlich erwiesen,
weil ein völliges Fernbleiben von fremden Keimen nicht zu
erzielen ist, und weil es auch andere Methoden gibt, um bak-
terienarme Impfstoffe herzustellen.

Nach erfolgter Impfung wird das Tier in seinen Stall zurückgebracht und in der Regel durch fünf Tage beobachtet.

Durch besondere Halsringe wird es verhindert, daß die Impftiere das Impffeld ablecken (vgl. Abb. 22). In fünf Tagen darf
angenommen werden, daß die Entwicklung der Reaktion an
den Impfstellen genügend weit fortgeschritten ist, um einen
virusreichen Impfstoff zu erzielen.

E. P a s c h e n hat festgestellt, daß am zweiten Tage nach
der Impfung die Effloreszenzen den höchsten Virusgehalt
aufweisen, was sowohl durch Zählung der in einem Ausstrich
vorhandenen Viruselemente als auch durch Feststellung des
Titers nachgewiesen werden kann. Diese Tatsache würde es
erfordern, daß an diesem Tage die Effloreszenzen abzutragen
sind, um ein möglichst virusreiches Rohmaterial zu erzielen.
Dieses Verfahren hat sich jedoch in der Praxis nicht bewährt, weil das zellarme Material zu stark verdünnt werden
müßte, um den gewünschten Titer zu erlangen. Starke Ver-
dünnungen sind aber weniger haltbar. Vielleicht wird es
möglich sein, derartiges Material zu Trockenimpfstoffen zu
verarbeiten und dadurch der Schädigung durch flüssige Me-
dien vorzubeugen. Derartige Versuche müssen noch angestellt werden.

Während der fünftägigen Beobachtungsfrist wird das Tier
dreimal im Tag auf seine Temperatur untersucht, die in
der Regel 39,5 kaum überschreitet. Während dieser Zeit
sind die Tiere weniger freßlustig, haben Durst und müssen
möglichst sauber gehalten werden.

N a c h   A b l a u f   d e r   f ü n f   T a g e   w e r d e n   d i e
R e a k t i o n e n   u n t e r s u c h t. Ein guter Stamm und
ein normal reagierendes Impftier liefern gute, ganzrandige
Effloreszenzen entlang der Striche, die etwa 7 bis 9 mm
breit sind, gelblich glänzend, prall gefüllt, in der Mitte eine
lineare Borke aufweisend. Den Rand umsäumt eine zarte
Area. Diese Areen können isoliert bleiben, wenn die Impfstriche weit genug auseinander liegen, sonst konfluieren sie,
so daß das ganze Impffeld einen roten Untergrund bildet,
von dem sich die Pusteln abheben. In den meisten Fällen
kommt es zwischen den Strichen zur Entwicklung von einzelnen Pusteln und Pustelplaques, dort, wo Verletzungen
beim Rasieren entstanden sind. Die Kniefaltendrüsen sind
immer geschwollen (Abb. 23).

Die Flächenimpfung greift die Tiere wesentlich mehr an,
ihre Temperatur ist höher, mitunter kommt es zu Ödemen,
die sich dann auch bei der Schlachtung zeigen. Solche
Lymphen sind auch stark keimhältig.

Sind die Impfreaktionen am Tier entsprechende, so wird das Tier neuerdings auf dem Impftisch aufgespannt, die Impffläche sorgfältig gewaschen, desinfiziert und der Rohstoff mit Hilfe eines scharfen Löffels abgenommen.

Bevor ein Rohstoff verarbeitet wird, muß das Ergebnis der Untersuchung des geschlachteten Tieres abgewartet werden. Es darf nur ein Rohstoff vollkommmen gesunder Tiere verwertet werden.

Der Rohstoff, den man in besonderen gläsernen Behältern aufbewahrt, wird nach seiner Abnahme gewogen und

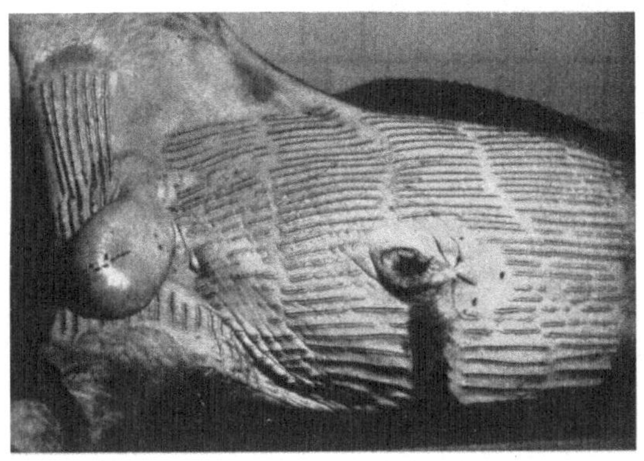

Abb. 23. Geimpftes Tier (5. Tag) mit tadellosen Impfreaktionen.

sofort im Tiefkühlschrank untergebracht (— 15°), wo er in kurzer Zeit festfriert und jahrelang haltbar bleibt. Das Gewicht beträgt 30 — 120 Gramm. Die Wiener Anstalt verwendete bis in die letzte Zeit Rohstoffe, die mindestens zwei Jahre alt waren. Äußere Gründe zwingen derzeit dazu, jüngere Rohstoffe zu verarbeiten. Nähert sich die Zeit des Bedarfes, so wird der Rohstoff mit 80%iger glyz.-physiologischer Lösung bedeckt und einige Zeit unter dem Einfluß dieses schwachen Desinfektionsmittels stehen gelassen, das die in jeder Lymphe vorhandenen Begleitkeime mehr beeinträchtigt als das Virus, so daß ihre Zahl allmählich abnimmt. Aber schon durch das lange Frieren stirbt eine Anzahl von Keimen ab. Untersuchungen, die in der Wiener Anstalt angestellt wurden, haben ergeben, daß acht- bis zehnjährige Rohstoffe nahezu bakterienfrei waren. Es scheint, daß die sonst so konservierende Eigenschaft der Kälte Keime, die sich in Geweben befinden, vor den Einflüssen der auch bei tieferen Temperaturen vor sich gehenden Zellnekrobiose nicht genügend zu schützen vermag. Vermutlich bedarf es zu ihrer Verhütung s e h r t i e f e r Temperaturen.

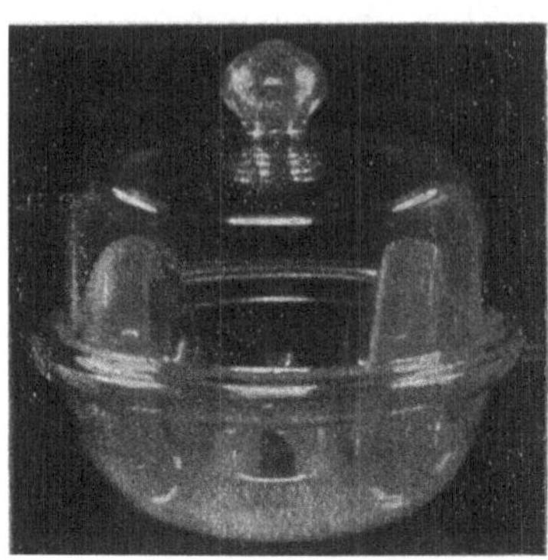

Abb. 24. Kollergangmühle nach Paul-Csokor.

Der Zusatz von Glyzerin wird vor weiterer Verarbeitung des Rohstoffes in der Regel auf das Gewichtsverhältnis 1 : 9 mit 80%igem Glyzerin ergänzt, worauf die Vermahlung des Rohstoffes erfolgt. Hierzu dient entweder die seit Jahren bewährte K o l l e r g a n g m ü h l e n a c h P a u l - C s o k o r oder eine Kugelmühle, die man auch unter Eis laufen lassen kann. Nach einigen Stunden ist der genügende Feinheitsgrad erreicht, das Mahlgut wird entleert (was viel besser aus

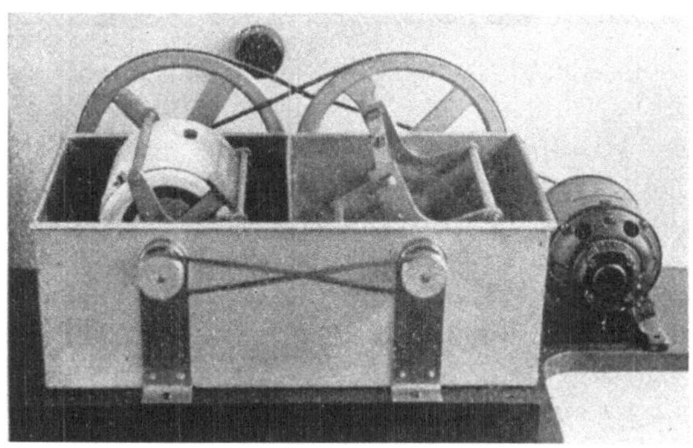

Abb. 25. Kugelmühlen in Kühlkasten abgedeckt.

der Kollergangmühle gelingt) und in einer Flasche als konzentrierte Lymphe bis zur Auswertung seines Titers und seiner bakteriologischen Untersuchung aufbewahrt (Abb. 24 und 25).

## Feststellung des Titers.

Von manchen Seiten wird darunter die Feststellung der Virulenz verstanden, die durch eine einzige Zahl zum Ausdruck gebracht werden soll. Soweit sind wir vorläufig noch nicht, weil man eine Eigenschaft, die sich aus mehreren Komponenten zusammensetzt, nicht durch e i n e Zahl ausdrücken kann. Meiner Ansicht nach kann die sub nomine „V i r u l e n z" bekanntgegebene Zahl nur angeben, in welcher Verdünnung eine Lymphe auf einem bestimmten Substrat haftet. Sie wird deshalb am besten als „T i t e r" oder, wenn man schon ein Doppelwort will, als „v a k z i n a l e r   T i t e r", n i c h t   a b e r   a l s   „V i r u l e n z t i t e r" bezeichnet. Der Feststellung dienen im deutschen Sprachgebiet drei Methoden: die von G i n s, die von G r o t h und eine in der Wiener Anstalt verwendete von G i l d e m e i s t e r   u n d   H e u e r. Die erste verimpft die in Zehnerpotenzen verdünnte zu prüfende Lymphe auf die skarifizierte H o r n h a u t   v o n   M e e r s c h w e i n c h e n und bezeichnet die Reaktion je nach der Stärke von schwacher Trübung bis zur kalkweißen Verfärbung der Hornhaut mit $+$, $++$, $+++$. Für Schutzimpfungen am Menschen darf nur ein Impfstoff verwendet werden, der „die Mitte zwischen einer mangelhaften Haftsicherheit in Verbindung mit sehr schwacher klinischer Reaktion und einer übermäßig starken Allgemeinreaktion einhalten" muß.

Das Verfahren von G r o t h hat vor dem Genannten den Vorzug, daß die zu prüfende V a k z i n e m e n g e (vereinbarungsgemäß ist das 0,1 ccm) auch wirklich in toto verimpft wird, indem man sie mit einer genau kalibrierten Spritze intrakutan in die enthaarte Haut eines K a n i n c h e n s einspritzt. Die letzte Verdünnung, die noch eine Reaktion (Rubor, Tumor) angibt, darf als Titer bezeichnet werden.

Schließlich hat sich in der Wiener Staatsimpfanstalt seit Jahren das Verfahren von G i l d e m e i s t e r   u n d   H e u e r bewährt, das die verschiedenen Lymphverdünnungen in die skarifizierte Hornhaut von K a n i n c h e n einimpft. Die dazu verwendete Menge beträgt jedoch nur den vierten Teil der bei den anderen Methoden benötigten, weil es schwer möglich ist, das gesamte in einer größeren Menge vorhandene Virus auf der relativ kleinen Fläche einer Hornhaut zur Haftung zu bringen. Die Zahl der erzielten Herde mal dem Verdünnungsgrad, multipliziert mit vier, gibt den Titer von 0,1 ccm der verwendeten Lymphe (Abb. 26).

Es hat sich bestimmt nicht ein einziger der Autoren, die derartige Auswertungsverfahren ausgearbeitet haben, eingebildet, damit eine exakte Messung des Virusgehaltes und damit der Wirksamkeit einer Lymphe erreicht zu haben. Alle die genannten Verfahren haben die biologischen Methoden im allgemeinen und den vakzinalen insbesondere anhaftenden Mängel. In der Hand e i n e s G e ü b t e n geben jedoch alle drei und auch andere, die hier nicht erwähnt sind, brauchbare Resultate, nach denen ein Impfstoff bewertet werden kann.

D i e　b e s t e　M e t h o d e d e r　B e w e r t u n g　ist jedoch eine andere von G r o t h empfohlene, die schon alten Datums ist, sie ist die maßgebendste, denn sie b e n u t z t d i e　I m p f l i n g e　s e l b s t z u r　A u s w e r t u n g. Ein erfahrener Praktiker aus der Branche der Impfstoffbereiter sagte mir eines Tages: „Beurteilen Sie den Impfstoff nach dem Aussehen der Reaktionen am Impftier am fünften oder

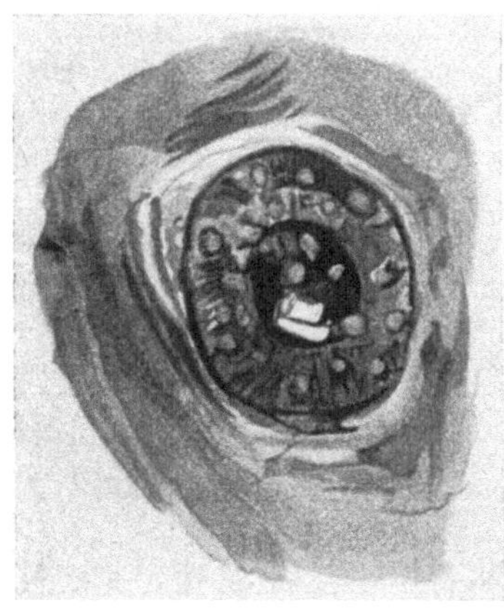

Abb. 26. Vakzinaherde auf der Hornhaut des Kaninchens.

sechsten Tage. Ist das Wachstum der Pusteln ein gutes, zeigt es keine Perlschnurbildung, so verdünnen Sie den Impfstoff auf 1 : 10 und Sie werden immer gute Impfresultate haben, weder zu starke noch zu schwache." Wir halten uns hier in Wien danach, werten jedoch die Impfstoffe aus, um genauer orientiert zu sein über ihre Wirksamkeit, besonders dann, wenn wir wissenschaftliche Untersuchungen machen, und erzielen einen Wert von 10 bis 20 000, den wir seinerzeit auch im Institut Robert Koch, als die Prüfung unserer Impfstoffe dort noch vorgeschrieben war, haben bestätigen lassen.

Der erzielte Titer kann beliebig korrigiert werden durch Zusatz konzentrierter Lymphe, wenn er zu niedrig ist. Es kann somit auf die Wünsche der Kinderärzte Rücksicht genommen werden, soweit es zulässig erscheint.

Die Frage, ob ein Impfstoff stark oder schwach wirksam sein soll, ist oftmals diskutiert worden und kann wohl am besten, wie weiter oben erwähnt, mit G i n s beantwortet werden: „Die Verwendung schwacher Impfstoffe würde einen kürzeren Termin der Nachimpfung erfordern."

Mit der Auswertung der Impfstoffe ist ihre Untersuchung noch nicht abgeschlossen, es ist noch eine b a k t e r i o l o - g i s c h e  P r ü f u n g erforderlich. Bestimmte Keimzahlen anzugeben ist zwecklos. Frei von leben- den Bakterien werden Impfstoffe nur mit Hilfe besonderer Verfahren. Im allgemeinen muß das F r e i s e i n v o n p a t h o g e n e n  K e i m e n gefordert werden, insbesondere von Tetanus, von Gasbrand, von Maul- und Klauen- seuche und von hämolytischen Strep- tokokken. In österreichischen Lym- phen wurden Tetanus oder Gasbrand niemals gefunden, auch nicht in Lym- phen, die von Tieren gewonnen wur- den, die ohne Impfverband gehalten wurden. Streptokokken sind relativ empfindlich und verschwinden bald aus Lymphen.

Der eigenen Kontrolle halber lassen wir die bakteriologische Prüfung in einem anderen staatlichen Institut vornehmen. Diesbezügliche Tier- und Kulturversuche müssen angelegt wer- den. Rohstoffe, die lange im Kühl- schrank liegen, werden bakterienarm,

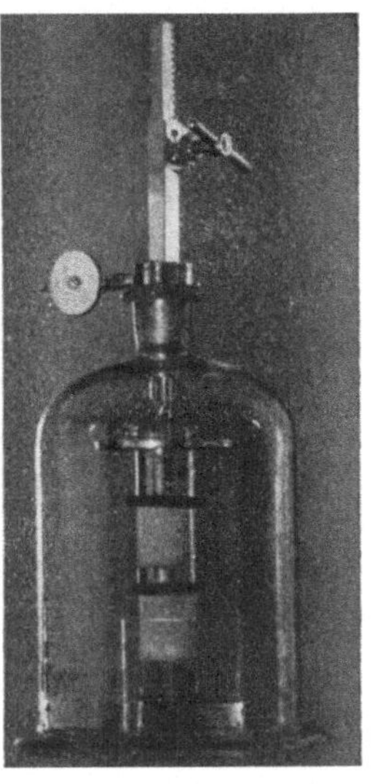

Abb. 27. Kapillarenfüll- gerät unter Vakuum.

geben also nach ihrer Verarbeitung keimarme Lymphen. Ist der Keimgehalt bei Lymphen aus Rohstoffen jünge- ren Datums ein zu hoher, so genügt oft das Einstellen der glyzerinhaltigen Lymphe auf einige Stunden in den Brutschrank von 37 Grad, um die Keimzahl beträchtlich herabzusetzen. Bewährt hat sich auch ein Zusatz von 0,3 % Zephirol. Es darf dabei allerdings nicht vergessen werden, daß auch der Titer während der Einwirkung des Glyzerins bei höherer Temperatur zurückgeht. Sind die L y m p h e n entsprechend geprüft, so werden sie a b g e f ü l l t, was bei uns in Wien in K a p i l l a r e n erfolgt. Wir halten dieses Ver- fahren für das beste, weil es gestattet, k l e i n e  D o s e n  i n h a n d l i c h e r  F o r m abzugeben. Die Kapillaren werden im Vakuum gefüllt. Die vorstehende Abb. 27 bedarf keiner Erklärung. Das Verschließen der auf einer Seite offenen Haarröhrchen erfolgt automatisch, wie aus der Abb. 28 ersichtlich ist. Es darf angenommen werden, daß Impfstoffe, die kühl in ihrer hölzernen oder Pappe-Hülle gehalten werden, durch drei Monate verwendbar sind. Klagen laufen gelegentlich ein. Die Erzeugungsanstalt gibt nur solche Lymphen ab, die in der an die Anstalt angegliederten Impfstation gute Resultate gezeigt haben. Wird daher der eine oder andere Impfstoff zu schwach oder zu stark (nicht selten wird er beides

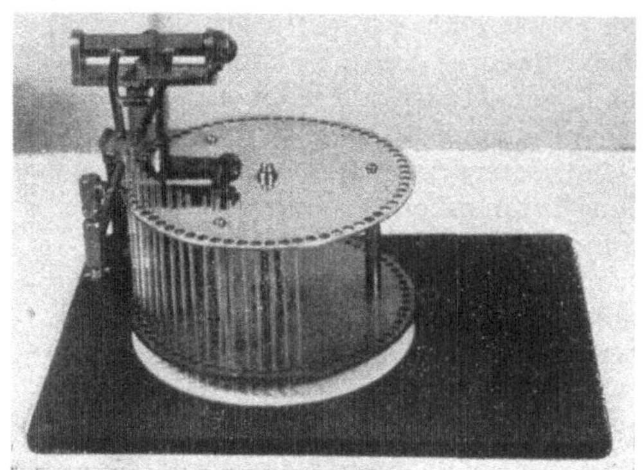

Abb. 28. Automat für Kapillarenabschmelzung.

gefunden), so liegt das an der Technik oder an der Aufbewahrung, bei Impfschäden meist am Mangel an Aufsicht.

Heute ist die Impfung ein Allgemeingut der Menschheit geworden. Und doch machen nicht alle Völker davon Gebrauch. Es mag vielleicht durch das gesteigerte Selbstbewußtsein der an der Spitze der Nationen marschierenden Kulturvölker bedingt sein, daß ein nicht unbeachtlicher Teil von ihnen die Impfung ablehnt. Daß gerade die Engländer das Lebenswerk eines ihrer größten Söhne ablehnen, ist eine Tragik, die wir nur stillschweigend registrieren können.

Im Jahre 1840 hat England die Vakzination in der Armee eingeführt und im Jahre 1853 die Impfung aller Kinder vorgeschrieben. Ja, es wurde sogar im Jahre 1867 dieses Gesetz dadurch ergänzt, daß die Impfung bereits in den ersten drei Lebensmonaten vorzunehmen ist. Der Tätigkeit der Impfgegner war es zuzuschreiben, daß der Widerstand der Bevölkerung so weit reichte, die Regierung zur Lockerung der Impfvorschriften zu veranlassen.

Es wurde deshalb im Jahre 1898 die sogenannte „G e wissensklausel" eingeführt, die Eltern und Pfleger eines Kindes straffrei machte, wenn sie innerhalb der ersten vier Monate nach der Geburt eines Kindes vor der Behörde eidesstattlich erklären, daß sie nach Überzeugung und Gewissen befürchten, die Impfung könne dem Kinde schaden, und wenn sie innerhalb der nächsten sieben Tage eine behördliche Bescheinigung dieses Gewissensbedenkens dem zuständigen Impfarzt überreichen.

Seit 1. Jänner 1908 genügt als weiterer Schritt auf dem Wege des Abbaues der Impfpflicht die schriftliche Mitteilung an die Behörde, daß der gesetzliche Vertreter die Impfung des Kindes aus Gewissensbedenken verweigert. Ein Vordruck für diese Mitteilung wird bei der Anmeldung der Geburt eines Kindes ohne Ersuchen dem Meldenden eingehändigt.

Es ist aus dem oben Angeführten klar, daß die ständige Zunahme der Impfbefreiungen ein Absinken der Impfungen und eine zunehmende Gefährdung der Bevölkerung durch die Pocken mit sich bringen muß. Der Einfluß auf das Auftreten und die Ausbreitung der Krankheit in zwei Ländern, England und die Schweiz, ist durch die Tabellen auf S. 11 und 14 bereits hinlänglich beleuchtet.

In den meisten Kulturstaaten ist die Pockenschutzimpfung eine obligatorische. Zu ihnen gehört nun auch die S c h w e i z, die mit Gesetz vom 12. Juni 1944 die allgemeine Impfpflicht eingeführt hat, und seit dem 30. Juni 1948 auch die Republik Ö s t e r r e i c h (vgl. Kapitel XII).

N e u n t e s   K a p i t e l.

# Der Ablauf der Pockenschutzimpfung, seine Abweichungen und Komplikationen.

Würde der kleine, unscheinbare Eingriff der Vakzination, die Pocken- oder Blatternschutzimpfung, die dem Einzelwesen ebensoviel bedeuten muß wie der Gesamtbevölkerung eines Landes, in ärztlichen Kreisen höher eingeschätzt, so würden die so häufig auftretenden Abweichungen vom typischen und durchschnittlichen Verlauf weniger Mißdeutung erfahren und die Zahl der vermeidbaren Komplikationen wäre eine geringere.

Eine richtige Beurteilung der sich bei der Impfkrankheit bietenden Erscheinungen ist daher nur dann möglich, wenn die Symptomatologie des durchschnittlichen, typischen Ablaufes dieser Erkrankung, wenn ihre Genese möglichst genau bekannt ist und wenn wir es uns gegenwärtig halten, daß der Prozeß, den wir verfolgen, wenn auch ein nahezu gesetzmäßiger, so doch an sich kein normaler und aller Abstufungen fähig ist, die durch die Schwankungen in den Eigenschaften des Erregers und in der Disposition des Impflings gegeben sind. Es gibt somit keine scharfen Grenzen, so daß wir bestenfalls von Durchschnittssymptomen und von Abweichungen vom durchschnittlichen Verlauf dieser Krankheit sprechen können. Von diesem Gesichtspunkt aus wollen wir den Ablauf der Vakzina in seinen Einzelheiten verfolgen.

## A. Klinik der Vakzina bei Erstimpfling und Wiederimpfling.

### I. Symptomatologie der Vakzina beim Erstimpfling.

1. **Kutane Impfung.** Wir gehen hier von der Voraussetzung aus, daß die in Österreich vorgeschriebenen zwei Impfstriche von 0,3 cm Länge vorschriftsmäßig angelegt worden sind.

Die Art der Impfung ist in der DFVdg. zum österreichischen Gesetz vom 30. Juni 1948, BGBl. 156, vorgeschrieben.

Für diesen Zweck können verschiedene Instrumente gebraucht werden. Für Erstimpfungen hat sich ein ausglühbares Messer aus Platiniridium nach L i n d e n b o r n sehr bewährt, das aus seinem Griff ausgeschraubt und in diesen hineingesteckt werden kann und so vor Beschädigungen geschützt ist. In der Wiener Anstalt wurde, so lange der Vorrat reichte, eine sogenannte C u t i s t y l e nach P a u l benützt, mit deren breiter Fläche ein jetzt nicht mehr benütztes Pflästerchen zum Schutze der Impfstelle aufgelegt wurde. Heute dient uns die aus der Abb. 29 ersichtliche Lanzette oder ein selbst hergestellter P i r q u e t b o h r e r a u s r o s t f r e i e m S t a h l mit einer scharfen Kante von 1 mm Breite, mit dem man sehr schöne runde und immer genau gleich große Substanzverluste erzeugen kann. Für wissenschaftliche Untersuchungen kann ich dieses Instrument, das jeder Mechaniker anfertigen kann, wärmstens empfehlen, es gibt stets vergleichbare Reaktionen.

Eine Desinfektion der Impfstelle halte ich nur dann für absolut nötig, wenn der Impfling nicht rein gewaschen ist. Trotzdem wird in der Impfstation der „Bundesstaatlichen Impfstoffgewinnungsanstalt" in Wien jeder Impfling grundsätzlich mit $70^0/_0$igem Alkohol gereinigt, bevor er geimpft wird. Der Alkohol muß vollkommen verdunstet sein.

Für Massenimpfungen gibt es trocken sterilisierbare Impfmesser, die, bis zu 50 oder 100 in einer Büchse enthalten, gemeinsam sterilisiert werden können. Im Bedarfsfall können sie im Wasserbade laufend ausgekocht werden. Einen I m p f v e r b a n d halte ich für überflüssig.

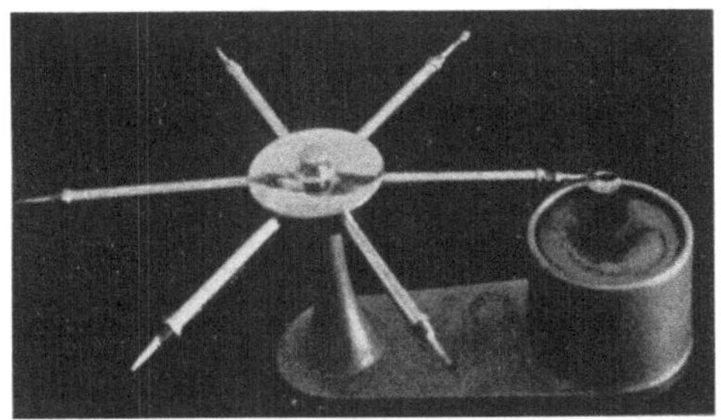

Abb. 29. Platiniridiumlanzetten nach L i n d e n b o r n.

Abweichend von dieser kutanen Schnitt- bzw. Bohrmethode ist die amerikanische, die auf den Italiener G a t t i zurückgeht, der als erster Impfungen mit einer Nadel vorgenommen hat. Die „a c u p u n c t u r e" hat den Vorzug, daß sie äußerst geringe Substanzverluste erzeugt und gleichmäßig große Pusteln, wenn die Nadeleindrücke eng aneinander liegen. In unseren Gegenden wird die Methode von den hier stationierten Amerikanern angewendet und hat sonst keine Verbreitung gewonnen.

Wird die Impfung nach der Schnittmethode ausgeführt, so kann man längstens nach zehn Minuten feststellen, daß die Schnitte, die wir durch die zwei auf die Haut gebrachten Tropfen des Impfstoffes geführt haben, nicht mehr sichtbar sind; ihre Ränder sind teils durch austretende Gewebsflüssigkeit, teils durch Aufnahme von Glyzerin gequollen. Die dadurch entstehenden Wälle zu beiden Seiten des Schnittes rücken immer mehr aneinander und schließen die Wunde immer mehr ab, so daß sie eine einheitliche Q u a d d e l bilden, die je nach der Empfänglichkeit des Impflings verschieden groß sein kann, sich aber nach der Länge der Impfstriche richtet. Mitunter bleibt die Bildung dieser Quaddel aus und es kommt nur zu einer Rötung entlang der Impfstriche, die höchstens bis zum zweiten Tage anhält. Hat sich eine Quaddel gebildet, so verschwindet sie nach einigen Stunden, es wird die lineare, bereits verschlossene Verletzung sichtbar, „die traumatische Reaktion" ist abgelaufen und

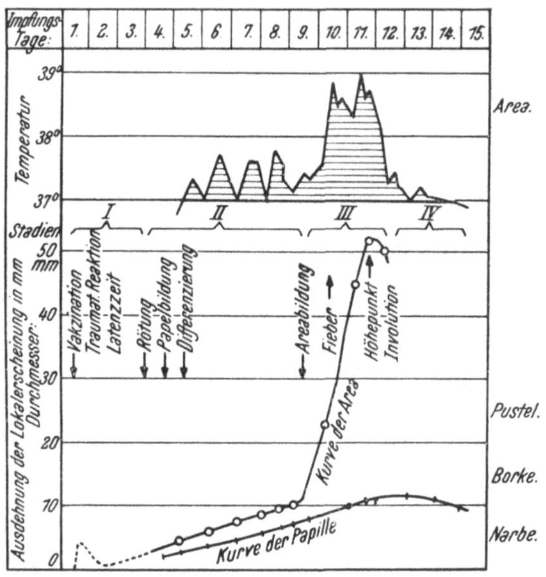


Abb. 30. Ablauf der Erstvakzination nach v. Pirquet-Groth.

der Impfstrich bedeckt sich in der nächsten Zeit mit einer feinen, graugelben oder braunen Borke. Diese Borke wird unregelmäßig, wenn bei Anlegung der Impfstriche nicht ein scharfes Instrument verwendet wird und es nicht zu einem Schnitt, sondern zu einer Rißwunde kommt. Mitunter ist der Impfstrich dann auch mit kleinen Schüppchen eingetrockneten Blutes bedeckt (Abb. 30).

Bis zum Ende des dritten Tages (1. Stadium der Inkubation, Latenz) ist an der Impfstelle sonst keinerlei Veränderung wahrzunehmen. Erst dann oder im Laufe des vierten Tages kommt Leben in sie; um den Impfstrich entsteht eine **M a c u l a**, die sich rasch zu einer erhabenen, mehr oder weniger geröteten **P a p e l** (2. **S t a d i u m   d e r   P a - p e l b i l d u n g)** entwickelt. Diese schwillt mit zunehmender Rötung an, so daß auf den Impfstrichen deutlich erhabene, längliche Leistchen, Knötchen entstehen, die sich etwa am fünften Tage zu differenzieren beginnen und von einem dunkelroten Saume, der **A u l a**, umgeben sind. Entsprechend dem Haftvermögen, das dem jeweiligen Erreger eines bestimmten Vakzine-Stammes innewohnt, schwankt das Wachstum der vakzinalen Effloreszenz[1] innerhalb gewisser Grenzen. v. **P i r - q u e t** hat dieses Wachstum mit dem einer Bakterienkolonie auf einem künstlichen Nährboden verglichen. Im allgemeinen kann man sagen, daß die tägliche Breitenzunahme rund 1 mm betragen dürfte.

Vom fünften bis sechsten Tage an (3. **S t a d i u m   d e r   B l ä s c h e n b i l d u n g)** beginnt sich das Innere der Pustel zu verflüssigen, es entsteht eine Vesikel, das **J e n n e r s c h e   B l ä s c h e n**, welches wir am Tage der Nachschau feststellen, eine prallgefüllte, rundliche oder ovale Effloreszenz von perlgrauer Farbe mit wallartig erhabenem Rand und einer zentralen Einsenkung, die meist mit einer braunen Borke bedeckt ist, von der aus die Verkrustung gegen die Peripherie allmählich fortschreitet.

Während des Anwachsens der Vesikel geht der das Bläschen umgebende, ursprünglich etwa 2 mm breite rote Saum, die **A u l a**, ungefähr vom achten Tage an bis gegen den elften, zwölften oder dreizehnten Tag (**A k m e** des vakzinalen Prozesses) in die sogenannte **A r e a** über, eine intensive Röte von verschiedenem Umfang mit zackigen Rändern, in deren Bereich die Haut gespannt, mehr oder weniger infiltriert und glänzend erscheint. Allmählich blaßt die Area ab und die durch Trübung ihres ursprünglich klaren, serösen Inhaltes gelblich gewordene „**P u s t e l**" trocknet zu einer dunkelbraunen Kruste ein, die in etwa 21 Tagen abfällt, um eine flache, blaßrote, ovale Narbe zu hinterlassen, die sich aus kosmetischen Gründen keiner Beliebtheit erfreut, für die Sanitätspolizei jedoch den unschätzbaren Vorteil eines meist lebenslänglich sichtbaren, nicht verlierbaren Impfzeugnisses

---

[1] Der von v. **P i r q u e t** gebrauchte Ausdruck „**P a p i l l e**" ist wohl nur dort anwendbar, wo man sich des Pirquetbohrers bedient hat oder der Impfstrich sehr kurz war, so daß die entstandene Effloreszenz kreisrund geworden ist.

besitzt. Es ist wichtig zu wissen, daß diese Narbe mit zunehmendem Wachstum des Impflings, wenn auch flacher, so doch größer wird, daß es sich deshalb, wenn kosmetische Rücksichten genommen werden m ü s s e n, dringendst empfiehlt, die vorgeschriebene Länge der Impfstriche nicht zu überschreiten (Abb. 31).

Nur in seltenen Fällen ist das A l l g e m e i n b e f i n d e n des Erstimpflings in den ersten Tagen gestört. Mitunter tritt aber bereits am dritten Tage ein Temperaturanstieg auf. Typisch ist dies jedoch nicht, in der Regel setzt das Fieber erst am siebenten oder achten Tage ein, gleichzeitig mit der Ausbreitung der Area. Die Temperaturkurve zeigt zwar auch in den Tagen fünf bis acht eine Störung der Wärmeregulierung, aber erst vom neunten Tage an ist ein jäher Anstieg zu verzeichnen.

Im allgemeinen kann man in der Temperaturkurve der Vakzina vier Phasen unterscheiden, und zwar: Eine erste Phase in den ersten zwei bis drei Tagen, die man als I n i t i a l - F i e b e r bezeichnet, ein Temperaturanstieg, der fehlen kann, eine zweite Phase mit geringeren Temperaturschwankungen vom vierten bis siebenten Tag, eine dritte, auch weniger besorgten Eltern erkenntliche Phase des remittierenden Fiebers mit Temperatursteigerungen bis 39⁰ und darüber. Schließlich folgt noch eine vierte Phase des mehr oder weniger jähen Temperaturabfalles zur Norm, womit auch andere A l l g e m e i n e r s c h e i n u n g e n des vakzinalen Prozesses ihr Ende finden.

Solche A l l g e m e i n e r s c h e i n u n g e n sind die meist typische S c h w e l l u n g   d e r   r e g i o n ä r e n   D r ü s e n :

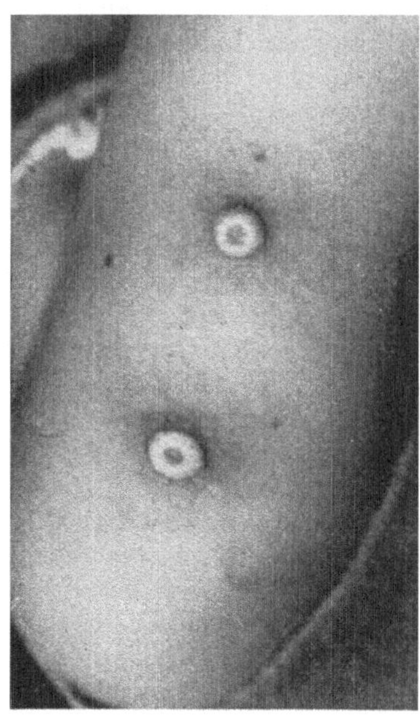

Abb. 31. Pustel vom Druckknopftypus nach Impfung mit P i r q u e t - bohrer.

Diese Schwellung ist nicht bei allen Impflingen gleich tastbar und nicht immer schmerzhaft, sie richtet sich auch nach der Lage der Impfstelle. So habe ich noch regelmäßig bei Impfungen am Oberschenkel, die von Eltern weiblicher Impflinge nicht selten gewünscht werden, ziemlich derbe Schwellungen der Drüsen in der Leistenbeuge gesehen, die aber nach Ablauf des vakzinalen Prozesses fast immer restlos zurückgehen. Der typische Ablauf dieses Prozesses kennt eine eitrige Einschmelzung der regionären Drüsen nicht, selbst dann nicht, wenn hochwirksame Impfstoffe verwendet werden (siehe später).

Eine noch nicht als Komplikation zu deutende, weitere Folgeerscheinung der Vakzination kann eine t a s t b a r e M i l z sein. Die in den letzten Jahren bei uns angewendeten Impfstoffe niederen Titers dürften Ursache sein, daß wir heute diese Erscheinung größtenteils vermissen; so dürfte auch die von G i n s beschriebene A n g i n a nach der Impfung vorwiegend dann feststellbar sein, wenn kräftige Impfstoffe Verwendung finden. Das gleiche gilt von der N i e r e n r e i z u n g, die mitunter ohne besondere Störung des Allgemeinbefindens durch die Anwesenheit von geringen Mengen von Albumen im Harn kenntlich wird.

Weitere Untersuchungen ergeben als regelmäßigen Befund die Veränderung des Blutbildes im Sinne einer L e u k o z y t o s e. Sie setzt meist am dritten oder vierten Tag nach der Impfung ein und sinkt am siebenten oder achten Tag wieder ab. Dieser Abfall erfolgt nach S o b o t k a bis unter die Norm; die Abnahme der Leukozytenzahl dauert drei bis vier Tage. Am zehnten bis zwölften Tag nach der Impfung findet man wieder regelmäßig eine Leukozytose, deren Dauer zwei bis sechs Tage beträgt.

Ein Vergleich der Leukozyten mit der Fieberkurve zeigt das auffällige Verhalten, daß im allgemeinen der Gipfel der Fieberkurve dem tiefsten Punkte der Leukozytenkurve entspricht. Die Leukozytosen sind polynukleär. Es sei gleich hier vorweggenommen, daß der Vermehrung der Leukozyten als Abwehrmechanismus des Impflings insofern eine große Rolle zukommt, als sie, wie H a c k e n t h a l und S m i t h unabhängig voneinander nachgewiesen haben, die Erreger bereits sehr früh nach der Impfung im Blute abfangen.

Zur Erklärung der bis dahin weniger eingehend und systematisch studierten klinischen Erscheinungen nach der Vakzination hat v. P i r q u e t im Jahre 1907 eine geistreiche

Theorie aufgestellt. Ihr liegt die Annahme zugrunde, daß das seither genau bekannte Virus, das Paschen-Körperchen, von einer Hülle umgeben ist. Diese Annahme hat sich durch die Elektronenphotographie zumindest als zweifelhaft erwiesen, so daß die verschiedenen lokalen Erscheinungen der entstehenden vakzinalen Reaktionen möglicherweise einer anderen Erklärung bedürfen, die bisher noch ausständig ist.

Untersuchen wir eine Effloreszenz histologisch, so werden wir finden, daß das am vierten Tage noch als kompakt erscheinende Knötchen, im Schnitt zerlegt, sich als ein Gebilde von wabenförmigem Bau entpuppt, dessen Decke etwa vom fünften Tage ab durchscheinend zu werden beginnt, das dann eine zunehmende Verflüssigung wahrnehmen läßt, die ihre Entstehung einem eigenen, von Unna beschriebenen Degenerationsprozeß verdankt. Die ursprünglich ödematöse Schwellung der Stachelzellen wird bald durch die retikulierende und ballonierende Kolliquation der Zellen der unteren Stachelschichte ersetzt, wodurch immer größere Hohlräume entstehen. Die „Pockendecke" wird nach Buri von allen drei Schichten der Oberhaut gebildet, während den „Pockengrund" die darunterliegenden Papillen darstellen. Die Seitenwände der Pocke bilden die „Pockenwangen", die durch Aufnahme von Gewebsflüssigkeit ödematös geschwollen sind. Pockendecke und Pockengrund sind durch zahlreiche, während des erwähnten Degenerationsprozesses unversehrt gebliebene Epithelstränge, insbesondere in der Gegend des Impfschnittes, miteinander verbunden. Dieser multilokuläre Bau der Vakzinaeffloreszenz kommt am besten zum Ausdruck, wenn die Pusteldecke an einer Stelle einreißt oder wenn man ihren Inhalt mit einer Kapillare entnehmen will. Er tritt nur tröpfchenweise aus, was der hohen Infektiosität wegen, die dieser Inhalt hat, als Vorteil zu bezeichnen ist.

2. **Die subkutane und intrakutane Impfung.** Den Verlauf bei dem subkutanen Impfverfahren beschreibt Leiner folgendermaßen: „In den ersten Tagen nach der Injektion zeigen sich an der Injektionsstelle gar keine Erscheinungen, erst nach der zweiten Woche — meist zwischen dem achten bis zwölften Tage — entsteht plötzlich an der Injektionsstelle eine diffuse oder kleinfleckige Rötung und ein zirkumskriptes Infiltrat von derber Konsistenz. Rötung und Infiltrat nehmen in den nächsten 24 Stunden meist etwas zu, dann aber,

am dritten bis fünften Tage, verschwindet die Rötung, während das Infiltrat Tage und Wochen bestehen bleibt. Das Infiltrat geht niemals in Eiterung über, eine Gewebsschädigung im Sinne einer nekrotischen Zerstörung wurde niemals beobachtet. Knöpfelmacher sieht im Erythem und Infiltrat nicht ein Analogon der Pustelbildung, sondern der Area der Hautimpfung. Die Größe der Reaktion ist wohl von der Menge der injizierten Vakzine abhängig."

Über die intrakutane Impfung macht Kundratitz, dem wir sie gemeinsam mit Leiner verdanken, folgende Angaben: „Statt der Pustelbildung entsteht ein Infiltrat von ungefähr Bohnen- bis Pflaumengröße mit einer Hautrötung von 3 — 6 cm Durchmesser; diese entspricht vollkommen der Area bei der Kutanimpfung. Die Impfreaktion beginnt meist eine Woche nach der Impfung, die Area hält sich ungefähr vier bis sieben Tage, das Infiltrat bildet sich langsamer zurück und hinterläßt manchmal ein kleines, hanfkorngroßes bis hirsegroßes Restinfiltrat, das wohl der Narbe der kutanen Impfung entsprechen dürfte.

Über den Beginn der Reaktion finden sich in der Literatur recht verschiedene Angaben, deren Differenzen auf die Qualitäten der Lymphen zurückzuführen sind. Es wird erst möglich sein, genaue Angaben über den Reaktionsverlauf zu machen, bis wir standardisierte Lymphen verwenden werden. Aber selbst dann wird es noch Unterschiede im Auftreten der Areen geben, die mehr voneinander abweichen werden als bei der kutanen Impfung, weil die Insertion des Virus nicht immer in dieselbe Schichthöhe der Kutis erfolgen kann, daher die Beteiligung des Stratum reticulare, welches der Träger des Gefäßnetzes ist, nicht immer die gleiche ist. In dieser Hinsicht liegen die Verhältnisse bei kutaner Insertion viel einfacher; deshalb sind die Unterschiede der Areabildung — abgesehen natürlich von individuellen Schwankungen — hinsichtlich der Zeit des Auftretens und der Ausbreitung viel geringer.

„Mit dem Eintritt der Reaktion stellen sich gewöhnlich eine Reihe das Allgemeinbefinden betreffende Erscheinungen leichteren Grades ein, so Juckreiz, geringe Druckschmerzhaftigkeit, in manchen Fällen geringe Schwellung der Axillar-Drüsen. Fast in allen Fällen läßt sich während ein bis zwei Tagen ein Temperaturanstieg zwischen $37^0 - 38^0$ beobachten. Nur in einzelnen Fällen kommt es zu höheren Temperaturen, vor allem dann, wenn die Lymphe zu konzentriert verwendet wurde. Die Kinder fühlen sich auch während der Hauptreaktion meist ganz wohl, können gebadet und ins Freie gebracht werden." Nach L e i n e r läßt sich leicht der Beweis erbringen, daß durch die Intrakutanimpfung eine veränderte Reaktion des Organismus (Allergie) eingetreten ist. Kutan n a c h geimpfte Kinder zeigen, wie erstmalig kutangeimpfte, eine beschleunigte Impfreaktion. Die Frage nach der Dauer des Schutzes, den diese Impfmethode verleiht, ist verschieden beantwortet worden. Endgültiges wird man erst nach Beobachtung größerer Versuchsreihen sagen können.

Zweck der Impfung ist ihr „E r f o l g". Nach § 11 der „Vdg. des Bundesministeriums für soziale Verwaltung vom 22. Nov. 1948 über Schutzimpfungen gegen Pocken (Blattern)" ist eine Erstimpfung als erfolgreich anzusehen, wenn mindestens eine Pustel zur regelrechten Entwicklung gekommen ist. „Bei Wiederimpfungen hat der Impfarzt in dem Impfzeugnis zu vermerken, ob

> a) keine sichtbare Reaktion,
> b) eine Knötchenreaktion,
> c) eine Bläschenreaktion oder
> d) eine Pustelreaktion

vorgelegen ist."

Richtige Technik vorausgesetzt, müßten die von der Erzeugnisstätte abgegebenen Impfstoffe 100 % positive Ergebnisse erzielen können. Das ist aber aus den verschiedensten Gründen fast nie der Fall und wird auch in der an die Bundesstaatliche Impfstoffgewinnungsanstalt angegliederten Impfstation fast nie erzielt.

Bei der Beurteilung des Erfolges kennt man einen „p e r s o n e l l e n E r f o l g", d. i. der Prozentsatz der Geimpften, die überhaupt eine positive Reaktion auf die Impfung zeigen. Der „S c h n i t t e r f o l g" berichtet über das Verhältnis zwischen den regelmäßig entwickelten Effloreszenzen und der Zahl der angelegten Impfschnitte. Der Schnitterfolg ist meist um 10 % niedriger als der personelle Erfolg. Erfahrene Impfärzte erzielen bis zu 98 % personellen Erfolg.

Die oben erwähnte Verordnung nennt also bei der Klassifikation der Wiederimpflingsreaktion als Punkt a) „k e i n e s i c h t b a r e R e a k t i o n". Diesem Punkt a) kann man nicht zustimmen. Dieser Auffassung war auch die „I n t e r i m s k o m m i s s i o n d e r O m s", welche für das „P e r m a n e n t e K o m i t e e d e s I n t e r n a t i o n a l e n

H y g i e n e a m t e s" eine Anzahl praktisch wichtiger Fragen zu beurteilen hatte. Dazu gehörte unter anderen auch die Art der Ausstellung von Impfzeugnissen, wie sie im internationalen Verkehr verlangt werden.

Die genannte Kommission kam zu dem richtigen Ergebnis: „L' insuccès, c' est - à - dire l' absence de toute réaction autre que la réaction traumatique, sera considérée comme n' apportant aucune garantie certaine de protection.

Dans le doute, une revaccination non suivie de succès est considérée comme sans valeur et doit être recommencée. Il est des cas, non douteux, où la variole s' est déclaré chez des sujets après une revaccination sans succès."

Es ist bekannt, daß h o c h a l l e r g i s c h e I n d i v i - d u e n auf eine wiederholte Impfung bereits nach kürzester Zeit mit einer Reaktion antworten und daß diese Reaktion n i c h t d i e K n ö t c h e n r e a k t i o n i s t , s o n d e r n d i e M a c u l a. Diese Tatsache darf auf keinen Fall ignoriert werden, weil sonst bei der üblichen Nachschau am achten Tage d i e s e Reaktion regelmäßig übersehen würde und dem Impfling unrecht geschähe, falls man ihn als nichtreagierend bezeichnen würde.

Es ist deshalb nötig, sich von dem Bestehen derartiger r a s c h a b k l i n g e n d e r R e a k t i o n e n durch eine Nachschau zu überzeugen, die zu einer Zeit zu erfolgen hat, b e v o r sie verschwinden. Mit der Bestimmung des Zeitpunktes dieser Nachschau bei W i e d e r i m p f l i n g e n darf nicht schablonenhaft vorgegangen werden und ich möchte im Interesse der I m p f l i n g e , d i e d r i n g e n d e i n Z e u g n i s b r a u c h e n, empfehlen, dem Impfling aufzutragen, sich zur Nachschau einzustellen, sobald eine den Impfstrich überragende Rötung auftritt. Man wird in diesem Falle bei einer positiven Reaktion mitunter eine eben fühlbare Schwellung, den Übergang in eine Papula, wahrnehmen können, die jedoch nur sehr kurzen Bestand hat, eine Papula, die noch nicht ein „Knötchen" genannt werden darf.

Nimmt man so auf die unbestreitbaren Tatsachen Rücksicht, so wird man einerseits dem Impfling kein Unrecht zufügen, anderseits wird man auch nicht in die unangenehme Lage kommen, Gefälligkeitsatteste ausstellen zu sollen.

Der Gesetzgeber hat noch keine Gelegenheit gehabt, sich darüber zu äußern, wann eine intra- oder subkutane Impfung als erfolgreich anzusehen ist.

## II. Symptomatologie der Klinik beim Wiederimpfling.

Wesentlich anders als beim Erstimpfling läuft die Impfung beim Wiederimpfling ab. Seit man erkannt hatte, daß die Vakzination nicht imstande ist, den Impfling auf die Dauer seines Lebens zu schützen — ein Glaube, an dem Edward Jenner und seine Anhänger festhielten —, und man gesehen hatte, daß die Variola beim Geimpften anderen Gesetzen gehorcht als beim Nichtgeimpften, hat man auch der Vakzina beim Wiederimpfling größere Aufmerksamkeit zugewendet; aber erst v. Pirquet hat durch die Aufstellung des Begriffes Allergie die Grundlagen für die heute allgemein anerkannte Erklärung der vakzinalen Erscheinungen geschaffen. Heute ist man über die Unterschiede im Ablauf der Vakzina beim Erst- und beim Wiederimpfling ganz genau unterrichtet und man weiß es, daß sich diese Unterschiede des allergisch gewordenen Körpers durch folgende Faktoren kennzeichnen:

1. setzt die spezifische Reaktion früher ein,
2. verläuft sie in der Regel abortiv und es zeigen die Impfstellen ein anderes Verhalten.

Da der Grad der Umstimmung, welchen das reaktive Epithel des Wiederimpflings erfährt, individuell ist und nur z. T. von der Menge des inserierten Virus und dessen Qualitäten abhängt, gibt es beim Wiederimpfling alle Abstufungen zwischen der minimalsten Reaktion und der vollen Entwicklung einer Erstimpflingspustel. Es lassen sich aber auch hier Gesetzmäßigkeiten erkennen, vor allen andern im Einfluß des Zeitfaktors, denn der allergische Körper reagiert auf eine Nachimpfung um so rascher, je kürzer die Spanne Zeit zwischen den zwei Impfungen ist. Wollen wir daher den Ablauf der Vakzina beim Wiederimpfling genau studieren, so ist eine fortlaufende Beobachtung nötig, weil es sonst geschehen kann, daß man am achten Tage bei der Nachschau einen bereits vollkommen abgelaufenen Prozeß vor sich hat, daß einem somit die v. Pirquet als Frühreaktion bezeichnete Antwort des allergischen Körpers auf die Impfung entgeht.

Je nach dem Grade der seit der letzten Impfung verflossenen Zeit und dem Grade der vorhandenen Umstimmung der oberflächlichen Hautschichten reagiert der Impfling verschieden rasch und intensiv auf ein bestimmtes Vakzinavirus. Tièche in Zürich hat sich diese rasche Reaktion auf einverleibtes

Variola-Vakzinavirus während der Blatternepidemie in der Schweiz für diagnostische Zwecke zunuße gemacht, indem er in seltener Opferfreudigkeit seinen eigenen, durch zahllose Impfungen hoch allergisch gemachten Körper den Sanitätsbehörden für diese Zwecke zur Verfügung stellte. Bereits zwei Stunden nach der Impfung mit pockenverdächtigem Material

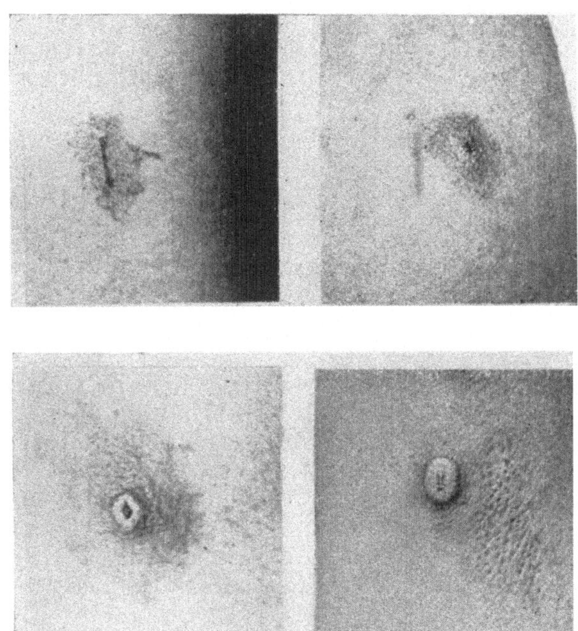

Abb. 32. Die vier Typen der Wiederimpfreaktion: 1. Frühreaktion, 2. Knötchen, 3. modifiziertes Bläschen, 4. Erstimpflingspustel.

reagierte seine Haut in positiven Fällen mit einer Frühreaktion, die in Form einer zirkumskripten roten Makel um den Impfstrich aufschoß, um bald abzublassen.

Die erste, niederste Stufe einer vakzinalen Reaktion ist somit die M a c u l a (die man sensu strictiori als „F r ü h - r e a k t i o n" bezeichnen sollte, weil man sie im Gegensaße zu den weiter fortgeschrittenen Stadien am Tage der Nachschau nicht mehr zu sehen bekommt), ein ganz in der Haut liegender roter Fleck um den Impfstrich von der Farbe der vakzinalen Area (Abb. 32).

Vermag sich das Virus fortzupflanzen, so kommt es zu einem weiteren Stadium der Reaktion, zur „P a p e l‘‘, die tastbar ist. Diese Papel kann restlos verschwinden, sie kann aber auch anwachsen, eintrocknen und hinterläßt eine Schwellung, die am achten Tage noch tastbar ist, ·das „K n ö t · c h e n‘‘, das von einem roten Hof auf infiltriertem Grunde umgeben sein kann. Verflüssigt sich die Kuppe des Knötchens, so wird daraus ein „m o d i f i z i e r t e s  B l ä s c h e n‘‘, womit das vierte Stadium gekennzeichnet ist, und schließlich kommt es bei gänzlichem Fehlen von Abwehrkräften zur Entwicklung einer Pustel, die völlig einer E r s t i m p f l i n g s - p u s t e l gleicht, sich aber von dieser doch durch die starke Infiltration der Umgebung und das raschere Auftreten unterscheidet, die man auch beim modifizierten Bläschen antrifft.

Mehrfache Impfung verleiht eine individuell verschiedene Überempfindlichkeit. Eine beschleunigte und verstärkte Form der Reaktion bezeichnet v. P i r q u e t als „H y p e r e r g i - s c h e  F r ü h r e a k t i o n‘‘. Je mehr Jahre nach der Erstimpfung verflossen sind, desto eher reagiert der Wiederimpfling mit einer solchen Erstimpflingspustel. „Innerhalb der Papel bildet sich dann eine scharf markierte Papille; je größer diese wird, desto größer. ist auch der Hof, die Areola, die sie erzeugt. Sie erreicht ihr Maximum immer noch bedeutend früher als bei der Erstvakzination.‘‘ („B e s c h l e u - n i g t e  A r e a r e a k t i o n‘‘ v. P i r q u e t s.) Je weiter sich die Wiederimpflingsreaktion in ihrem Aussehen von der Erstimpflingsreaktion entfernt, desto weniger tief geht der Prozeß; abortive Reaktionen hinterlassen eine höchstens ganz seichte Narbe.

Die Nomenklatur der vakzinalen Erscheinungen könnte noch beliebig vermehrt werden, doch glaube ich, daß dies weder für praktische noch für wissenschaftliche Zwecke nötig ist, weil es unmöglich ist, hier eine scharfe Differenzierung zwischen den einzelnen Stadien zu machen, die allmählich ineinander übergehen; auch ist mit Zeitangaben über die Entwicklung dieser Effloreszenzen nicht viel gedient, weil sie zu unbestimmt sind.

Sehr schön kann man verschiedene vakzinale Reaktionen bei gleichbleibender Disposition und gleichem Virus, aber zunehmender Immunität an S u k z e s s i v - I m p f u n g e n beobachten, die bereits B r y c e (Edinburgh 1809) empfohlen hatte. Wenn ein Kind mit guter Lymphe an einem bestimmten Tage geimpft ist, so hat am zweiten, dritten bis fünften

Tage, ausnahmsweise auch noch am sechsten Tage, eine weitere Nachimpfung den Erfolg, daß auch diese Impfungen aufgehen, jedoch mit dem Unterschied, daß sie die erste Impfpustel in der Entwicklung einholen, so daß am zehnten Tage alle den gleichen Grad der Reife erlangen, die später entstandenen aber an Größe nachstehen. Die Areaentwicklung und Eintrocknung wird bei allen gleichzeitig eintreten.

Unter den typischen Allgemeinerscheinungen spielt beim Wiederimpfling die Temperatursteigerung nur dann eine Rolle, wenn es sich um eine Erstimpflingsreaktion handelt, sonst wird sie kaum beachtet. Lästig kann die fast regelmäßig vorhandene Lymphdrüsenanschwellung werden und das Jucken an der Impfstelle. Nicht selten sind derbe Infiltrationen, gespannte Haut mit verschieden intensiv rot gefärbter Area, die mitunter einen leicht lividen Ton annehmen kann, aber auch diese Erscheinungen treten früher und rascher auf als beim Erstimpfling (hyperergische beschleunigte Reaktion nach v. Pirquet) und es sind selbst nach jahrzehntelangem Intervall zwischen Erst- und Wiederimpfung Kennzeichen der allergischen Umstimmung beim Wiederimpfling festzustellen.

Von der Erstimpfung unterscheidet sich die Wiederimpfung auch in anderer Hinsicht, durch die Ergebnisse beim Nachweis des Erregers.

In den Effloreszenzen des Wiederimpflings sind die Paschen-Körperchen wesentlich seltener und nur in jenen Stadien zu treffen, in denen es zu einer Einschmelzung oder zur Verflüssigung gekommen ist. Der Inhalt dieser Effloreszenzen ist deshalb meist nicht infektiös und Übertragungen spielen hier nicht die Rolle wie beim Erstimpfling.

### III. Faktoren, welche die Erst- und Wiederimpfung beeinflussen.

Auch der typische Ablauf der Vakzination, sowohl beim Erst- als auch beim Wiederimpfling, ist von verschiedenen Faktoren abhängig, die der Reihe nach aufgezählt sein sollen: Eine wesentliche Rolle spielt das Alter. Wie andere Kinderkrankheiten ist der Verlauf der Vakzina um so schwerer, je älter der Erstimpfling ist. Das günstigste Alter dafür ist das erste Jahr. Innerhalb dieses reagieren Säuglinge in den ersten Monaten sehr schwach auf die Vakzina, obwohl sich regelmäßig Pusteln entwickeln. Je älter der Impfling, desto

eingreifender ist der Prozeß, die lokalen wie die Allgemeinerscheinungen sind beträchtlicher, was wir in Österreich leider nur zu häufig beobachten können, weil die Kinder bisher
größtenteils in der Schule erstmalig geimpft wurden.

Für Personen in hohem Alter kann — wenn sie nicht anergisch geworden sind — die Vakzination eine ernste Erkrankung werden, wenn der Impfling ein Erstimpfling ist oder
wie ein solcher reagiert (Abb. 33).

Ein weiterer Faktor ist die K o n s t i t u t i o n des Impflings. Die Impfung anämischer Kinder verläuft verschieden
von der bei vollblütigen. Die
Hyperämie kann ganz fehlen, die Area erscheint
spät, ist nur kurze Zeit angedeutet, das Fieber ist
ganz gering, die Pustel
wird größer, ist schlaff,
die Lymphdrüsenschwellung nur schwer nachzuweisen. (K a c h e k t i s c h e
R e a k t i o n.) Im Gegensatz zu solchen Kindern stehen vollblütige. Bereits
beim Anlegen der Impfstriche merkt man den
Unterschied. Ihre Haut ist
stark durchblutet, der
Impfstrich blutet leicht,
es entwickelt sich eine sehr
üppige, pralle Pustel, die
den Durchmesser der Pu

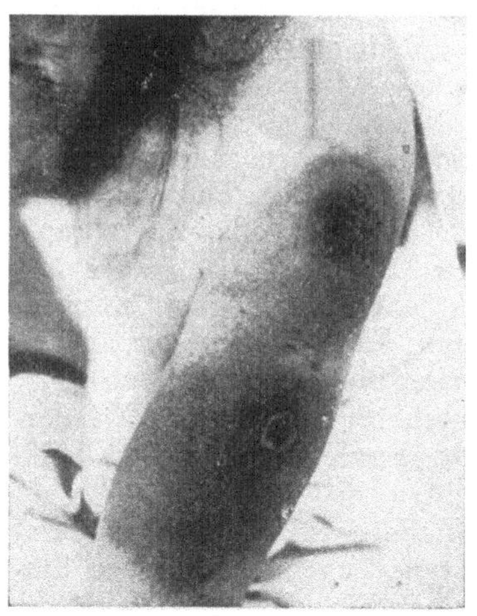

Abb. 33. Große dunkelrote Area
bei greisem Wiederimpfling nach
fehlerhafter Kreuzschnittimpfung.

steln bei anderen Impflingen übertrifft, die Area ist mächtig
entwickelt, die Haut derb infiltriert. Die Allgemeinerscheinungen sind stärker als bei andern Impflingen, das Fieber
höher, die regionären Drüsen deutlich geschwollen.

Von wesentlichem Einfluß sind die zwei nächsten Faktoren, die T e c h n i k und die Q u a l i t ä t e n  d e s  I m p f 
s t o f f e s, die bereits in dem vorhergehenden Kapitel eingehend besprochen worden sind.

Schließlich ist noch eines Faktors zu gedenken, der auf den
Ablauf der Vakzina größten Einfluß nimmt, die P f l e g e des
Impflings. Ein nach den Regeln der Säuglings- und Kleinkinderpflege behütetes Kind braucht als Impfling nicht anders

behandelt werden. Alle Vorteile dieser Pflege, Ruhe, Reinlichkeit, Muttermilch oder entsprechende, künstliche Ernährung und Wartung, kommen dem Impfling zugute, es fehlt der Kontakt mit Keimträgern — es sei denn, daß in der Familie welche sind — kurz, der Zustand des richtig gepflegten Säuglings ist der Idealzustand für den Impfling. Will man ihn baden, so kann man auch das tun, man hält den geimpften Arm außer Wasser und achtet beim Abtrocknen auf die Impfstelle, die der S ä u g l i n g selbst gar nicht aufkratzen kann, wenn sie dort ist, wo das Gesetz es vorschreibt.

## B. Abweichungen vom typischen Verlauf der Vakzina beim Erst- und Wiederimpfling.

### I. Lokalerscheinungen auf der Impfstelle.

**1. Symptomlose Impfung.** In außerordentlich seltenen Fällen findet man ein refraktäres Verhalten des Impflings gegen die Vakzine. Bei einer Krankheit, für die ebenso wie für Masern eine generelle Disposition besteht, kommt das außerordentlich selten vor. In solchen Fällen soll man nicht sofort an ererbte Immunitätsreste denken u. dgl., sondern man soll den Impfling eingehend untersuchen und man wird sich zur eigenen Belehrung davon überzeugen können, daß die Gründe für diese Unempfindlichkeit mitunter näher liegen, als man es glaubt. Man entdeckt da irgendeine nicht sofort sichtbare Impfnarbe am Körper und hat die Frühreaktion, welche durch die erstmalige, ungewollte Impfung bedingt war, am Tage der Nachschau nicht mehr feststellen können. Oder es liegt ein Fehler in der Technik vor, schwach wirkende Lymphen vorausgesetzt, oder es war schließlich die Lymphe unwirksam und unfähig, auf der Haut des Impflings eine Reaktion zu erzeugen.

Schließlich gibt es noch bei älteren Personen, die sehr beleibt sind und eine mangelhaft durchblutete Haut haben, negative Impfungen. Eine etwas energischere Nachimpfung, bis sich winzige Blutspuren zeigen, läßt die Impfung positiv werden.

**2. Latentes Verharren der Impfreaktion.** Eine weitere, auch ziemlich seltene Erscheinung ist ein längeres l a t e n t e s V e r h a r r e n  d e r  I m p f r e a k t i o n, für das v. P i r q u e t die Bezeichnung „s c h l a f e n d e  K e i m e" geprägt hat. „Die einfachste Vorstellung für diesen Vorgang ist die, daß der vakzinale Keim in die Haut wohl eingebracht ist, dort aber zuerst keine Gelegenheit zur Entwicklung findet. Er schläft gewissermaßen und wird erst durch irgendeinen Anlaß erweckt. Dieses Verhalten erklärt uns das Vorkommen abnorm langer Inkubationszeiten, welche von vielen Beobachtern notiert sind."

v. P i r q u e t teilt einen Fall mit, in welchem die sechs ausgeführten Impfstriche durch eine ganze Woche ohne Reaktion blieben und erst auf den Reiz durch ein Bad aufgeweckt wurden. Ähnliches kann durch Bestrahlung mit der Höhensonne erzielt werden. Wird in einem solchen Fall von symptomloser Impfung nachgeimpft, so kann man es beobachten, daß auch die zuerst gesetzten Impfstriche aufzuleben beginnen und daß vier vakzinale Effloreszenzen entstehen, von denen die späteren dem Gesetze der Sukzessivimpfungen gehorchen. Der bei der späteren Impfung eingepflanzte Keim verhält sich ganz ähnlich wie eine Nachimpfung innerhalb der Reaktionszeit; trotz des viel späteren Eintrittes der Papel erscheint die Area zur gleichen Zeit wie an der ersten Reaktionsstelle. Über derartige Fälle wurde bereits frühzeitig berichtet; so schreibt S a c c o (Mailand 1809), daß ein Knabe von zwei Jahren, der schon zweimal vergebens geimpft wurde, nach der dritten Impfung auch auf der ersten und zweiten Impfstelle Pusteln aufwies, so daß zu gleicher Zeit achtzehn Effloreszenzen da waren, ohne daß jedoch andere Symptome festzustellen gewesen wären als bei Kindern mit zwei oder drei Pusteln.

Als äußere Einflüsse wird noch große Kälte angeführt, die verzögernd auf das Angehen der Impfpocken einwirkt. So soll nach M e y e r - A h r e n s (zit. nach B o h n) die Impfung bei einigen nordsibirischen Völkerschaften stets erst nach zehn, zwölf, fünfzehn bis siebzehn Tagen aufgehen. Eine häufige Verpätung der Reaktion gehört — nach B o h n — zu den Eigentümlichkeiten mancher Arten von Lymphe, eine Tatsache, die ich für den Tierversuch wenigstens bestätigen kann.

Eine Verzögerung im Entstehen der erwarteten vakzinalen Reaktion kann auch dadurch entstehen, daß sich der Impfling zur Zeit der Impfung im Inkubationsstadium einer andern exanthematischen Krankheit befand. So sah ich es in den letzten Jahren zweimal, daß ein Impfling erst drei Wochen nach der Impfung mit frischen vakzinalen Effloreszenzen erschien und die Mutter mitteilte, das Kind habe inzwischen die Masern gehabt.

Hiezu möchte ich auch die aus unbekannten Ursachen auftretenden Rezidive nach Impfung rechnen. E. M e d e r (D. M. W. 1930, Nr. 3) beschreibt einige solcher Fälle aus seiner Praxis und der Literatur. In einem Falle zeigten sich bei einem zwölfjährigen Wiederimpfling am Tage der Nachschau vier regelrechte Blattern, also voller Impferfolg. 37 Tage nach der Impfung hatte sich „an der vorderen oberen Impfnarbe wieder eine deutliche, wenn auch etwas allergische Impfblatter gebildet, umgeben von einem wallartigen, lebhaft geröteten Areasaum, der mit seiner zackigen Begrenzung deutlich sein Fortschreiten in zentrifugaler Richtung von der Blatter erkennen ließ. Innerhalb zweier Tage völlige Eintrocknung, Abblassung und Heilung. Narben von einer früheren Impfung hatte der Junge nicht, er war also in Wirklichkeit ein Erstimpfling". Französische Autoren (zit. nach E. Meder) berichten über derartige Rezidive nach sechs und acht Monaten, einer sah sogar nach einem Jahr noch fünf Impfpusteln genau wie das erstemal entstehen. Eine Weiterimpfung war nicht versucht worden.

**3. Verfrühtes Angehen der Impfung.** Abweichung vom typischen Verhalten der Vakzine ist ein verfrühtes Angehen der Impfung. Hohe Außentemperatur wird dafür verantwortlich gemacht, auch scheint es, als wären die an manchen Orten gebräuchlichen Heftpflasterverbände, die meistens eine

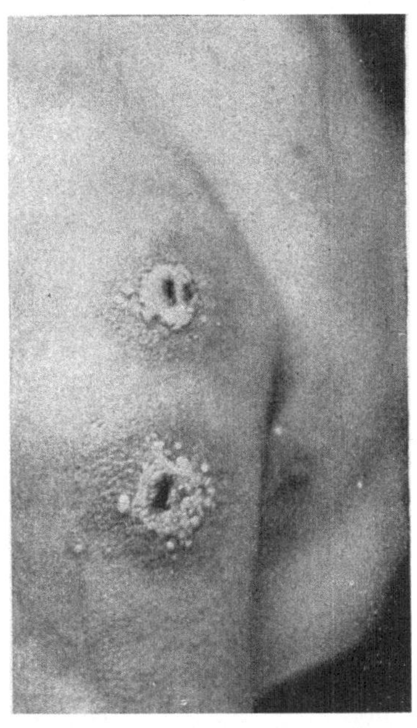

Abb. 34. Nebenpocken bei hyperergischem Wiederimpfling.

gewisse Hyperämie in der Umgebung der Impfstellen verursachen, ein Mittel, um eine vorzeitige Entwicklung der vakzinalen Effloreszenzen zu begünstigen.

**4. Die kachektische Konstitution** ist bereits als ein die Vakzina beeinflussender Faktor erwähnt worden.

**5. Die Nebenpocken (Vaccinolae)** sind eine sehr häufig beobachtete Erscheinung, die den Müttern Sorge bereiten, weil aus ihrer Anwesenheit auf große Impfnarben geschlossen wird. Diese Annahme ist vollkommen unberechtigt, es handelt sich um einzeln oder mehrfach um die Pustel, und zwar am Höhepunkt ihres Wachstums, sehr häufig aber auch bereits am Tage der Nachschau vorhandene Knötchen, bzw. Bläschen, die sich sehr rasch fortentwickeln und bereits in einigen Tagen vertrocknen, um dann spurlos oder unter Hinterlassung einer Spur von Pigmentierung abzufallen. Sie sitzen lediglich auf den obersten Schichten der Epidermis auf, gehen nicht in die Tiefe, hinterlassen deshalb auch keine Narben. Auch eine etwaige Pigmentierung verschwindet restlos. Man hat sie ursprünglich auf minimale Verletzungen der Haut zurückgeführt und eine zu energische Reinigung der Impfstelle vor der Impfung dafür verantwortlich gemacht, sie sind jedoch durch Verschleppung von Erregern auf dem Lymphwege verursacht und kommen nur bei kräftig wirkenden Impfstoffen vor (Abb. 34).

6. **Vaccina serpiginosa.** Konfluieren zahlreich entstandene Nebenpocken miteinander und kommt es zu einem schubweisen Aufschießen von akzessorischen Vakzinabläschen in ungewöhnlicher Größe, Zahl und Häufung, wobei auch die Impfblattern eine atypische Entwicklung ·aufweisen, so sieht man schließlich ein drusenartiges Blasenkonglomerat, das nach P a u l als „V a c c i n a   s e r p i g i n o s a" bezeichnet wird (Abbildung 35).

Trotz des Eindruckes einer bedrohlichen Impfkomplikation kann die Vaccina serpiginosa nicht in der Reihe der . Impfschäden aufgezählt werden, weil sie einen durchaus guten Verlauf zeigt, ohne irgendwie behandelt zu werden. Auch ist die Bildung großer Impfnarben nicht zu befürchten, wenn der Prozeß nicht durch ungeeignete Behandlung kompliziert wird. Der natürliche Ablauf dieser

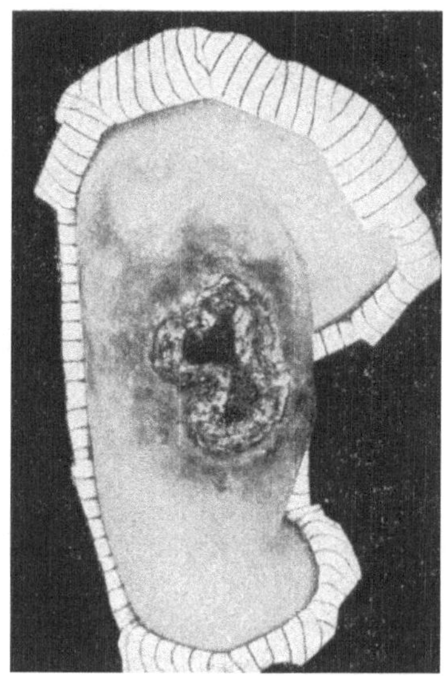

Abb. 35. Vaccina serpiginosa (P a u l).

Erscheinung, die schließlich nichts anderes darstellt als eine große Impfpustel, deren Wachstum ein mehr flächenhaftes als in die Tiefe gehendes ist, muß unterstützt werden. Dieser Ablauf zielt auf die Austrocknung hin. Diese ist also zu fördern. Das erreicht man am besten durch Bestreuen mit einem der vielen Puder. „Vasenolpuder" oder „Höfers Streupuder für Kinder" eignet sich ausgezeichnet für solche Pocken wie für nässende, aufgerissene Pusteln und hat den Vorzug, daß der Prozeß durch das Verdecken mit dem Streupulver den Augen allzu ängstlicher Mütter entzogen wird.

7. **Area migrans.** Zu den atypischen Erscheinungen der Vakzina, sowohl beim Erst- als auch beim Wiederimpfling, ist eine größere Ausdehnung der Area zu rechnen. Obwohl die Area in seltenen Fällen auch auf die Brust, auf die Schulter, selbst auf den Rücken übergreifen kann, so ist es doch nahezu die Regel, daß sie eine Neigung hat, sich peripheriewärts zu entwickeln. Bei älteren Kindern, auch bei lange nicht geimpften Wiederimpflingen sehen wir mitunter, daß die Area von der Impfstelle abwärts wandert nach dem Ellbogengelenk, die Außenseite des Armes bevorzugend und hie und da wie eine Zunge über dieses hinaus bis auf den Handrücken übergreift. Trotz dieser Neigung zur Ausbreitung sieht man es in solchen Fällen merkwürdigerweise nicht, daß dieses Wachstum auch zentripetal erfolgt. Man hat vielmehr den Eindruck, als würde diese Area allmählich von der Impfstelle peripheriewärts gleiten, denn wir sehen schließlich, wie sie sich scheinbar von der Impfstelle entfernt und von ihr durch einen immer breiter werdenden Hof getrennt ist, der seine Hyperämie und Schwellung bereits verloren hat, bis nach einigen Tagen die ganze Erscheinung zuweilen mit Hinterlassung einer Pigmentierung abblaßt und folgenlos verschwindet. G r o t h hat diese Erscheinung als „A r e a m i g r a n s" beschrieben.

8. **Area bullosa.** Ist die Infiltration des Gewebes im Bereiche der Area beträchtlich, so kann es zur Abhebung der obersten Epidermisschichten in Form von Blasen verschiedener Größe kommen, die mit einer hellen, klaren Flüssigkeit gefüllt sind. Man spricht in solchen Fällen von einer „A r e a b u l l o s a".

V o n U n k u n d i g e n k a n n d i e A r e a m i t e i n e m E r y s i p e l v e r w e c h s e l t w e r d e n, insbesondere wenn eine Area migrans vorliegt, die mit dem Erysipel die Eigenschaft des Fortschreitens gemein hat. Nur bei oberflächlicher Beobachtung ist ein derartiger Irrtum möglich! Das Allgemeinbefinden des Impflings ist ungestört, das Fieber ist meist abgeklungen, die A r e a i s t v ö l l i g s c h m e r z l o s und unterscheidet sich dadurch in äußerst charakteristischer Weise von dem Erysipel. „Die

Schmerzlosigkeit der Area ist ein von der Vorsehung uns gegebenes, sehr wertvolles Geschenk, denn wenn die Area nicht schmerzlos wäre, dann würde die Zahl der Impfgegner ins Ungemessene steigen." (Groth.) Man kann diese trefflichen Worte in aufrichtiger Überzeugung unterschreiben.

Einer Behandlung bedarf weder die Area migrans noch die Area bullosa, sie gehen restlos binnen weniger Tage zurück. Sind die Angehörigen des Impflings ängstlich, so empfehle ich eines der genannten Streupulver.

9. Das Keloid (hypertrophische Impfnarbe). Im Nachhange zur Besprechung der Abweichungen vom typischen Verlauf der Vakzina beim Erst- und Wiederimpfling muß noch das Keloid der Impfnarben besprochen werden. Nach Kumer wird diese störende Folge der Impfung fälschlich Keloid genannt und sollte als hypertrophische Impfnarbe bezeichnet werden. Sie kommt im allgemeinen selten vor. Ich kann jedoch die Beobachtung von Tièche über die zeitweilige Häufung der Keloide bestätigen, da mir vor einigen Jahren auffallend viele hypertrophische Narben untergekommen sind. Ob dafür die Beschaffenheit der Lymphe verantwortlich gemacht werden kann, scheint mir sehr zweifelhaft. Ich glaube, daß auch die familiäre Disposition eine Rolle spielen dürfte, denn mir ist der Fall bekannt, daß ein Studienkollege zwei ganz ungewöhnlich große Keloide aufwies und daß sich bei seiner Tochter, die am Blinddarm operiert wurde, eine hypertrophische Narbe entwickelte. Der Fall war mir auch deshalb interessant, weil die zwei hypertrophischen Narben bei dem etwa 50jährigen Kollegen, als ich sie nach etwa fünfzehn Jahren photographieren wollte und wiedersah, vollkommen abgeflacht waren.

Kumer und Paschen empfehlen die Radiumbehandlung. Eine Exzision kommt bei der Neigung des Gewebes, zu hypertrophieren, wohl nicht in Betracht.

## II. Erscheinungen auf der übrigen Körperoberfläche („polymorphe vakzinale Erytheme").

Namhafte Autoren halten sich in ihrer Einteilung der vakzinalen Eruptionen an den Zeitfaktor. Malcolm Morris (zit. nach Paschen) schlägt zwei Hauptgruppen für die Klassifizierung von Vakzine-Eruptionen vor. 1. Eruptionen, die infolge reiner Vakzine-Inokulation entstehen. 2. Eruptionen, die infolge einer Mischinfektion, d. h. Vakzine plus einem weiteren Virus, entstehen. Die Gruppe 1 wird unterteilt a) in sekundäre örtliche Übertragungen der Vakzine; b) in Eruptionen, die innerhalb der ersten drei Tage auftreten, v o r der Entwicklung des J e n n e r schen Bläschens; Urticaria, Erythema multiforme, Bläschen und Blaseneruptionen; c) Eruptionen, die nach Ausbildung der Impfpusteln sich entwickeln; sie entstehen infolge von Absorption des Erregers. Ohne auf diese Einteilung weiter einzugehen, möchte ich bemerken, daß der Zeitfaktor als Einteilungsprinzip wegen der zahllosen bestehenden Übergänge keine scharfe Grenze zu ziehen gestattet, daß es mir deshalb zweckmäßiger erscheint, diese Eruptionen von dem Gesichtspunkte der Generalisierung des Erregers aus zu beurteilen. Gegen den Zeitfaktor als Einteilungsprinzip spricht auch das g a r n i c h t s e l t e n e s c h u b w e i s e A u f t r e t e n d e r A u s - s c h l ä g e. Wie dem auch sei, ob die registrierte Erscheinung auf die Tätigkeit des Erregers selbst oder auf frei gewordene Endotoxine zurückzuführen ist, das Wesentliche daran ist die Generalisierung einer Noxe vakzinaler Natur. Zugrunde gelegt wird dieser Einteilung somit die experimentell erwiesene Tatsache, daß der Erreger bereits ganz kurz nach seiner Einverleibung in die Haut zu kreisen beginnt, daß er auf der Rachenschleimhaut nachweisbar ist. Es liegt somit kein Grund vor, die in den ersten Tagen p. v. auftretenden vakzinalen Eruptionen auf andere Ursachen als auf einen Generalisierungsprozeß zurückzuführen, sofern überhaupt das Vakzinavirus für ein bestimmtes Exanthem in Betracht kommt. Leider gibt es bisher keine Möglichkeit, die vakzinale Natur derartiger nicht vesikulöser Exantheme mit experimentellen Mitteln nachzuweisen.

Man hat versucht, die nach der Impfung auftretenden polymorphen Exantheme auf toxische Ursachen oder auf anaphylaktische Vorgänge zurückzuführen und hat nur die vesikulären und pustulösen als Generalisierung des Virus angesehen. Huldigt man dieser Anschauung, so kann man sich mitunter enttäuscht fühlen, wenn man bei einem Kinde am Vormittag ein „toxisches", sagen wir z. B. morbillöses Exanthem diagnostiziert und wenn man bereits am Nachmittag oder am nächsten Morgen dazu gezwungen ist, dieses inzwischen vesikulös oder sogar pustulös gewordene Exanthem als ein durch das Virus bedingtes anzusehen.

1. Flüchtige Erytheme. Die vakzinalen Exantheme verhalten sich hinsichtlich ihres Auftretens sehr verschieden. Es wird über „f l ü c h t i g e E r y t h e m e" berichtet, die bereits

24 Stunden — p. v. auftreten und sehr schnell verschwinden sollen. Derartige Exantheme können innerhalb der ersten drei Tage auftreten, sie unterscheiden sich aber in keiner Weise von den später nach voller Entwicklung des J e n n e r schen Bläschens entstandenen.

**2. Die urtikarielle, morbillöse, rubeoläre, skarlatinforme Form.** Andere Formen dieser Exantheme sind die u r t i k a r i e l l e, m o r b i l l ö s e, r u b e o l ä r e, s k a r l a t i n f o r m e, sie tragen die morphologischen, nicht aber die topographischen Merkmale der Exantheme, nach denen sie benannt sind, vergehen auf Fingerdruck und schuppen nicht, auch die skarlatiniformen nicht; ich habe eine Schuppung ein einziges Mal gesehen, meist kommt es zu gelben bis hellbraunen Verfärbungen der Haut an den Stellen des Exanthems, die nach wenigen Tagen verschwinden. Der Mangel einer Schuppung spricht wohl dafür, daß die Noxe in der Regel nicht an den Zellen der obersten Hautschichte angreift, sondern daß der Papillarkörper der Hauptsitz der Veränderung ist, weil er der Träger des Kapillarnetzes ist. Die Topographie dieser Exantheme ist an keine Regel gebunden. Mitunter treten die Ausschläge symmetrisch auf, häufig sind sie ohne erkennbare Ursache da und dort über den Körper zerstreut, hie und da von den Impfstellen ausgehend, also scheinbar von der Produktionsstelle des Erregers abhängig (Abb. 36).

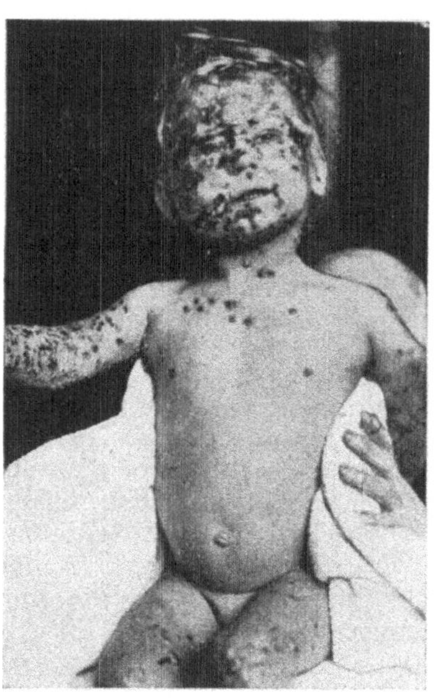

Abb. 36. Papulöses vakzinales Exanthem (Prof. P a s c h e n).

**3. Purpura-Reaktion.** Extrem selten ist nach P a s c h e n das Auftreten einer P u r p u r a - R e a k t i o n nach Impfung.

Er beschreibt zwei Fälle, von denen der eine bei der Nachschau schwarze Impfpusteln und zahlreiche Petechien in der Umgebung der

Impfstellen und am ganzen Körper hatte, der andere, ein zwölfjähriges Mädchen, zeigte zehn Tage nach der Wiederimpfung Hautblutungen, zuerst auf den Unterschenkeln, später auf den Armen in größerer Zahl. Vierzehn Tage p. rev. waren auf Armen und Beinen sehr dicht stehende, nadelspitz- bis linsengroße, blutrote Flecken, zum Teil erhaben, die etwas juckten. In der rechten Nasolabialfalte sah man punktförmige Hautblutungen. Brust und Rücken waren vollständig frei. Kein Blut im Harn. Innere Organe o. B. dreieinhalb Wochen p. rev. Blut in den Stühlen. Nach vierwöchigem Spitalaufenthalt Heilung.

Offenbar lag hier eine besondere Vulnerabilität (hämorrhagische Diathese) des Gefäßsystems vor, die bei dem ohnehin gefäßschädigenden Einflusse des Vakzinavirus die Entstehung petechialer Blutungen begünstigte.

In differential-diagnostischer Hinsicht können die polymorphen, nach der Impfung auftretenden Exantheme wohl keine Schwierigkeiten machen; die für Morbillen, Skarlatina oder Rubeolen sprechenden Symptome fehlen.

**4. Generalisierte Vakzina.** Greift die Noxe tiefer oder, besser gesagt, wird sie nicht früher durch die sich bildenden Antikörper inaktiviert, so kommt es wie bei der Typhus-Roseola zu vesikulösen oder vesikopustulösen Ausschlägen. Dann verflüssigt sich wie bei der typischen vakzinalen Effloreszenz die Kuppe der entstandenen Knötchen, sie kann sich vollkommen in ein Bläschen verwandeln und durch Trübung ihres Inhalts die Eigenschaften der Pustel annehmen. Wir haben dann das Bild vor uns, das allgemein als g e n e r a l i - s i e r t e  V a k z i n a bezeichnet wird. Mit der Zahl der Impfungen verglichen, ist das Bild sehr selten und manche generalisierte Vakzina reduziert sich schließlich auf die Feststellung sekundärer Vakzinaeffloreszenzen, wenn man sie näher studiert. Es ist kein Zweifel darüber, daß sie bei Kindern mit Verdauungsausschlägen, mit Prurigo, Pedikulosis öfters gesehen wird als bei Kindern mit ganz intakter Haut. Man sieht sie jedoch auch an Stellen, wo der kratzende Finger nicht hingelangen kann, doch darf man nicht darauf vergessen, daß der Kratzeffekt durch fremde Hände verursacht werden kann. In Analogie mit der Lokalisation des Blatternexanthems an Stellen, die einem besonderen Reiz ausgesetzt sind, wäre es denkbar, daß hier derselbe Vorgang vorliegt und daß sich der Erreger in der Haut dort ansiedelt, wo ein derartiger Reiz ihn dazu veranlaßt. Daß solche Reize eine Rolle spielen, werden wir bei Besprechung derselben Erscheinung auf kranker Haut sehen.

Es scheint aber auch, daß manche Vakzinen eher Veranlassung zum Auftreten der Generalisierung auf der Haut geben als andere. So war diese Generalisierung aus der Zeit der Variolation allgemein bekannt, sie ist später auch bei Verwendung humanisierter Vakzine häufiger beobachtet worden und tritt auch heute noch auf, insbesondere nach Gebrauch kräftiger, nicht entsprechend verdünnter Lymphe. Höchstwahrscheinlich spielen auch noch andere Faktoren eine Rolle, darunter in erster Linie die Disposition des Impflings, denn die Erscheinung ist auch nach Gebrauch von Lymphen zu beobachten, die gerade noch als wirksam zu bezeichnen sind.

Die Topographie der generalisierten Vakzina ist ebensowenig gesetzmäßig wie die der übrigen polymorphen vakzinalen Exantheme. Der Ausschlag tritt regellos auf den verschiedensten Stellen des Körpers auf, charakteristisch für ihn ist, daß er meines Wissens nur auf dem Höhepunkt des vakzinalen Prozesses, frühestens einen Tag vor dem Tage der Nachschau, auftritt, daß er nicht selten in Schüben erscheint, so daß die einzelnen Effloreszenzen, an einem bestimmten Tag betrachtet, morphologisch nicht gleichwertig sind. In ihrem Verlauf bieten die aufgeschossenen Bläschen das Bild der revakzinalen Effloreszenz mit ihrer überstürzten Entwicklung, sie trocknen rasch ein und sind am vierzehnten bis sechzehnten Tage ohne Bildung einer Narbe verschwunden.

In differential-diagnostischer Hinsicht könnte der an sich — normale Haut vorausgesetzt — meist ganz belanglose Ausschlag mit Varizellen verwechselt werden. Die Entscheidung darüber wird bei etwaigem Zweifel dadurch sehr erleichtert, daß Varizellen selten als Einzelfälle auftreten. Während einer Epidemie wäre eine Verwechslung möglich. Schließlich käme noch die Variolois in Betracht, für welche die Anamnese, die über Impfnarben berichtet, sprechen müßte.

Experimentell läßt die Vaccina generalisata im Stiche. Die Paulsche Reaktion fällt fast stets negativ aus, die Implantation des Virus auf Kaninchen ist zwar oft versucht worden, darüber weiß man aber nichts Endgültiges, auch ist es mir nicht bekannt, ob sich in den Vesikeln Paschen-Körperchen nachweisen lassen. Man könnte schließlich noch mit dem Vesikel- oder Pustelinhalt Versuche an allergisch gewordenen Tieren oder Menschen anstellen.

Auch bei Wiederimpfungen kommen polymorphe, nach meinen eigenen Beobachtungen, meist urtikarielle Exantheme vor, die mit den Impfstellen in Zusammenhang stehen. Ein eigenartiges, urtikarielles Exanthem, welches von einer großen, flachen Pustel am Unterarm nach Art einer Lymphangitis über die Ellbogenbeuge gegen den Oberarm zustrebte, konnte ich an mir selbst demonstrieren. Ein ähnlicher Fall betraf eine Angestellte der Anstalt, die nach einem Stich mit einer Lymphkapillare in die Finger-Kuppe von dort ausgehend entlang der Streckersehnen des Mittelfingers ein urtikarielles Exanthem zeigte. Eine halbe Stunde nach der Untersuchung machte mich die Frau auf ein Jucken im Ellbogengelenk aufmerksam. Es war dort plötzlich mit einer der Urtikaria eigenen Geschwindigkeit ein mehr als handbreites Exanthem wie am Handrücken aufgeschossen. Die Verbreitung erfolgte also hier zentripetal von der infizierten Stelle aus.

Wie bei der kutanen Impfung gibt es auch bei der subkutanen und intrakutanen Abweichungen vom durchschnittlich beobachteten Verlaufe. Ich bin für meine Person nicht davon überzeugt, daß alle hier möglichen Abweichungen schon bekannt sind. So schildern z. B. L e i n e r und F r a n - k e n s t e i n den Ablauf der mit dieser Impfmethode erzielten vakzinalen Reaktion verschieden. F r a n k e n s t e i n kennt bei seinen Impfungen keinen Unterschied zwischen der Primär- und der Hauptreaktion, offenbar gingen die zwei Reaktionen ineinander über, weil er mit stärkeren Lymphen arbeitete. Ein nach meinen eigenen Beobachtungen ziemlich oft vorkommendes Ereignis ist das Durchbrechen des Infiltrates nach außen, wenn das Lymphe-Depot zu hoch abgelagert ist oder wenn zu kräftige Lymphen verwendet werden. Der erstgenannte Mißstand läßt sich bei richtiger Technik vermeiden, der zweite lange nicht so sicher ausschalten, weil es bei den verschiedenen Lymphen erst der Erfahrung an einigen Impflingen bedarf, um festzustellen, welche die geeignete Verdünnung ist und ob die bestellte Lymphe den Erwartungen entspricht. Seit der Verwendung von standardisierten Trockenimpfstoffen ist dieser Übelstand beseitigt.

Unter den polymorphen Exanthemen nach intrakutaner Einverleibung des Virus ist auch die generalisierte Vakzina beobachtet worden.

T h e r a p e u t i s c h ist eine Beeinflussung sämtlicher Erscheinungen des generalisierten Virus — immer normale Haut vorausgesetzt — nicht nötig. Ihrer Natur nach sind sie flüchtig, es kann also ihr baldiges Verschwinden in Aussicht gestellt werden. Die Bläschen und Pustelchen der genannten Vakzina trocknen bald ein und verschwinden restlos oder mit Hinterlassung einer Spur von Pigment. In einem schwereren Fall von generalisierter Vakzina erzielte D i c k m a n n (Med. Welt 1929) einen raschen Erfolg und Abfall des hohen Fiebers durch intramuskuläre Injektion von Serum der zweimal geimpften Mutter.

**5. Allgemeine Erscheinungen.** Einiges darüber ist bereits in früheren Abschnitten erwähnt worden. Hält das Fieber über den Höhepunkt der vakzinalen Reaktion hinaus an, so dürfte eine Komplikation vorliegen. Je nach der Reaktionsfähigkeit des Individuums kommt es hier zu verschiedenen Abstufungen, auch ohne daß besonders kräftige Lymphen verwendet werden. Die Reduktion der früher gebräuchlichen vier auf drei oder zwei Impfschnitte hat kaum eine Änderung in der Fieberkurve zur Folge. Eine solche ist jedoch feststellbar, wenn auf e i - n e n Impfstrich heruntergegangen wird, wobei die in einem solchen Falle entstandene Pustel größer zu sein pflegt. Anämische, ältere, schwächliche Impflinge weisen geringere Temperaturschwankungen auf. Bei höherem Fieber zeigen sich mitunter Reizerscheinungen, die noch nicht als Komplikationen im engeren Sinne aufzufassen sind; dazu gehören Anginen, Nasenbluten, Erbrechen und Konvulsionen. Von letzteren soll später noch die Rede sein. An der Grenze dürfte die Eiweißausscheidung im Harn stehen. Geringe Grade von Albuminurie werden nicht selten beobachtet. Es darf das nicht Wunder nehmen, ist doch der Erreger — beim Tier wenigstens — im Harn nachweisbar.

## C. Komplikationen im Ablauf der Vakzina beim Erst- und Wiederimpfling.

### I. Durch den Vakzina-Erreger bedingte Komplikationen.

**1. Sekundäre Vakzina-Effloreszenzen auf gesunder Haut.** Verschleppt der Impfling Vesikel- oder Pustelinhalt, sei es mit der Hand, mit Hilfe irgendeines Wäschestückes oder auf andere Art, oder wird ihm der Inhalt seiner eigenen Bläschen oder Pusteln durch Pflegepersonen inokuliert, so kommt es zur Bildung von sekundären Effloreszenzen, zu sogenannten s e k u n d ä r e n  V a k z i n a e f f l o r e s z e n - z e n, die dem Gesetze der Sukzessiv-Impfungen gehorchen, d. h. also, sie werden um so besser und vollständiger entwickelt sein, je früher sie verpflanzt wurden, bzw. es wird diese Verpflanzung um so weniger Folgen haben oder wirkungslos bleiben, je näher der Zeitpunkt der Verpflanzung dem Eintritte der Immunität steht. Das gilt auch mutatis mutandis für die Wiederimpflinge, bei denen man sekundäre

Vakzinaeffloreszenzen nicht nur deshalb seltener sieht, weil sie erwachsener und vorsichtiger sind (Abb. 37).

a) Überall können sekundäre Vakzinaeffloreszenzen auftreten! Am Gesicht beobachten wir sie, an den Augen als Lidrandvakzina. Hier ist es wohl hauptsächlich der ekzematöse Lidrand, der den geeigneten Boden dafür abgibt, aber auch ohne Ekzeme kommt es dazu. Die anatomische Beschaffenheit dieses Gewebes bietet offenbar sehr gute Vermehrungsmöglichkeiten für den Erreger, es kommt sehr rasch zur Pustelbildung mit mächtigem Ödem der Lider, welche oft derart anschwellen, daß die Lidspalte nicht geöffnet werden kann. Unter dem Einfluß der Tränensekretion und mechanischer Insulte (kratzen, wischen) kommt es zu Geschwüren, zu Kontaktinfektionen auf dem andern Lid. Greift der Prozeß auf die Konjunktiva über, so kann es dort zu starker Sekretion und zur Bildung fibrinöser Massen kommen, die den Bulbus wie mit einem Abguß abschließen und sich mit einer Pinzette abheben lassen.

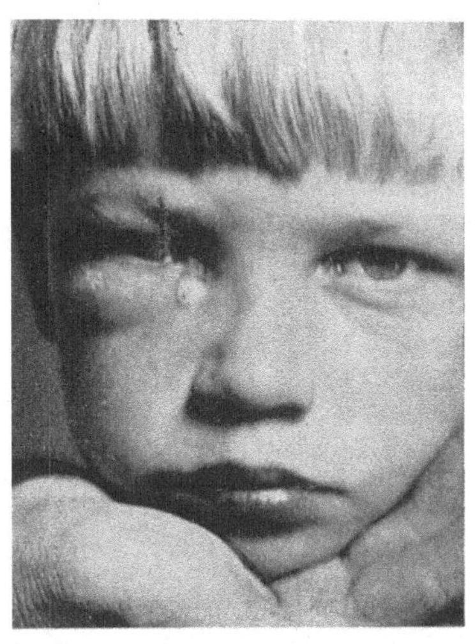

Abb. 37. Sekundäre Vakzinaeffloreszenz am inneren Augenwinkel.

Ein derartiger Fall betraf eine Großmutter, die mit ihrem frisch geimpften Enkelkinde im gleichen Bette geschlafen hatte. Bei der Aufnahme zeigten sich die Lider der Großmutter stark gerötet und geschwollen, bretthart infiltriert, die Lidspalte geschlossen, ein fleischwasserartiges Sekret absondernd. Am oberen und unteren Lidrande Pustelbildung. Die Bindehaut stark verdickt und mit schmutzigen, grau-weißlichen Membranen bedeckt. Die Dorsalfläche der Bindehaut ziemlich fest mit der glasigchemotischen Bulbus-Bindehaut verklebt. Die Hornhaut, besonders in der unteren Hälfte, diffus grau getrübt. Submaxillar- und Präaurikulardrüsen geschwollen. Etwa am zehnten bis zwölften Tage p. infect. leichte Besserung. Zwischen Lid und Bulbus eine dicke, fibrinöse Membran, die sich wie ein Abguß vom Bulbus abheben läßt. In diesem konnten massenhaft Paschen-Körperchen nachgewiesen werden. Einige Tage darauf zeigte sich ein Hypopyon. Etwa siebzehn Tage p. infect. waren die Lidrandpusteln ohne Narben abgeheilt. Die Patientin zeigte jedoch im Konjunktivalsack starke Narbenbildung. Von der Hornhaut war nur das obere Drittel relativ klar mit zahlreichen Gefäßsprossen. Visus: Fingerzählen in dreiviertel Meter.

Werden die Hornhautgeschwüre (K e r a t i t i s  v a c c i - n i e a) nicht sekundär infiziert, so heilen sie in der Regel binnen kurzer Zeit. Sekundäre Infektionen führen zu Iritis mit Synechien, Hornhauttrübungen, ja auch zu Panophthalmie.

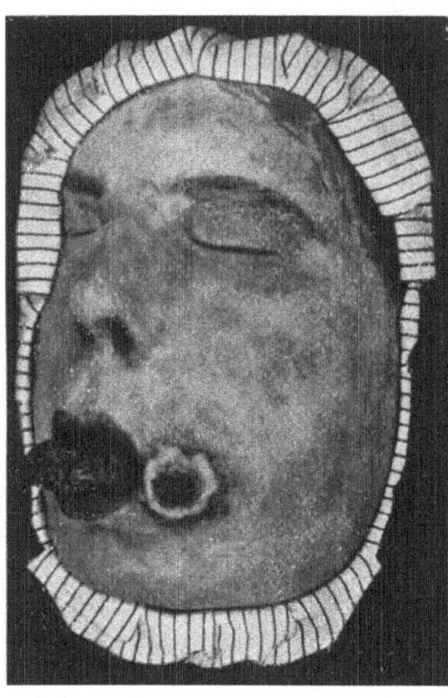

Abb. 38. Sekundäre Vakzinaeffloreszenzen im Mundwinkel und auf der Zunge (Moulage).

Die Therapie ist die, wie sie ohne Infektion mit Vakzine geboten war. Im obigen Falle wurde ein Festhaften der Membranen durch Borvaseline und die Bildung von Synechien durch Atropin verhindert. Man könnte auch einen Versuch mit antivakzinalem Serum machen, den ich hiemit empfehlen möchte[1].

b) D a s  O h r, oder besser gesagt der S u l c u s  r e - t r o a u r i c u l a r i s, bilden nicht selten den Sitz sekundärer Vakzinaeffloreszenzen. In solchen Fällen ist die retroaurikulare Drüse geschwollen, die Therapie besteht im Einstauben mit Streupulver. Nach dem zwölften bis vierzehnten Tag ist auch hier sichere Abheilung zu prognostizieren, wenn nicht sekundäre Infektionen dazukommen. Je nach der Größe, oder besser gesagt, nach der Tiefe des Prozesses richtet sich das Aussehen der verbleibenden Narbe.

c) Wie am Ohr können vakzinale E f f l o r e s z e n z e n auch auf der N a s e (Nasenbohren!) und den Nasenlöchern vorkommen.

---

[1] Ein derartiges Serum (Kaninchen oder Rind) könnte von der Bundesstaatlichen Impfstoffgewinnungsanstalt in Wien angefordert werden.

d) **Am Mund, auf den Lippen**, ja selbst auf **der Zunge** sind sekundäre Vakzinapusteln öfter beschrieben worden (Abb. 38).

**Auf den Schleimhäuten** sieht man nach vakzinaler Infektion nur selten Bläschen oder Pusteln. Sie waren ursprünglich sicher da. Ihre zarte Decke ist aber bald eingerissen und so bieten sich nur etwa linsengroße, mitunter größere weißlich oder graugelbe, mißfarbige, schmierige Beläge dar, die beim Abwischen mit einem Tupfer leicht bluten und schmerzhaft sind. Sie heilen nach indifferenter Behandlung bald ab.

e) **Der übrige Körper** hat gewisse bevorzugte Stellen, die man immer wieder infiziert sieht. In erster Linie die **Geschlechtsteile** und der **Anus**. Oxyuren, Intertrigo und andere Reize an diesen Stellen sind schuld daran, daß die Impflinge mit dem kratzenden Finger Erreger übertragen. Die zarte Haut und multiple Kratzeffekte verursachen an diesen Stellen das gehäufte Auftreten

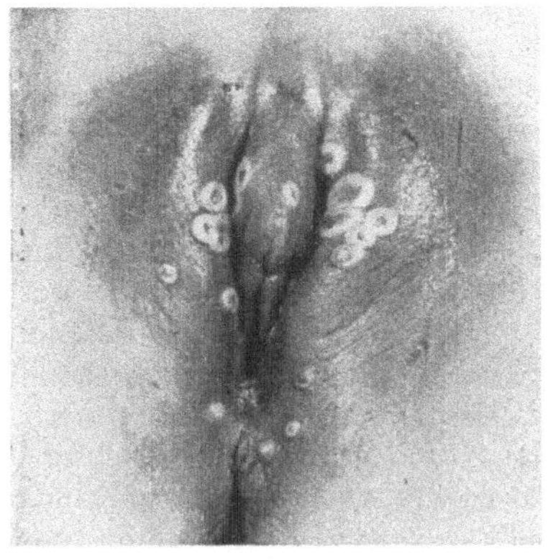

Abb. 39.   Sekundäre Vakzinaeffloreszenzen auf dem kindlichen Genitale.

von vakzinalen Effloreszenzen, für die das bereits weiter oben Gesagte gilt. Die Behandlung besteht in der Beförderung des Eintrocknens und Verhinderung sekundärer Infektionen. Hier kann auch ein desinfizierendes Streupulver, am besten Dermatol, verwendet werden (Abb. 39).

**2. Übertragung der Erreger auf andere Personen.** Mitunter werden auch diese Fälle zu den sekundären gerechnet. Diese Bezeichnung ist jedoch dann nicht zutreffend, wenn die primäre Vakzina einen anderen Träger hat. **Kumer** hat deshalb diese Fälle auch sehr richtig als **Vaccina inoculata** beschrieben, eine Bezeichnung, die ich auch bisher angewendet habe. Vielleicht wäre es aber noch zweckmäßiger, sie als **Vaccina translata** zu bezeichnen und damit die Übertragung von einem auf ein anderes Individuum zum Ausdruck zu bringen. Für sie gilt alles, was über die sekundären Vakzinaeffloreszenzen gesagt wurde. Sie wird nicht selten beobachtet, wenn in einer Familie frisch geimpfte Kinder mit ungeimpften spielen oder wenn die Pflegepersonen sich derselben Handtücher, Schwämme oder desselben Badewassers bei der Reinigung von Geimpften und Ungeimpften bedienen.

## II. Durch pathologische Veränderungen der Haut oder durch andere Erreger mitbedingte Komplikationen des typischen Ablaufes der Vakzina.

1. **Verbrennungen.** Von den vier Graden der Verbrennung kommt der erste Grad, der lediglich zu einem Erythem ohne Kontinuitätstrennung der Haut oder Gefahr einer solchen führt, nicht in Betracht. Sind einmal Blasen vorhanden und sind sie eingerissen, so ist ihr Boden, der mit tiefer gelegenen Schichten des Epithels bedeckt ist, ein ausgezeichneter Nährboden für das Wachstum des Erregers.

Er verbreitet sich rapid und überzieht den entblößten Papillarkörper mit einem gelben Rasen, der den Eindruck einer ihrer Decke beraubten Pustel macht. Am Rande des verbrannten und vakzinal infizierten Bezirkes kommt es zum Aufschießen von Pusteln und bei massenhafter Aufnahme des Erregers auch zur Entwicklung von vakzinalen Effloreszenzen aller Entwicklungsstadien und in Schüben. Ein Fall dieser Art betraf eine alte Frau mit ausgedehnten Verbrennungen, der letal endete. Auch in solchen Fällen vakzinal infizierter Brandwunden würde ich vor Anwendung anderer auch sonst gebräuchlicher Mittel die Behandlung mit antivakzinalem Serum anempfehlen.

2. **Pedikulosis.** Der Stich der Läuse verursacht durch Einverleibung des Speicheldrüseninhaltes juckende, urtikariaartige Papeln und in sekundärer Linie Ekzem. Der kratzende Finger des Impflings, der mit Vesikel- oder Pustelinhalt infiziert ist, verpflanzt die Erreger auf die verschiedensten Stellen des Kopfes, es kommt hier zum Aufschießen von sekundär entstandenen Vakzinaeffloreszenzen, für die das schon vorher Gesagte gilt.

3. **Prurigo und Skabies.** Nicht selten sieht man pruriginöse oder mit Skabies behaftete Kinder geimpft. Ist der Ausschlag auf die unteren Extremitäten, die Kreuzbein- oder Gesäßgegend, beschränkt, so hängt es von einem Zufall ab, ob der Vesikel- oder Pustelinhalt darauf übertragen wird. Wesentlich größer ist die Gefahr,

wenn der Ausschlag auf den Streckseiten der Oberarme sitzt. Die Möglichkeit einer Übertragung von der Impfstelle her ist bei dem oft kaum zu überwindenden Juckreiz eine sehr große. Man soll daher derartige Individuen gar nicht impfen. Ob durch intrakutane oder subkutane Impfung die Gefahr einer Übertragung vollkommen vermeidbar ist und ob nicht der auf dem Wege der Blutbahn verbreitete Erreger an Stellen besonderen Reizes zur Lokalisation gezwungen wird, ist nicht sicher vorauszusagen, aber durchaus möglich. Es bleibt hier aber e i n e Gefahrenquelle aus, das ist das lokale, kutane Depot des Erregers auf der Impfstelle, von dem aus ständig direkte, nicht hämatogene Keimverschleppungen stattfinden können (Abb. 40).

4. Impetigo contagiosa. Infektionen von Impetigo waren in früherer Zeit häufig, als noch von Arm zu Arm geimpft wurde. Die Gefahr einer gleichzeitigen Insertion von Streptokokken mit dem Vakzinaerreger kann schon deshalb ausgeschlossen werden, weil in den abgelagerten Vakzinen Streptokokken nicht lange lebensfähig bleiben. Immerhin kann es vorkommen, daß Impfstellen sekundär mit Impetigo infiziert werden. Man findet dann eine ungewöhnlich große Blase, der die Merkmale der Vakzinavesikel oder -pu-

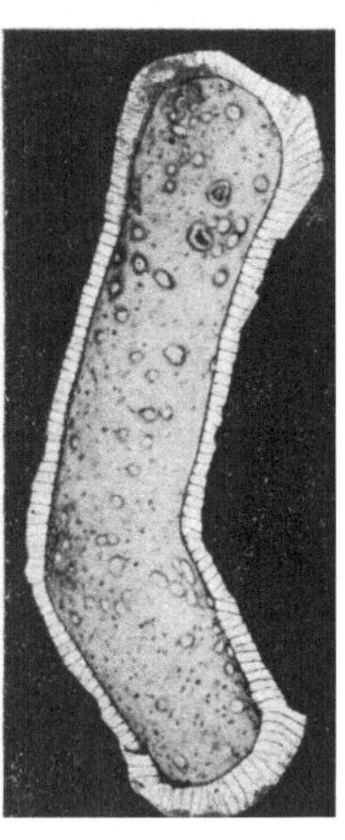

Abb. 40. Prurigo und Vakzina (Moulage).

stel fehlen. Von dort aus kann das Kontagium weiter vertragen werden, wodurch es zu multiplen, doppelt mit Vakzinaerregern und mit Streptokokken infizierten Blasen kommen kann. Reißt die Pusteldecke ein, so gibt es eine Geschwürbildung mit starker Sekretion und Eintrocknen des Sekretes, welches mitunter Borken von drusenartigem Charakter bildet. Etwa vom zwölften bis vierzehnten Tage an nimmt der vakzinale Einfluß auf das entstandene Geschwür ab und es ist die für Impetigo fachärztlich empfohlene Therapie allein maßgebend.

**5. Pemphigus.** Auch die Infektion der Impfstellen mit Pemphigus vulgaris ist beobachtet worden. So beobachtete G i n s einen Fall, bei dem am achten Tage eine Erkrankung an Pemphigus ohne örtliche Beziehung zur Impfstelle begann. Die Erkrankung hatte eine Sepsis mit tödlichem Ausgang zur Folge. Andere Fälle wurden von französischer Seite beschrieben.

**6. Psoriasis vulgaris.** Wiederholt ist das Auftreten von Psoriasis sowohl bei Erst- als auch bei Wiederimpflingen nach Vakzination beobachtet worden. Eine Mobilisierung dieser Krankheit durch die Vakzina liegt durchaus im Bereiche der Möglichkeit. Es läßt sich aber vorläufig nicht feststellen, ob bei der Mobilisierung der Psoriasis lediglich der mechanische Reiz durch die Impfung (K ö b n e r sches Reizphänomen) eine Rolle spielt oder ob noch andere Faktoren in Betracht kommen. Es liegen aber nicht immer Rezidive vor, sondern die Krankheit tritt mitunter erstmalig nach der Vakzination auf. Nach verschieden langer Zeit p. v. beginnt sie meist ausgehend von den Impfstellen mit den bräunlich-gelben Epithelpapeln, welche sich in einigen Tagen mit einer festsitzenden Epidermisschuppe bedecken und in bekannter Mannigfaltigkeit weiterentwickeln. Von der Impfung sind Kranke und der Psoriasis verdächtige Fälle zurückzustellen.

**7. Trichophytie.** Sehr selten scheinen die Fälle von Übertragung einer tierischen T r i c h o p h y t i e auf den Menschen zu sein. In der Literatur finden sich nur die Fälle, die d e G r e g o r i o (Ann. Derm. et Syph., VII Ser. Tom. V Nr. 9 v. Sept. 1934) beschreibt. In einem weiteren Berichte wird auf die Häufigkeit des Vorkommens derartiger Trichophytien bei Rindern hingewiesen, was hauptsächlich für die Erzeuger von Impfstoffen von Wichtigkeit ist. Im konkreten Falle beobachtete d e G r e g o r i o im Februar 1933 einen neunzehnjährigen Patienten, der auf der Außenseite seines Oberarmes eine schuppende, erythematöse, vollkommen runde Stelle von etwa 10 mm Durchmesser aufwies, auf deren scharf abgegrenztem Rande feine Bläschen standen. Dieser Kranke war vor zwei Monaten gegen Blattern geimpft worden. Die Hautaffektion wurde zuerst verkannt und nicht richtig behandelt. Nach drei Tagen erschien der Patient neuerlich, eine wesentlich größere Stelle war befallen und an der Peripherie zeigte sich ein Kranz von reichlichen Bläschen. Um dieselbe Zeit hatte der Autor Gelegenheit, zwei neue Kranke mit ähnlichen Hautveränderungen auf derselben Stelle zu beobachten, die nunmehr den Verdacht auf Trichophytie erweckten, ein Verdacht, der mikroskopisch durch den Befund von Sporen und Myzelfäden bestätigt wurde. Im ganzen fanden sich 23 Kranke, die sich ihrem klinischen Aspekt nach in drei Gruppen gliederten, und zwar zwei Fälle einer T r i c h o p h y t i e h e r p e t i s c h e r  F o r m, zehn Fälle einer r e i n e n T r i c h o p h y t i e und e l f  F ä l l e, d i e  l e i c h t  a l s I m p e t i g o angesehen werden konnten. Die Entwicklung des Krankheitsbildes war eine sehr langdauernde. Die Kranken waren in der zweiten Hälfte des Monats Dezember geimpft worden, die ersten Läsionen traten im Februar auf. Überall wurde das T r i c h o p h y t o n  f a v i f o r m e d i s c o i d e s gefunden. Die Mehrzahl der Fälle heilte nach Behandlung mit Jodtinktur, die anderen nach Behandlung mit einer Salbe, die mit Chrysophansäure bereitet war.

8. Ekzeme. Verhältnismäßig häufig wird der Ablauf der Vakzina durch ein Ekzem kompliziert. P e r s o n e n,  w e l c h e  a n  E k z e m e n  l e i d e n,  s o l l t e n  n i c h t  g e i m p f t  w e r d e n, weil selbst vollkommen abgelaufene Ekzeme durch die Impfung nicht selten mobilisiert werden und rezidivieren können. Wenn wir uns den Ablauf der Veränderungen in einer ekzematösen Haut im allgemeinen vorstellen als primäre Epithelläsion, nervösen Reflex, Vasomotorenerregung, Hyperämie, Exsudation, Ödemeinbruch in die Oberhaut-Spongiose, Höhlen- und Bläschenbildung, so sind damit alle Vorbedingungen für eine flächenhafte Ausbreitung des Erregers, für seinen Eintritt in den Blutkreislauf auf breitester Basis gegeben. E i n  v a k z i n i e r t e s E k z e m  i s t  d e s h a l b  a l s  e i n e  s c h w e r e  E r k r a n k u n g  a u f z u f a s s e n und sein Ausgang ist, abgesehen von der jeweiligen allgemeinen Disposition des Individuums, abhängig von seinem Immunitätszustand, wenn es sich um einen Wiederimpfling handelt, oder eine erst im Laufe der Vakzina erfolgte Sekundär-Infektion mit dem Erreger dieser Krankheit. Wird ein in fast abgeheiltem oder im latenten Zustand befindliches Ekzem durch die erfolgte Vakzination aktiviert, so kommt es zu einer gleichzeitigen Entwicklung von vakzinalen Effloreszenzen auf den Impfstellen und an verschiedenen anderen Stellen, meist aber in der Umgebung der Impfstelle. Das bestehende Ekzem beginnt aufzuleben, die pathologischen Stellen beginnen zu schwellen, ödematöse Durchtränkung macht sich bemerkbar

und in kürzester Zeit ist die ekzembedeckte Fläche von eiternden, gelben Blasen überzogen, an denen sich sehr bald die Bildung von Krusten zeigt; unter ihnen staut sich das Sekret. Da und dort quillt es unter Abhebung der darüberlagernden Borken zu Tage, trocknet ein und bildet seinerseits wieder gelbliche Borken. Die veränderten Hautpartien haben, wenn man von ihren Rändern und von dem ganz spezifisch vakzinalen Geruche absieht, nichts an sich, was auf eine Vakzinainfektion schließen läßt. Die Ränder jedoch verraten sofort die wahre Natur des vorliegenden Prozesses, sie sind mit Pusteln übersät, die vollkommen den Vakzina-Variola-Pusteln gleichen. Diese Pusteln begrenzen girlandenartig die stark nässenden Ränder der ekzematösen Stellen, konfluieren und schieben sich immer weiter in die gesunde Haut vor. Allmählich, etwa vom zwölften bis vierzehnten Tage an, kommt der Prozeß zum Stillstand; das Fieber, das in solchen Fällen auf beträchtliche Höhe (40° und darüber) ansteigen kann, fällt ab und der Prozeß geht unter allmählich fortschreitender Vertrocknung in Heilung über, wenn nicht Sekundärinfektionen mit einem andern Erreger weitere Komplikationen schaffen. Die massenhafte Aussaat des Erregers, der auf weite Strecken bloßliegende Papillarkörper und die erweiterten Gefäße ermöglichen seinen Übertritt ins Blut in ungewöhnlichem Maße und in einer Intensität, die sonst nur bei Fällen von Variola beobachtet wird. Diese Aussaat bedingt es auch, daß der Erreger zu einer Generalisierung des vakzinalen Ausschlages Veranlassung gibt, daß also vakzinale Effloreszenzen auch an Stellen vorkommen, die keineswegs ekzematös verändert sind, sondern vollkommen normale Haut aufweisen. In einem noch näher zu besprechenden Falle konnte die Bildung von Vesikeln und Pusteln vom Beginne ihrer Entwicklung an, also aus der Tiefe der Kutis, sowie das Aufschießen vakzinaler Effloreszenzen bis zur vollen Ausbildung etappenweise verfolgt werden. Solche Fälle können einer Variola vera täuschend ähnlich sehen, wenn sie oberflächlich betrachtet werden. Ähnlich verläuft der Prozeß auch, wenn ein, bei einer zweiten Person bestehendes, Ekzem von einem Impfling aus infiziert wird. Diese Fälle von Vaccina translata auf ekzematösen Angehörigen der Familie oder auf Spielgenossen usw. gehören zu den häufigeren der Praxis.

Glücklicherweise erfolgt die sekundäre Infektion von Ekzemen nicht immer gleichzeitig mit dem Aufschießen der

vakzinalen Effloreszenzen und je später diese Infektion er-
folgt, desto günstiger sind die Aussichten auf Heilung. Es
ist sicher auch die nachfolgende Generalisierung des Vakzina-
Ausschlages in hohem Maße von dem Immunitätsgrade des
Befallenen abhängig; sie wird dort reichlicher sein und ein
Krankheitsbild ähnlich der Variola vera vortäuschen können,

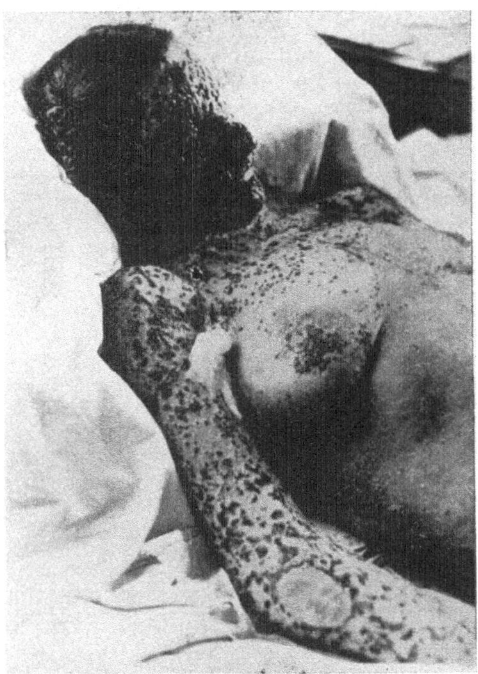

Abb. 41. Eccema vaccinatum. Exsikkationsstadium.

wo die Infektion in frühen Stadien der Entwicklung der vakzinalen Effloreszenzen auf der Impfstelle oder gar gleichzeitig mit diesen erfolgte. Von diesen, aller Abstufungen
fähigen, Verhältnissen hängt es wahrscheinlich auch ab, ob
die aufschießenden vakzinalen Eruptionen tiefer oder oberflächlicher sitzen, ob also tiefere, flachere oder nahezu gar
keine Narben hinterbleiben. Nur so erklärt sich der schein-
bare Widerspruch in den Berichten der Autoren.

Einen Fall dieser Art, der auch aus sanitätspolizeilichen Gründen
ein gewisses Aufsehen erregte, möchte ich als Schulbeispiel für diese
Komplikation der Vakzina kurz beschreiben (Abb. 41).

Die Frau eines Kammerdieners litt seit ihrem dreizehnten Lebensjahr an einem chronischen, ausgebreiteten Ekzem. In der Jugend war sie nie geimpft worden, später unterließ man es mit Rücksicht auf die bestehende Hautkrankheit. Am 30. Mai 1929 wurde das vierjährige Kind der Frau geimpft. Das Kind kratzte seine Pustel auf, sie sezernierte. Die Frau wusch regelmäßig die Wäsche des Impflings. Am 16. Juni erst leichtes, dann stärkeres Fieber und Aufschießen einiger „Pusteln" perioral. Am 17. Juni waren Gesicht und Hals voll von Pusteln, doch konnten die Augen noch geöffnet werden. Am 18. traten reichliche Pusteln an den Extremitäten und vereinzelte am Stamm auf, die Augen konnten nicht mehr geöffnet werden. In diesem Zustande kam die Frau auf die Hautabteilung eines Krankenhauses. Der Abteilungschefarzt hatte Bedenken und ließ einen Facharzt kommen, der den Fall als Blatternfall bezeichnete. Eine genauere Besichtigung zeigte im Bereiche des ganzen Körpers ein Exanthem, dessen primäre, an der Haut des Bauches und des Rückens und der Innenseite der Arme stehende Morphe eine etwas über linsengroße, kreisrunde oder rundbogig begrenzte, über das Niveau der Haut erhabene, meist zentral napfförmig gedellte, gelbliche Pustel mit eitrigem, ziemlich zähem Inhalt war. Stellenweise, besonders am Rücken, fehlte die Pusteldecke und es zeigte sich das nackte Rete Malpighi. Im Bereiche des Kopfes, Halses und der rechten Extremitäten, insbesondere an der Außenseite des rechten Oberschenkels, waren die Effloreszenzen zu großen, aus schmutziggelben, eitrigen Krusten bestehenden Plaques konfluiert. Am Hals waren diese Krusten abgehoben und waren große, girlandenartig begrenzte, stark nässende Exkoriationen zurückgeblieben. An den Handtellern und Fingern waren links drei, rechts vier einzeln stehende Effloreszenzen sichtbar. Die fest und derb in der Tiefe der Haut sitzenden Pusteln hatten an diesen Stellen einen typisch variolösen Charakter.

Die Haut des Stammes zeigte, soweit sie zwischen den Effloreszenzen sichtbar war, eine auffallende, ins Violette spielende, rötliche, jedoch nicht livide Verfärbung, die wohl als konfluierende Area zu deuten war. Die Effloreszenzen waren am reichlichsten im Gesicht, am Hals und auf der Schulter, ferner am rechten Oberschenkel hinten außen und an der rechten Tibiakante, geringer an den übrigen Extremitäten. Am spärlichsten waren sie am Stamm, wo sie in ziemlich großen Abständen isoliert standen. Sie hatten dort und an der Innenfläche der beiden Arme das Aussehen typischer Variolapusteln im Suppurationsstadium. Nur perimammillär fanden sich größere Plaques. Der Rücken war sehr wenig befallen. Das Bild dieses Exanthems entsprach bei o b e r f l ä c h l i c h e r Betrachtung dem der Variola vera. Und doch zeigte das Gesamtbild dem Variola-Kenner, daß der Fall als Eccema vaccinatum mit folgender generalisierter Vakzina zu beurteilen sei, was auch der Verlauf bewiesen hat. Die Asymmetrie des Exanthems, die girlandenartig begrenzten, nässenden Exkoriationen, die unbegründete Häufung von Plaques waren es, die den Ausschlag auf den ersten Blick als für Variola atypisch erkennen ließen. Bei Entnahme von Sekret und Pustelinhalt ergab sich ein positiver P a u l scher Versuch.

Das Exanthem wurde mit gesättigter Permanganatlösung behandelt, das Sekret abgetupft und mit 3 % acid. boric. befeuchtet. Spannende Stellen der Haut wurden mit Borvaseline behandelt. Am 26. Juni war der Fall bereits soweit erholt, daß eine Heilung zuversichtlich erwartet werden konnte.

Nehmen wir an, daß die Frau am Tage, an dem sie zum ersten Male zu fiebern begann, also am 16. Juni, vier Tage post-inf. hinter sich hatte, so können wir auch hier sagen, daß etwa zwölf Tage nach erfolgter Infektion eine zusehende Besserung zu beobachten war. Der kritische Punkt in solchen Fällen liegt also zwischen dem zwölften bis vierzehnten Tag. Steigt das Fieber mit höheren Temperaturgraden weiter an, so liegt eine zweite Infektion (höchstwahrscheinlich mit Eiterkokken) vor und der Ausgang wird zweifelhaft. Die Frau hatte aber die schwere Vakzinainfektion glatt überstanden, die zurückgebliebenen Narben waren verhältnismäßig flach und das Ekzem zeigte eine nicht unwesentliche Besserung, wie es sich später zeigte.

Fassen wir das, was wir über die generalisierte Vakzina und ihre Beziehungen zum Eccema vaccinatum wissen, kurz zusammen, so können wir sagen:

1. Es ist experimentell nachgewiesen, daß der Vakzinaerreger nach seiner Einverleibung oder nach seinem Eindringen in den Körper im Säftestrom kreist.

2. Aus diesem Grunde besteht theoretisch die Möglichkeit, daß dieser Erreger bei jedem Geimpften das Bild der generalisierten Vakzina zeigt.

3. Erfahrungsgemäß ist aber dieses Krankheitsbild trotz der zahllosen, nach gleicher Methode und mit der gleichen Lymphe durchgeführten Impfungen nur sehr selten zu beobachten.

4. Es bedarf somit einer besonderen Disposition des betroffenen Individuums.

5. Diese Disposition ist bei Verimpfung virulenter Lymphen und Lymphen mit hohem Titer eine größere: Hiefür sprechen das häufigere Auftreten dieser Erscheinung mit frisch aus Variolafällen herausgezüchteten Stämmen und mit der Variolation. Die zur generalisierten Vakzina erforderliche Disposition ist nicht identisch mit der Veranlagung zu ekzematösen Erkrankungen. Hiefür spricht die große Anzahl von Ekzematösen, die trotz ihres Zustandes geimpft werden konnten, ohne an generalisierter Vakzina zu erkranken, und verschiedene vollkommen gesunde Kinder mit völlig intakter Haut, bei denen nach der Impfung eine generalisierte Vakzina festzustellen war.

6. Das Eccema vaccinatum muß also nicht zur generalisierten Vakzina führen, aber auch der Ekzematöse kann die dafür nötige Disposition besitzen.

7. Logischerweise kann auch beim Ekzematösen eine virulente Lymphe leichter eine Generalisierung verursachen.

8. Die besondere Disposition oder besondere Eigenschaften des Erregers können fehlen und doch kann es beim Ekzematösen zu generalisierter Vakzina kommen, wenn bei ausgebreitetem Eccema vaccinatum enorme Mengen von Erregern in den Säftestrom gelangen.

9. Der Verlauf und die Prognose des Eccema vaccinatum sind von dem jeweiligen Impfzustande des Trägers und von der Virulenz der infizierten Lymphe abhängig.

10. Das Ausbleiben eines Eccema vaccinatum kann bei intra- oder subkutaner Impfung nicht mit Bestimmtheit vorausgesagt werden.

**9. Vakzina und pyogene Infektionen.** Die meisten Komplikationen des typischen Ablaufs der Vakzina gehören in diese Gruppe. Sie nehmen in der Statistik der Impfschäden den breitesten Raum ein und haben in der Zeit, als noch von Arm zu Arm geimpft wurde, und in der vorbakteriologischen Ära eine noch wesentlich größere Rolle gespielt als heute. Sie sind nicht direkt durch die Lebenstätigkeit des Erregers der Vakzina verursacht; diese schafft vielmehr nur das Substrat, auf dem fremde Kräfte ihren Einfluß geltend machen.

Ihrer Entstehung nach sind diese Komplikationen zweifacher Natur: Erstens entstehen sie p r i m ä r, d. h., gleichzeitig mit der Vakzina-Infektion wird auch einer der Eitererreger in die Impfstelle eingeimpft; zweitens entstehen sie s e k u n d ä r, d. h., erst im Verlaufe der Vakzina kommt es zu einer Sekundärinfektion mit einem der Eitererreger.

Primär wäre die Infektion, wenn die Lymphe Eitererreger enthielte, die Haut des Impflings, das Impfinstrument (Lanzette oder Nadel der Spritze), wenn die Impfstelle unrein wäre (mangelhaftes Reinigen mit Alkohol, wiederholte Benützung des gleichen Tupfers zum Reinigen) oder wenn der Arzt infolge mangelhafter Asepsis selbst die Infektion von anderer Seite her vermittelt. Alle diese Möglichkeiten, die theoretisch zugegeben werden müssen, kommen praktisch kaum in Betracht, weil die Lymphen vor ihrer Abgabe geprüft werden müssen und nur solche abgegeben werden, die einen minimalen Keimgehalt aufweisen. Die in den Lymphen bisweilen enthaltenen, vom Impftier (Kalb, Jungstier) stammenden Kokken sind für den Ablauf der Impfung ohne Belang und starke Reaktionen, die mitunter auftreten, sind nicht auf

Rechnung dieser Kokken zu setzen. Die Frage, ob die in der Lymphe enthaltenen fremden Keime an dem Zustandekommen heftiger, auch das Allgemeinbefinden beeinflussender Reaktionen ausschlaggebend beteiligt sind, hat Impfanstalten und Behörden wiederholte Male eingehendst beschäftigt. Vor einiger Zeit, als anläßlich einer kleinen Blatternepidemie in Malmö, Schweden (Winter 1931 bis 1932), plötzlich Massenimpfungen erforderlich waren und im Gefolge dieser oft nicht lege artis ausgeführten Impfungen eine Anzahl von stärkeren Reaktionen beobachtet wurde, hat sich das Internationale Gesundheitsamt in Paris über Ersuchen der schwedischen Regierung mit der Frage befaßt und eine Rundfrage darüber an verschiedene Staaten gerichtet. Die deutschen Fachleute nahmen dazu folgende Stellung: Die Staphylokokken sind in den Lymphen ein so häufiger Befund, daß man unmöglich alle Lymphen, die solche Kokken enthalten, zurückweisen kann. Eine gute Impftechnik vorausgesetzt, ist die gelegentliche Anwesenheit von Staphylokokken ohne Bedeutung. (Off. intern. d' Hyg. publ. Juni 1933.)

Heftige Reaktionen können auch durch bakterienfreie Lymphen verursacht werden und nekrotisierende Eigenschaften sind ein Attribut virulenter Lymphen, insbesondere von Organlymphen.

Ebenso darf vorausgesetzt werden, daß heute jeder Arzt die Impfung als eine aseptische Operation ansieht und sich an die Regeln, die für solche Eingriffe gelten, hält.

Anders steht es mit den Infektionen, die sich u n m i t t e l b a r an den Impfakt anschließen, die daher als primär zu bezeichnende Komplikationen verursachen können. Hieher gehört das Aussaugen der Impfschnitte mit dem Munde, das Abreiben mit unreinen Lappen, das Anlegen von blasenziehenden Pflastern usw., Mittel, die geeignet sein sollen, den Impferfolg zu vereiteln.

In solchen Fällen kommt es zu F r ü h e r y s i p e l e n mit allen für diese Krankheit typischen Erscheinungen, die bereits in den ersten drei bis vier Tagen, also noch vor Entwicklung der vakzinalen Effloreszenzen, auftreten. Im Anschluß kann es zu einer F r ü h s e p s i s kommen. Differentialdiagnostisch ist bereits auf die schmerzhafte Rötung des Erysipels und auf die völlige Schmerzlosigkeit auch großer Areen hingewiesen worden. Zur Zeit ihrer größten Ausdehnung ist das vakzinale Fieber bereits gesunken, bei Erysipel nicht. Auch schuppt die Area ebensowenig wie die polymorphen Exantheme, worauf schon weiter oben hingewiesen wurde.

Wesentlich häufiger ist eine Sekundärinfektion mit Eitererregern. Durch irgendwelche Einflüsse kommt es zur Verletzung der Pusteldecke. Nicht selten sind pflegerische Maßnahmen, Verbände, Umschläge u. dgl., insbesondere zu kleine Pflasterverbände schuldtragend oder der Impfling kratzt mit dem eigenen Finger die Pustel auf und infiziert sie. Wird an der ihrer schützenden Decke beraubten Pustel mit unreinen Fingern manipuliert, wird nicht steriles Verbandzeug dazu verwendet, so kommt es zu Sekundärinfektionen. Die Pustel trocknet nicht ab, sie ist mit einem schmierigen, gelblich-grauen Belag bedeckt, sezerniert und geht mehr und mehr in die Tiefe. Nekrotische Fetzen stoßen sich ab und in der Pustelmitte sitzt festhaftend ein nekrotischer, mißfarbiger Pfropfen. Die regionären Lymphdrüsen schwellen stark an, sind schmerzhaft. Mitunter ziehen lymphangitische Streifen von der Impfstelle zu den Lymphdrüsen, die sogar als derbe Stränge fühlbar werden können. Die Impfpusteln haben sich auf diese Art zu Impfgeschwüren verwandelt, die am besten mit Lapissalbe oder mit dem Lapisstift behandelt werden. Schreitet der Prozeß fort und wird die zugehörige Lymphdrüse ergriffen, so kann sie vereitern und es liegt der Fall einer Lymphadenitis axillaris suppurativa vor, die fast stets ausheilt und sofort zur wesentlichen Besserung führt, wenn dem Eiter durch einen kleinen operativen Eingriff Abfluß geschaffen wird.

Nicht immer kommt es zu Impfgeschwüren im Falle sekundärer Eiterinfektionen. Es kann diese Infektion auch als Erysipel ablaufen, wir sprechen dann von einem Späterysipel, wenn es nach voller Entwicklung der Vakzina in Erscheinung tritt.

10. Vakzina und akute Exantheme. a) Vakzina und Variola. Zur Zeit von Blatternepidemien sieht man dieses Bild nicht selten. Massenhafte Impfungen werden vorgenommen. Die gesetzlichen Bestimmungen schreiben die Notimpfung vor. Unter den Impflingen finden sich Ansteckungs- und Krankheitsverdächtige, also Personen, die als schon infiziert anzusehen sind. Je nach dem Zeitpunkte des Zusammentreffens zwischen dem unveränderten Variolavirus und dem modifizierten Virus der Vakzina kommt es zu verschiedener

Entwicklung der beiden Effloreszenzen. Erfolgt die Impfung v o r der Infektion mit dem Variolavirus, so schützt sie sicher, es sei denn, daß ein besonders virulenter Variolastamm wirksam ist, der die entstandene Immunität durchbricht; dann kommt es zu dem Krankheitsbild der V a r i o l o i s, die Vakzinaeffloreszenzen sind voll entwickelt oder bereits im Abtrocknen.

Ebenso entsteht eine Variolois, falls die Impfung einige Tage p. i. mit Variola erfolgt. Je mehr sich die Vakzination dem Ende des Inkubationsstadiums der Variola nähert, desto besser sind die Aussichten für die Entwicklung eines typischen Variola-Exanthems. Die Impfung geht aber auch noch später an. S h a w, ein englischer Variolaexperte (mündliche Mitteilung), ist der Meinung, daß man sieben Tage von Beginn der Erkrankung der Variola an gerechnet noch mit Erfolg impfen kann, das Ergebnis sei aber eine abortive Entwicklung der Impfpustel. Wird der Patient erst im späteren Inkubationsstadium oder während des Prodromalstadiums der Variola geimpft, so geschieht es oft, daß auf der geimpften Stelle Pusteln aufschießen, die eine oberflächliche Ähnlichkeit mit Vakzinapusteln haben. Sie erweisen sich jedoch bei näherer Betrachtung als vollkommen gleich den in der Nachbarschaft liegenden Pockenpusteln. Sicher wirkt die Impfung nur dann, wenn sie v o r der Infektion mit Pocken erfolgt. Die vorherrschende Ansicht. daß die Impfung noch innerhalb von sieben Tagen nach der Infektion mit Pocken Immunität verleihe, sei eine irrige. Auf Grund sehr großer, persönlicher Erfahrung glaubt S h a w annehmen zu müssen. daß die Impfung 48 Stunden nach der Infektion meist noch zu schützen vermag, später vermöge sie zwar anzugehen, aber die Variola entwickle sich gleichzeitig. T e i s - s i e r glaubt, daß die Vakzina in vorgeschrittenem Stadium der Inkubation auf die Variola sensibilisierend einwirken könne, indem sie um die Impfstellen eine Häufung von Variolaeffloreszenzen bewirkt, die ihre Entwicklung rascher mitmachen mit Überspringung des Suppurationsstadiums, während die übrigen Eruptionen ihren gewöhnlichen Verlauf nehmen. Bei verschiedenen Fällen gleichzeitigen Auftretens von Vakzina- und Variolapusteln habe ich diese Beobachtung nicht machen können. Variola und Vakzina beeinflussen sich somit gegenseitig in ihrer Entwicklung, je nach dem Zeitpunkt der Impfung, ein Beweis für die tiefgehenden Veränderungen, die das Stammvirus auf dem Wege durch den Tierkörper erlitten hat.

b) **Vakzina und Varizellen.** Ohne auf den langjährigen Streit zwischen Unitariern und Dualisten, ob Variola und Varizellen durch eine oder durch verschiedene Virusformen verursacht werden, einzugehen, sei hier nur darauf hingewiesen, daß heute mit absoluter Sicherheit angenommen werden darf, daß beide Krankheiten durch verschiedene Erreger hervorgerufen werden. Tatsächlich verlaufen Vakzina und Varizellen auf ein und derselben Stelle nicht selten ungestört nebeneinander. **Schamberg** berichtet über eine Epidemie von Varizellen unter 33 nach Pocken rekonvaleszenten Kindern. Haben Kinder die Varizellen gehabt, so können sie trotzdem kurz darauf mit positivem und in keiner Weise beeinträchtigtem Erfolge geimpft werden. Anderseits sieht man Kinder, die vor kurzer Zeit mit kräftiger Lymphe geimpft wurden, an Varizellen erkranken. Beide Prozesse brauchen einander also in keiner Weise zu beeinflussen.

Es ist aber bekannt, daß in Fällen von Doppelinfektion mit Varizellen und Vakzina die Vakzina latent bleiben **kann** und daß die Impfkrankheit erst **nach** Ablauf der Varizellen beginnt. Wichtig ist noch der Hinweis darauf, daß im Verlaufe der Vakzina auftretende Varizellen als generalisierte Vakzina gedeutet werden könnten. In zahlreichen Fällen klärt wohl die Anamnese den Irrtum auf und die Umfrage in der Umgebung des Impflings, ob Varizellen vorkommen oder vorgekommen sind.

c) **Vakzina und Morbilli.** Beide Krankheiten können unbeeinflußt nebeneinander verlaufen; auf den mitunter verzögerten Ablauf der Vakzina habe ich bereits aufmerksam gemacht. Irgend eine Abweichung vom typischen Verlauf war bei verspätet sich entwickelnder Vakzina nicht zu sehen.

Mitunter könnte, wie bereits oben erwähnt, ein polymorphes vakzinales Exanthem mit Morbilli verwechselt werden. Die für Masern typischen Symptome fehlen diesem Exanthem natürlich, ihre große Flüchtigkeit wird den Irrtum bald aufklären.

Nicht unwichtig erscheint mir eine Beobachtung, auf die **Paschen** aufmerksam macht: Ein bayrischer Amtsarzt (Beil. zum RGbl. 1931) brachte die von ihm vorgenommenen zahlreichen, erfolglosen Impfungen mit der Nachwirkung einer schweren Masernepidemie in Zusammenhang. Es waren viele Kinder mit Masernschutzserum z. T. mehrmals behandelt worden. Bei fast allen diesen Kindern war die Pockenschutzimpfung erfolglos. (Stammte dieses Masernschutzserum nicht von geimpften oder vakzineimmunen Kindern?)

d) **Vakzina und Skarlatina.** Das gleiche gilt für den Scharlach, wenn er gleichzeitig mit der Vakzina auftritt. Prof. G o r d o n, Detroit, erzählte mir, daß er genötigt war, eine sehr große Anzahl von Kindern, die an Scharlach erkrankt waren, gegen Pocken zu impfen. Er hat keinerlei Beeinflussung beider Krankheiten gesehen. Nach T e i s - s i e r soll die von der Erstimpfung her bestehende Immunität nach überstandenem Scharlach herabgesetzt sein, so daß die Nachimpfungen öfters den Charakter von Erstimpfungen annehmen. Bei Erstimpfungen tritt die Vakzina im allgemeinen erst dann auf, wenn das Scharlachexanthem verschwunden ist.

**11. Vakzina und andere Exantheme.** a) **Vakzina und Paravakzina.** Mit dem Namen „**Paravakzine**" bezeichnet v. P i r q u e t eine Hautinfektion, die gelegentlich nach Impfung mit Kuhpockenlymphe eintritt. Sie ist nach seiner Ansicht mit der von französischen Militärärzten (1892 bis 1893) beschriebenen „**Vaccine rouge**" wesensgleich. Sie ist klinisch durch langsame Ausbildung eines intensiv kirschroten, stark erhabenen Knötchens charakterisiert, das in der zweiten Woche nach der Impfung einen Durchmesser von 4—6 mm erreicht, in der dritten Woche abblaßt und später spurlos verschwindet. Die Infektion ist nach v. P i r - q u e t eine sehr milde, sie führt zu keinerlei Allgemeinerscheinungen, auch Juckreiz wurde nicht vermerkt. Die Vakzinaeffloreszenz unterscheidet sich klinisch von ihr durch die verschiedene Farbe, durch den Übergang der Papille in eine Pustel, in Kruste und Narbe, durch die heftigeren lokalen und allgemeinen Erscheinungen.

Abgesehen von einigen französischen Autoren und von v. P i r q u e t hat sich nur L i p s c h ü t z mit der Erscheinung näher befaßt. v. P i r q u e t erwähnt allerdings, daß er einmal die Infektion auch mit einer Lymphe aus Preußisch-Schlesien erzeugt und daß sie P a u l in Wien vor 1904 gesehen hat. P a u l benennt sie vakzinales Pseudokeloid. Aus den spärlichen Literaturangaben geht jedenfalls hervor, daß die Infektion recht selten beobachtet worden ist und daß sie vorwiegend nach Impfungen mit Wiener Lymphe im Jahre 1915 zu sehen war. v. P i r q u e t machte sich darüber vollkommen richtige Gedanken, wenn er glaubte, daß sie durch einen Parasiten bedingt sein dürfte, der neben dem echten Vakzinaerreger in der Kälberlymphe vorkommt. Seit den Abhandlungen v. P i r q u e t s war von der Paravakzina keine Rede mehr, es ist aber viel über vakzinale Melkerkrankheiten und über Melkerknoten geschrieben worden.

Da scheint mir nun eine Arbeit von großer Bedeutung, die A. D o l g o w und M. M o r o s o w 1931 „Zur Frage der Ätiologie der Melkerknoten" geschrieben haben. Die Autoren haben 30 Fälle von solchen Melkerknoten auf den Händen von Melkern gesehen und sind der Ansicht, daß hier nicht eine vakzinale Infektion vorliege, wie dies z. B. S c h u l z e , S e i f r i e d und S c h a a f meinen, sondern eine eigenartige Zoonose, welche auf den Menschen in Gestalt von Melkerknoten übergehe und verglichen werden könne mit Ausschlägen, die v. P i r q u e t als Paravakzine bezeichnete. Es ist sehr interessant, daß die Autoren den Erreger dieser exanthematischen Krankheit, der sich in keiner Weise vom Erreger der Vakzina, den Paschen-Körperchen, unterscheidet, in allen frischen Fällen von Melkerknoten beim Menschen als auch bei Tieren nachweisen konnten, daß jedoch Überimpfungen auf verschiedene Versuchstiere (Meerschweinchen, Kaninchen, kutan und korneal) erfolglos geblieben sind. Zu ähnlichen Ergebnissen mit der Schlußfolgerung, daß die Melkerknoten durch das Virus der Paravakzine hervorgerufen wurden, kam auch S e n i n .

Es ist nun sehr bezeichnend für den Stand der Frage: Vakzinale Infektion, Paravakzina und Melkerknoten, daß in der letzten Zeit wiederum aus Rußland die Arbeit mehrerer Forscher aus Odessaer Universitätsinstituten über denselben Gegenstand erschienen ist, von denen ich hier, wo darauf nicht so eingegangen werden kann, nur M. M. T i e s s e n h a u s e n , den path. Anatomen, anführen will, der auf Grund seiner und seiner Mitarbeiter Untersuchungen zu dem Ergebnis kommt, daß die sogenannten Melkerknoten beim Menschen eine atypische Reaktion auf das eingeimpfte „animalische Pockenvirus" darstellen. Als Ansteckungsquelle können nicht nur Kühe, sondern auch anderweitiges, an Pocken erkranktes Vieh, speziell auch Schafe in Betracht kommen. „Die Paravakzine-Ätiologie des sogenannten Melkerknotens, die einige Autoren zu behaupten suchten, ist nicht genügend begründet."

Polemisierend gegen andere Anschauungen meint T i e s s e n h a u s e n , daß kein Grund vorliege, in den erwähnten Knötchen die Paravakzine als Erreger zu suchen, und dies um so weniger, „als das Vorkommen einer mit dem Namen Paravakzine belegten Krankheit durch die neuesten Beobachtungen überhaupt nicht bestätigt wurde. Ja sogar L i p s c h ü t z selbst hat späterhin augenscheinlich von seinen im Jahre 1918 geäußerten Ansichten betreffs der Ätiologie der Paravakzine Abstand genommen. Meines Wissens wenigstens ist L i p s c h ü t z bis zu seinem im Jahre 1931 erfolgten Tode auf dieses Thema nicht mehr zurückgekommen und hat die im Jahre 1918 versprochene Beschreibung einer ausführlichen histologischen Untersuchung der Paravakzine nicht veröffentlicht."

Vorläufig scheint somit folgendes in dieser Frage festzustehen:

1. Es gibt eine **P a r a v a k z i n a** als Abweichung vom typischen Verlauf der Vakzina, denn nicht nur französische, sondern auch österreichische Autoren haben sie beschrieben, darunter v. **P i r q u e t**, der ihr eine sehr genaue Studie gewidmet hat.

2. Es ist plötzlich ganz still geworden um die Paravakzina beim Menschen, nirgends in der Welt ist sie meines Wissens nach dem Kriege wiederum im **Z u s a m m e n h a n g e  m i t  d e r  I m p f u n g** beschrieben worden.

3. Das Virus war aber zweifellos in der Wiener Lymphe vorhanden und muß auf irgendeine Art in sie hineingeraten sein.

4. Die Kühe sind vielfach mit Kuhpocken infiziert, auch bei uns in Österreich, und weisen Ausschläge auf den Zitzen auf, die von den meisten Autoren als Kuhpocken angesehen und beschrieben wurden. Diese Kuhpocken sind auf Menschen übertragbar.

5. **D o l g o w** und **M o r o s o w** haben aber ähnliche (?) Ausschläge auf den Zitzen der Kühe gesehen, die

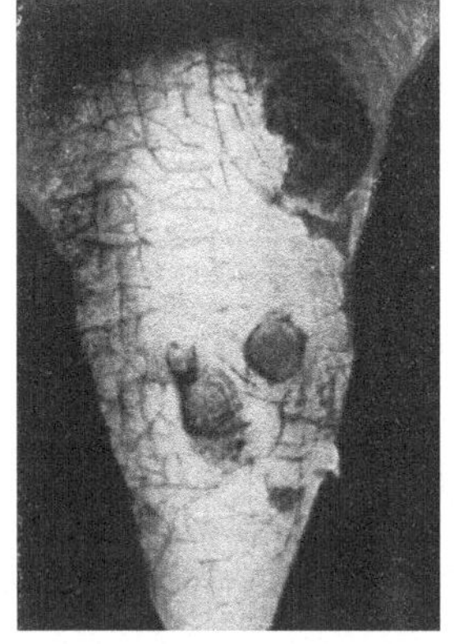

Abb. 42. Fragliche „falsche Kuhpocken" (Paravakzina).

sie auf Paravakzine zurückführen, wofür sie eine große Anzahl von Versuchen als Beweis anführen (Abb. 42).

6. Die Überimpfung von Melkerknotenmaterial auf Tiere und Menschen ist einem Teil der Autoren gelungen, einem andern nicht.

Wo liegt nun die Ursache dieser Meinungsverschiedenheiten? Vorerst möchte ich darauf aufmerksam machen, daß der leider zu früh verstorbene Wiener Forscher **L i p s c h ü t z** mit Wiener Lymphe gearbeitet hat und daß er, als die seinerzeit mit Paravakzine infizierte Lymphe verbraucht oder vernichtet war, auch kein Material für weitere Forschungen hatte. An Rinderuntersuchungen hat **L i p s c h ü t z** nicht gedacht. Wie ist nun die Wiener Lymphe verseucht worden? Direkte Aufschlüsse darüber sind nicht mehr zu erhalten, eine Beobachtung jedoch, die ich im Sommer 1932 zu machen Gelegenheit hatte, führte mich zu der Annahme, daß damals mit Paravakzina-Knötchen (nach v. **P i r q u e t s** Beschreibung) infizierte Rinder beim Abrasieren der zur Impfung bestimmten Hautfläche nicht genügend sorgfältig untersucht wurden (möglicherweise ließ sich auf der rasierten Fläche auch nichts anderes als ein kleiner Epitheldefekt feststellen) und daß beim Abnehmen des Rohstoffes der Knötchengrund mit abgeschabt wurde und in die Vakzine geriet. Dieses Ereignis ist ein-, vielleicht zweimal vorgekommen und ist jetzt, wo man einmal aufmerksam wurde, nicht mehr möglich. Deshalb dürfte derzeit eine Paravakzine in der Lymphe nicht mehr zu finden sein.

Zahlreiche Rinder (unsere eigenen Untersuchungen erstrecken sich auf mehr als tausend Tiere) sind tatsächlich vakzinal infiziert, sie haben typische Pusteln und Borken und reagieren bei Nachimpfungen mit Immunitätsreaktionen, es ist also an ihrer vakzinalen Infektion nicht zu zweifeln.

Wie sich der Paravakzinaausschlag am Rind von dem Vakzinaausschlag unterscheidet, vermag ich derzeit nicht zu sagen, die Bilder in der Arbeit Dolgow-Morosow sind derart undeutlich, daß eine Unterscheidung nicht möglich ist.

Es ist ferner erwiesen (eigene Beobachtungen), daß vor etwa acht bis zehn Tagen mit Knötchen oder Frühreaktionen reagierende Individuen an einem floriden Melkerknoten erkranken können, folglich ist seine vakzinale Natur zumindest zweifelhaft. Es ist weiters sichergestellt, daß es mitunter trotz gewissenhafter Arbeit nicht gelingt, mit frischem Melkerknoten-Material korneale Reaktionen zu erzielen, während es ein anderes Mal gelingt.

Das alles zwingt zu einem wenigstens vorläufigen Schluß, daß es

1. primäre vakzinale Infektionen gibt bei Melkern und Stalleuten, die auf das genuine Kuhpockenvirus zurückzuführen sind (Abb. 43);

2. ferner gibt es reine Melkerknoten (sensu strictiori), mit deren Preßsaft man keine vakzinalen Reaktionen erzielt. Ihr Träger ist nicht immun gegen Vakzina und kann auch an einer Vakzina erkranken;

3. dürfte es wahrscheinlich Mischinfektionen geben, wo Vakzina und Paravakzina nebeneinander vorkommen, und da wird es von verschiedenen Umständen abhängen, was dominierend bleibt und klinisch in Erscheinung tritt.

Schließlich sei noch erwähnt, daß die vakzinalen Infektionen an den Händen, besonders aber auf den Fingern, in ihrem Aussehen etwas abweichend verlaufen von den Infektionen an anderen Stellen des Körpers, die eine weniger straffe Haut haben. Das fällt namentlich dann auf, wenn die Pusteldecke fehlt und nur mehr ein mißfarbiges, wallartig begrenztes, zirkumskriptes rundes Geschwür vorliegt. Von diesen Fingerinfektionen können jedoch als Sekundärinfektionen typische Vakzinapusteln ausgehen. Läuft der Prozeß ohne eitrige Infektion regelrecht ab, so verborkt auch dieses Geschwür — bei Stallarbeitern ist allenfalls Touchieren mit dem Lapisstift oder Behandlung mit der Lapissalbe nötig. Die Heilung erfolgt in etwa vierzehn Tagen bis drei Wochen mit Hinterlassung einer Narbe. Anders verhalten sich die Melkerknoten. Sonderbarerweise sind sie nicht kirschrot wie die von v. P i r q u e t beschriebene Paravakzina, sondern grau bis rotblau, etwa 1 cm an der Basis im Durchmesser messend und 0,5 — 1 cm hoch das Niveau der umgebenden Haut überragend. Mitunter haben sie einen rötlichen Saum. Nach einiger Zeit scheint das Zentrum einzufallen und wird gelblich-grau verfärbt. Entfernt man die Decke, so läßt sie sich zentral unschwer abheben, man fin-

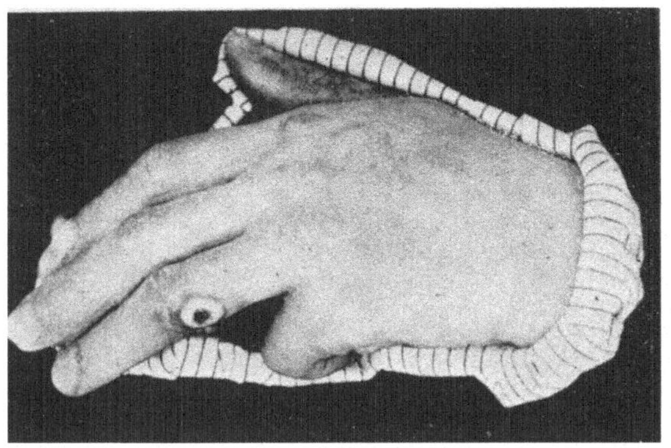

Abb. 43. Vakzinale Melkerinfektion (Melkerknoten).

det jedoch keine Verflüssigung, sondern verfärbtes Gewebe. Allmählich verheilt der seiner Decke beraubte Knoten und wird sehr langsam im Laufe von Monaten aufgesogen. Einer Therapie bedarf nur der aufgerissene und beschädigte Knoten. Wir haben solche Knoten ohne viel Mühe an der Basis abgetragen, dann mit Jodtinktur bepinselt, mit Pflaster abgedeckt und ausheilen lassen, was stets glatt und o h n e N a r b e n vor sich geht (Abb. 44).

L i p s c h ü t z hat seinen Erreger im Jahre 1919 als „S t r o n g y l o p l a s m a  P a r a v a c c i n a e" beschrieben. Er ist, wie M o r o s o w später berichtet, kleiner als die Paschen-Körperchen und unschwer in den Effloreszenzen aufzufinden. Er läßt sich auf Mensch, Kuh, Schaf und Ziege übertragen, hingegen nicht auf Kaninchen und Meerschweinchen. In eigenen Versuchen konnten wir ihn auf Affen übertragen. Er ist somit der Erreger einer besonderen, selbständigen Zoonose. Englische Autoren haben die Arbeiten M o r o s o w s anerkannt und dem Erreger den Namen „L i p - s c h ü t z i a M o r o s o w i" gegeben.

Ich habe dem Problem Vakzina - Kuhpocken - Paravakzina - Melkerknoten deshalb einen breiteren Raum gewidmet, weil

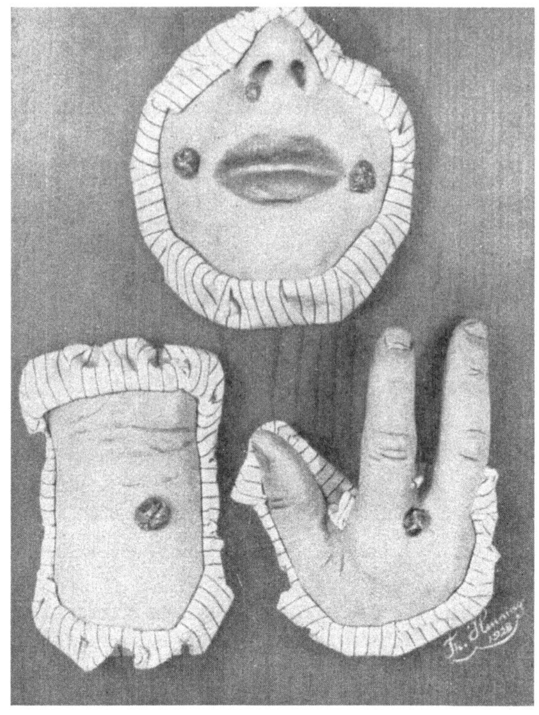

Abb. 44. Melkerknoten (sensu strictiori). Moulage der Klinik Arzt.

es noch unklar ist, weil verschiedene Ansichten einander widersprechen und weil ich hoffe, Interessenten für die Lösung dieser Frage auch auf diesem Wege zu gewinnen.

b) Unter den infektiösen Exanthemen wäre noch zu erwähnen die M a u l - u n d K l a u e n s e u c h e. Es sind mir Fälle von Vakzina, kombiniert mit dieser Krankheit, beim Menschen nicht bekannt geworden. Auch die Kinder, die in Norwegen mit einer Lymphe geimpft wurden, die mit dem

Virus der Maul- und Klauenseuche infiziert war, sind nicht an dieser Krankheit erkrankt oder an einer Kombination mit Vakzina. v. Heelsbergen konnte das Virus der Maul- und Klauenseuche seinerzeit in dieser Lymphe nachweisen. Eine Untersuchung der deutschen Lymphen durch E. Gildemeister fiel negativ aus. Auf welche Weise das Virus in die Impfstoffgewinnungsanstalten eingeschleppt worden ist, hat sich nicht aufklären lassen, es spricht aber der Fall für die strikte Einhaltung der Quarantänen von fünf Tagen vor der Tierimpfung, der sich eine genaue Beobachtung während des Ablaufes der Impfkrankheit anzuschließen hat.

**12. Vakzina und Erkrankungen des zentralen Nervensystems.** Die große Zahl von Impfungen, die vor rund anderthalb Jahrhunderten zum Schutze gegen die Pocken eingeführt worden sind und noch immer ausgeführt werden, bringen es naturgemäß mit sich, daß zahllose Kinder teils im Inkubationsstadium irgendeiner Krankheit, teils im Latenzzustand einer solchen geimpft worden sind und auch gegenwärtig noch geimpft werden. Dagegen wird sich auch bei strengster Beobachtung amtlicher Vorschriften nur wenig unternehmen lassen, weil der Impfarzt auf den augenblicklichen Befund des Impflings und auf die anamnestische Angaben des Angehörigen angewiesen ist. Das Bestreben, vor der Impfung eine richtige Auswahl der Impflinge zu treffen, ist nur bei gesetzlicher Regelung dieser Prophylaxe möglich und wäre dann am besten zu verwirklichen, wenn jedes Kind von seinem Hausarzt geimpft würde, der innerhalb der gesetzlich bestimmten Frist den richtigen Augenblick für diesen Eingriff zu wählen hätte. Unter den gegebenen Verhältnissen müssen wir leider damit rechnen, daß immer noch eine Anzahl von Kindern in einem nicht günstigen Zeitpunkte geimpft wird, ohne daß dem Impfarzt daraus ein Vorwurf gemacht werden kann. So kommt es, daß die Vakzina mit den verschiedensten inneren Krankheiten konkurrieren kann und daß bei gleichzeitigen oder kurz nach der Impfung auftretenden Krankheiten die Impfung als schuldtragend angesprochen wird.

a) Insbesondere in den letzten Jahren, überhaupt aber seit der Zeit genauerer Kenntnis allergischer Zustände ist häufig von der Aktivierung latent vorhandener Krankheiten die Rede. Hieher gehören auf dem Gebiete der Störungen der Funktionen des zentralen Nervensystems im allgemeinen nicht näher klassifizierte Krampfzustände, Konvulsionen, die nach der Impfung beschrieben werden, insbesondere aber die p o s t v a k z i n a l e  E n z e p h a l i t i s, die nahezu gleichzeitig und unabhängig voneinander B o u d i j k  B a s t i a a n s e und L u k s c h erstmalig beschrieben haben. Die postvakzinale Enzephalitis hat es schon in Zeiten der Variolation gegeben.

Als derartige Erkrankungen in England und in Holland häufiger wurden, suchte man neben den Ursachen für diese rätselhafte Erscheinung auch festzustellen, ob schon früher einmal Ähnliches beobachtet worden ist, und kam zu dem Ergebnis, daß hier eine vollkommen neue Erkrankung vorliege. Ich glaube nachgewiesen zu haben (Wien. med. Wschr. 1930, Nr. 52, und Wien. klin. Wschr. 1931, Nr. 4), daß die älteren Impfärzte ziemlich häufig über ähnliche Zustände berichteten und daß es auffallend ist, daß diese Berichte fast alle aus einer Zeit stammen, als noch die Variolation geübt wurde. Ohne hier näher einzugehen, möchte ich nur den Bericht des Wiener Arztes Dr. R e c h b e r g e r (1768) erwähnen, der einen adeligen Impfling anführt, bei dem sich Krämpfe („Gichten") schon am achten Tage einstellten. „Er war zuvor sehr müde und niedergeschlagen, auf keine Art zum Gehen zu bewegen. Im Fahren überfiel ihn gleich der Schlaf. Man setzte ihn auf ein hölzernes, mit Rädern versehenes Pferd, führte ihn in den Garten, man mußte ihn aber halten, damit er nicht herabfiel, weil er sich vom Schlaf nicht retten konnte. Ich ließ den Kranken in ein Gartenzimmer bringen, wo die Gichten durch die ganze Nacht und des andern Morgens alle halbe-, dann alle Viertel- und halbe Viertelstunden, morgens alle zehn Minuten, öfters mit einem Schrei, ausbrachen."

Dieser Fall war kein einzelner, denn R e c h b e r g e r äußert sich ganz allgemein darüber, daß das Fieber am neunten Tage nach der Variolation sehr heftig werde und daß sich Irrereden und Zuckungen bis zum Ausbruche der Schutzpocken vermehren. „Einige Kinder kommen ganz außer sich, andere werden dumm, schläfrig, so daß sie der Schlaf so heftig überfällt, daß man sie mit harter Mühe wecken kann."

Auch später noch, als die Variolation in Österreich bereits verboten war und man von Arm zu Arm impfte, mußten Störungen der Funktionen des Zentralnervensystems nach Blatternschutzimpfungen nicht selten gewesen sein, denn ein ö s t e r r e i c h i s c h e s  H o f k a n z l e i d e k r e t v o m  J a h r e 1836 enthält folgende Vorschriften für die Impfung: „Zeigen sich Konvulsionen, so ist vor allem zu untersuchen, ob dieselben von der Vakzina oder von andern, wahrscheinlicheren Ursachen erregt wurden. Hiernach muß dann auch die Heilmethode eingerichtet werden. Konvulsionen, welche die Vakzine verursachte, werden teils mit reiner und wenn möglich freier Luft mittels der Riechmittel und eines Klystiers leicht gehoben werden." Es läßt sich heute retrospektiv natürlich nicht feststellen, ob hier mit der Impfung ein tatsächlicher kausaler Zusammenhang besteht oder nicht und ob es sich nicht um spasmophile Zustände handelt, die auch nach Fiebern anderer Ätiologie bei kleinen Kindern beobachtet werden. Auffallend ist es nur, daß damals derartige Zustände scheinbar häufig waren, daß sie später offenbar weniger häufig beobachtet wurden und daß sie derzeit wieder öfter vorkommen, obwohl die Spasmophilie im allgemeinen seltener geworden ist.

Die auffallende „normierte" Inkubationszeit der Krankheit (zehn bis zwölf Tage) gab dazu Veranlassung, an ein ganz spezifisch vakzinales Krankheitsbild zu denken. Das war deshalb berechtigt, weil diese Zeit mit dem Auftreten der generalisierten Vakzina zusammenfällt, und tatsächlich konnte der portugiesische Forscher Jorge über einen Fall von E. p. v. berichten, der auch äußerlich die Zeichen der Generalisierung des Virus zu erkennen gab. Als sich die Fälle mehrten, lernte man auch kürzere und längere Inkubationszeiten kennen.

Für Österreich sind die Daten über das Auftreten der Krankheit bis Ende 1937 zusammengestellt. Eine Neubearbeitung der Fälle aus der Zeit des Zweiten Weltkrieges und der Nachkriegszeit ist durch die Zeitverhältnisse verzögert worden. Vorläufig sei über diese Fälle, kurz zusammenfassend, folgendes mitgeteilt. Ihre Zahl beträgt vom Jahre 1925 bis einschließlich 1937 282, darunter 77 Todesfälle. Auch bei uns in Österreich zeigte sich ebenso wie in den von der Krankheit meist befallenen Ländern England und Holland ein geringes Betroffensein der ersten vier Lebensjahre und eine relative Immunität des Säuglingsalters und des ersten und zweiten Lebensjahres.

· Um ein Geringes ist die Zahl der weiblichen Kranken und Toten höher als jene der männlichen.

Die Verteilung der Fälle auf die verschiedenen Jahreszeiten ist natürlich abhängig von dem Datum der Vornahme der Impfungen, die in die Monate Mai, Juni, Juli fällt. Eine Verlegung der Impfungen auf den Spätherbst hat keine Änderung in der genannten Anhängigkeit veranlaßt.

Die in Österreich übliche Impfung, die kutane am Oberarm, war fast durchwegs beobachtet worden. Es war nicht möglich, aus der Zahl der vorhandenen Impfnarben irgend einen Schluß auf die Anfälligkeit für die Krankheit zu ziehen. Es waren im Gegenteil einzelne Fälle zu beobachten, die minimale Reaktionen zeigten. An einer genau beobachteten Gruppe von Fällen konnte gezeigt werden, daß Fälle von E. p. v. bei jeder Anzahl von Pusteln und nach jeder Form der Vakzination aufgetreten sind, was für die subkutane und intrakutane Impfung bemerkenswert ist, weil man gelegentlich an diese Abart der Technik Hoffnungen knüpfte.

Einige Fälle traten auf nach Revakzination, so daß wir auch in unserem Krankengut Beweise dafür haben, daß die E. p. v. Wiederimpflinge nicht verschonen muß. Man kann diese Fälle wohl als Beweise anführen dafür, daß die „Disposition" auch später erworben werden kann.

Die Zahl der Toten, 77 auf 282, ergibt in toto eine Letalität von 27,3 %. Aus einem Berichte einer Sonderkommission der Weltgesundheitsorganisation vom 15. Jänner 1947 geht hervor, daß Holland in den Jahren 1930 bis 1943 unter 602 069 geimpften Personen 78 Fälle von E. p. v., darunter 24 Tote, zählte.

In England und Wales wurden während der sechs Kriegsjahre 60 Fälle mit 31 Todesfällen, also mehr als 50 % Letalität, gezählt. Die für Österreich angegebene Zahl gibt jedoch kein Bild der Letalität, die innerhalb bestimmter Gebiete beobachtet wurde. Ohne näher darauf eingehen zu wollen, sei nur erwähnt, daß D a s e r im Jahre 1928 für eine kleine Gruppe von Erkrankungen in der Gegend von Kufstein eine Letalität von 71,4 % gefunden hat, aus der man natürlich Schlüsse auf die allgemeine Letalität, die bei der Krankheit beobachtet wurde, nicht ziehen darf. Auffallend war, daß die Krankheit in Wien bedeutend milder aufgetreten ist als in anderen Bundesländern und daß unter diesen Oberösterreich unverhältnismäßig schwer von der E. p. v. befallen wurde.

Die Ortsgebundenheit und B e v o r z u g u n g  k l e i n e r  O r t e ist besonders auffällig und deckt sich vollkommen mit den Beobachtungen in England und Holland.

Beziehungen der E. p. v. zu anderen akuten Erkrankungen des ZNS konnten nicht nachgewiesen werden. So war ein Zusammenhang mit der Poliomyelitis nicht festzustellen, obwohl es immerhin auffällig ist, daß das von der Krankheit am meisten heimgesuchte Oberösterreich wiederholte Male, so z. B. wiederum im Jahre 1947, der Sitz eines gehäuften Auftretens der Poliomyelitis war. Ein Zusammenhang mit der E. lethargica epidemica Economo konnte mit größter Wahrscheinlichkeit abgelehnt werden. Vielfache, an unserem Leichengut durchgeführte histologische Untersuchungen haben so durchgreifende Unterschiede zwischen beiden Formen der Enzephalitis ergeben, daß beide zunächst nicht verwechselt werden können. Die in früherem ausländischem Schrifttum wiederholt ausgesprochene Annahme eines gleichzeitigen Vorkommens von E. p. v. und E. lethargica verliert dadurch ihre Beweiskraft, daß die beobachteten primären Enzephalitisfälle in vielen Fällen wenigstens keine

Fälle von E. E c o n o m o gewesen sein dürften. So haben wir unter etwa 200 amtlich gemeldeten primären Enzephalitisfällen keine zehn Fälle als E. lethargica ansprechen können.

In anderen Ländern wurde beobachtet, daß die jahrelang parallel laufenden Kurven der E. p. v. und der E. lethargica allmählich eine Veränderung zeigten insofern, daß die E. E c o n o m o verschwand, während die Fälle von E. p. v. weiterhin beobachtet wurden.

G i n s meint nun, daß das Abnehmen typischer Formen von Infektionskrankheiten keineswegs bedeute, daß das betreffende Virus aus der Bevölkerung verschwunden sei, und er will das Auftreten der E. p. v. als Mobilisierung einer latenten Infektion mit dem Virus der E. lethargica auffassen. „Als anstoßende Ursache ist in solchen Fällen die durch die erste Infektion bedingte Verminderung der Abwehrkräfte des kindlichen Organismus anzusehen.“

Fälle von E. p. v., die in die Periode der verminderten Resistenz fallen, also in die Zeit zwischen dem zehnten und vierzehnten Tag nach der Impfung, wird man als indirekte Impfschäden ansehen müssen, wogegen in Fällen, die in den allerersten Tagen nach der Impfung auftreten, oder in solchen, die erst in der dritten Woche oder noch später mit einer neuen Temperatursteigerung beginnen, ein Zusammenhang mit der Impfung abzulehnen ist.

Diese Auffassung wird auch von M o r o  u n d  K e l l e r vertreten, die die Erkrankung als Ausdruck der P a r a l l e r g i e auffassen. Das Wesen dieser Erscheinung bestünde also darin, „daß bei einer gewissen Reaktionslage in einem spezifisch sensibilisierten Organismus durch andersspezifische Antigene bzw. Keime Allergieerscheinungen ausgelöst werden, die klinisch von jenen des Erstantigens völlig verschieden sind“ (U r b a c h). F a n c o n i faßt in seinem vor kurzem (1944) erschienenen Handbuch „Die Poliomyelitis und ihre Grenzgebiete“ (Benno Schwabe, Basel) die Krankheit als eine neurologische Spätform der nichteitrigen, entzündlichen Erkrankungen des Nervensystems auf.

Damit dürfte die Pathogenese der Krankheit vorläufig eine befriedigende Erklärung gefunden haben, das Geheimnis des „l o k a l e n  F a k t o r s“ vermag sie nicht zu enthüllen. Es kann ohne weiteres zugegeben werden, daß die Mitglieder einer Familie eine Disposition zu neurologischen

Reaktionen zeigen. Was aber diese Reaktionsbereitschaft besonders am Lande begünstigt, was sie in kleinen Orten w i e d e r h o l t in verschiedenen Familien bedingt, bleibt ungeklärt. Ihr Vorkommen dürfte auch nicht als ein Spiel des Zufalls aufgefaßt werden. Vielleicht kommen wir diesem Punkte näher, wenn wir die erwähnte Reaktionsbereitschaft als durch die Art der Ernährung bedingt auffassen. Es besteht ohne Zweifel ein Unterschied in der Ernährung der Großstadtbevölkerung und jener des Landes. Vielleicht dürfen wir uns hier einer Arbeit des Holländers R a s s e r s erinnern, der auf die Entzündungsbereitschaft nach kochsalzreicher Nahrung hingewiesen hat und aus ihr die besprochene Schädigung des ZNS nach Impfungen ableiten will. Diese Entzündungsbereitschaft würde auch die bei einem Falle F a n c o n i s beschriebene parallergische Heftpflasterreaktion erklären in einer Familie, in der Vater und Schwester an chronischem Ekzem, die Großmutter an Rheumatismus litten.

Aber selbst bei Annahme eines gewissen Einflusses der Ernährung auf die Krankheitsbereitschaft der Fälle von E. p. v. bleibt es noch immer ungeklärt, warum diese Krankheit gerade in der zweiten Hälfte der zwanziger Jahre dieses Jahrhunderts nach dem Erlöschen der E. lethargica in g r ö ß e r e r Zahl aufgetreten ist und warum sie eine Zeitlang nicht beobachtet wurde, nachdem sie früher bereits einmal (vgl. oben) sicher dagewesen ist.

Die Akten über die Krankheit sind noch nicht geschlossen, es möge daher neben den erwähnten Ansichten über ihre Entstehung auch noch darauf hingewiesen werden, daß man schließlich auch an die Vakzina als alleinige Ursache der Krankheit gedacht hat (L u k s c h), wobei man auf eine gewisse Übereinstimmung zwischen der Inkubationszeit der E. p. v. und jener des Sichtbarwerdens einer Generalisierung des Virus (zwölften bis vierzehnten Tag) aufmerksam machte.

L u k s c h hält an dieser seiner Überzeugung bis zum heutigen Tage fest und hat erst kürzlich in einem Aufsatz „Zur Ätiologie der Encephalitis post vaccinationem" in der Schweiz. med. Wschr. (77, 1261) festgestellt, daß seine Ansicht, „die E. p. v. sei durch das Vakzinevirus bedingt", weiter zu Recht besteht und daß er der Meinung sei, daß diese Affektion als Vakzine-Enzephalitis zu bezeichnen ist, ebenso wie man die Enzephalitis bei der Variola, die mit der bei der Impfung auftretenden anatomisch-histologisch identisch ist, nicht „post variolam" nennt.

Mit anderen Worten: L u k s c h ist dagegen, daß man aus dem Symptomenkomplex, den die Vakzina, die Impfkrankheit, gelegentlich zeigen kann, eine Gruppe herausschält und sie als besondere Krankheit, gewissermaßen als Mischinfektion, hinstellt.

Wie schmerzlich dieses Problem ist, kann nur der verstehen, der als Impfstoffbereiter wiederholt am Krankenlager solcher Fälle gestanden ist, die dem von ihm erzeugten Produkt ihr Leiden, das auch tödlich enden kann, zuzuschreiben haben.

Wie dem auch sei, die Tatsache, daß dieses Produkt ein vom Staate vorgeschriebenes ist und mit bestem Wissen und Gewissen hergestellt wird, kann über das schmerzliche Empfinden nicht hinwegtäuschen, selbst dann nicht, wenn man den kleinen Toten als Heroen im Kampfe um das Wohl ihrer Mitmenschen ein Denkmal setzen würde.

Bald nach dem Bekanntwerden der ersten Fälle sind Versuche angestellt worden, auf deren Ergebnis hier nur summarisch hingewiesen werden kann.

Änderungen im Titer der Lymphe waren erfolglos. Desgleichen zeigten sich die Kaninchen als Passagetiere ohne Einfluß. Eine biologische Abschwächung durch Vermehrung gleichwertiger Passagen (dreizehn Kälberpassagen) veränderte die Impfergebnisse nicht. Ebenso waren Änderungen der Technik (intrakutane, subkutane) ohne Erfolg. Mit ein und demselben Impfstoff wurden Zehntausende von Kindern geimpft, von denen nur eines oder wenige erkrankten.

Lediglich die A u s w a h l   d e r   I m p f l i n g e scheint einen Einfluß auf die Häufigkeit der E. p. v. zu haben. Das geht unzweifelhaft aus allen Berichten über diese Krankheit hervor. Bezeichnend für die Überzeugung ist auch der bereits angeführte Bericht der mit diesem Gegenstand befaßten Kommission der Weltgesundheitsorganisation, der die Frage aufwirft, ob die Erstimpfung nicht in die ersten Lebensmonate zu verlegen wäre. Es soll nicht unerwähnt bleiben, daß die Kommission eine latente Infektion mit dem Enzephalitisvirus anzunehmen scheint.

Die Furcht, an E. p. v. zu erkranken, hat zweifellos die Impffreudigkeit stark beeinträchtigt. So geht aus dem mehrfach erwähnten Bericht hervor, daß in Holland während des

Jahres 1936 1 500 000 Kinder unter sechs Jahren ungeimpft blieben und daß der Prozentsatz der geimpften Schulkinder in dieser Zeit nur 20 % betrug.

Es dürfte daher wohl zu erwarten sein, daß die Frage einer weltumfassenden Prophylaxe von der Weltgesundheitsorganisation aufgegriffen werden wird, um weitere Schädigungen zu vermeiden.

Mit diesem Gegenstande hat sich denn auch die bereits erwähnte Kommission der „World Health Organization" befaßt, wie das „Bulletin de l' organisation mondiale de la santé" (Vol. I., Nr. 1., S. 55) mitteilt. Sie kam zu folgenden Schlußsätzen:

„Es gibt kein sicheres Mittel, um die E. p. v. zu vermeiden." Trotz alledem kann von den empfohlenen Mitteln angeführt werden:

a) die Erstimpfung innerhalb der ersten zwei Lebensmonate;

b) die Verwendung einer nicht zu aktiven Lymphe (verdünnte Lymphe);

c) die Impfung mit einem oder höchstens zwei Impfstrichen;

d) die Verwendung intra- oder subkutaner Impfungen;

e) für ältere Kinder oder für nicht geimpfte Erwachsene die Sero-Vakzination (also die gleichzeitige passive und aktive Impfung).

Zu den Punkten b), c), d) ist bereits weiter oben Stellung genommen worden. Im allgemeinen ist zu sagen, daß jeder einzelne Punkt mit Beispielen belegt werden kann, daß es trotz seiner Beobachtung Fälle von E. p. v. gegeben hat.

Zu Punkt a), der wieder einmal Gegenstand der Diskussion zu werden scheint, kann auf einen Aufsatz eines Assistenten G r o t h s aus der Bayrischen Landesimpfanstalt in München, W i l h e l m R u d o l f, hingewiesen werden, in dem er gegen den Vorschlag des Kinderklinikers B i r k, die allgemeinen Schutzimpfungen vom Frühjahr auf den Herbst zu verlegen, polemisiert. Nicht zu dem Zwecke, um gegen eine Vornahme in den ersten Lebensmonaten Stellung zu nehmen, werden in seiner Arbeit die Sterbeziffern für die Jahre 1933 bis 1935 in monatlicher Aufteilung wiedergegeben. Unter den Kinderärzten des deutschen Sprachgebietes darf es wohl als eine ausgemachte Sache betrachtet werden, daß Impfungen in den ersten Lebensmonaten nicht empfohlen werden können, und es ist ein Einwand dagegen nicht bekannt geworden, als P e i p e r im Hdb. der Pockenbekämpfung und Impfung von L e n t z und G i n s (Richard Scholz, Berlin 1927) darüber schreibt: „Jedenfalls ist das Trimenon eine so wichtige Entwicklungsperiode, daß Kinder in diesem Alter nicht ohne zwingende Gründe geimpft werden sollen."

Seine Überzeugung durfte sich wohl auf Versuche von M o l l, von G r o e r, K a s s o w i t z und F r a n k e n s t e i n und anderen Autoren gründen, die an kleinen Versuchstieren nachgewiesen haben, daß die Neubildung, die Überschußproduktion und die Abstoßung spezifischer Rezeptoren auf abgepaßte Reize, also die humorale Immunisierung bei sehr jungen Individuen, nicht in dem Maße erworben werden könne wie später. Es gilt daher auch von menschlichen Neugeborenen und S ä u g l i n g e n, daß sie „s c h l e c h t e A n t i k ö r p e r b i l d n e r" sind, ja, es ist ihnen von F r a n - k e n s t e i n auch die Fähigkeit zur Bildung spezifischer Antikörper direkt abgesprochen worden.

Man wird wohl auch annehmen dürfen, daß in diesen frühen Lebensperioden mit ihrem raschen Aufbaustoffwechsel der Konsum auch der etwa gebildeten Antikörper ein viel rascherer sein dürfte als in späteren Lebensmonaten. Die logische Folge wäre die Vorverlegung auch der Wiederimpfung.

Aus den erwähnten Statistiken kann entnommen werden, daß die Todesfälle infolge von Erkrankungen der Atemwege, der Verdauungswege und insbesondere des ZNS in den ersten Lebensmonaten wesentlich höher sind als in den späteren Monaten und insbesondere im zweiten Lebensjahr.

Ich lasse nun drei Tafeln mit Zahlen der Todesfälle an Erkrankungen der Atem-, der Verdauungswege und des ZNS im früheren Kindesalter nach der Zusammenstellung R u - d o l f s folgen.

T o d e s f ä l l e   a n   E r k r a n k u n g e n   d e r   A t e m w e g e.

| Lebensjahr | I | II | III | IV | V | VI | VII | VIII | IX | X | XI | XII |
|---|---|---|---|---|---|---|---|---|---|---|---|---|
| 1. | 594 | 684 | 823 | 657 | 528 | 405 | 348 | 265 | 248 | 262 | 327 | 454 |
| 2. | 122 | 149 | 171 | 162 | 123 | 103 | 75 | 57 | 59 | 66 | 76 | 128 |
| 3. | 47 | 51 | 39 | 33 | 37 | 33 | 28 | 23 | 19 | 24 | 24 | 33 |
| 4. — 6. | 56 | 43 | 49 | 58 | 27 | 35 | 41 | 28 | 38 | 30 | 50 | 61 |
| Sa. | 819 | 927 | 1082 | 910 | 715 | 576 | 492 | 373 | 364 | 382 | 477 | 676 |

Todesfälle an Erkrankungen der Verdauungswege.

| Lebensjahr | I | II | III | IV | V | VI | VII | VIII | IX | X | XI | XII |
|---|---|---|---|---|---|---|---|---|---|---|---|---|
| 1. | 268 | 240 | 259 | 292 | 360 | 363 | 394 | 406 | 377 | 328 | 230 | 270 |
| 2. | 20 | 10 | 17 | 17 | 18 | 23 | 24 | 24 | 17 | 17 | 22 | 23 |
| 3. | 11 | 8 | 8 | 10 | 9 | 8 | 14 | 15 | 13 | 5 | 5 | 6 |
| 4. — 6. | 25 | 18 | 16 | 20 | 16 | 21 | 29 | 25 | 24 | 33 | 20 | 21 |
| Sa. | 324 | 276 | 300 | 339 | 403 | 415 | 461 | 470 | 431 | 383 | 277 | 320 |

Todesfälle an Erkraukungen des zentralen Nervensystems.

| Lebensjahr | I | II | III | IV | V | VI | VII | VIII | IX | X | XI | XII | zus. |
|---|---|---|---|---|---|---|---|---|---|---|---|---|---|
| 1. | 310 | 312 | 366 | 304 | 260 | 223 | 194 | 173 | 185 | 188 | 199 | 256 | 2970 |
| 2. | 30 | 37 | 31 | 42 | 47 | 24 | 29 | 29 | 29 | 20 | 28 | 43 | 389 |
| 3. | 18 | 15 | 13 | 14 | 17 | 10 | 8 | 12 | 7 | 14 | 12 | 13 | 153 |
| 4. — 6. | 18 | 19 | 20 | 19 | 20 | 15 | 13 | 12 | 19 | 21 | 15 | 15 | 206 |
| Sa. | 376 | 383 | 430 | 379 | 344 | 272 | 244 | 226 | 240 | 243 | 254 | 327 | 3718 |

So scheinen die Kinder in den ersten drei Lebensmonaten gerade für die Erkrankungen des ZNS eine besondere Disposition zu haben, wofür ein Blick auf die Zahlen der Todesfälle an Erkrankungen des ZNS sofort Aufschluß gibt. So ist z. B. die Zahl dieser Todesfälle im ersten Monat des ersten Lebensjahres rund zehnmal höher als im ersten Lebensmonat des zweiten Lebensjahres oder rund siebzehnmal höher als z. B. im vierten bis sechsten Lebensjahr oder um 39 °/₀ höher als im sechsten Monat des ersten Lebensjahres.

Wenn wir also aus Furcht, die Kinder in einem für die Erkrankungen des ZNS besonders anfälligen Alter zu impfen, die Impfung auf ein anderes Lebensalter verlegen wollen, so müssen wir uns vorerst fragen, wie hoch in dem empfohlenen Alter die Anfälligkeit für diese Erkrankung ist. Die obige Statistik gibt darüber eine völlig eindeutige Antwort. Aus diesem Grunde glaube ich, daß wir auch in unserer Heimat keine Veranlassung haben, die Impfung auf ein früheres Lebensalter zu verlegen.

Es ist nun noch die Frage offen, ob nicht durch die Simultanimpfung, wie das der Punkt e) anführt, das Entstehen der E. p. v. vermieden werden kann. Aber selbst dann, wenn wir die nach diesem Verfahren zu behandelnden Kinder sorgfältig auswählen würden, könnte die E. p. v. nicht völlig ausgeschaltet werden, weil es auch Kinder im zarten Alter gab, die der Krankheit anheimfielen. Ihre Zahl ist allerdings eine sehr geringe, aber das ist auch von der Zahl der Impflinge in diesem Alter zu sagen.

Es gäbe somit nur ein Mittel, die E. p. v. oder die „Vakzine Enzephalitis", wie sie L u k s c h bezeichnet, auszuschließen: W i r  u n t e r l a s s e n  d i e  I m p f u n g !

Und nun kommt die große Frage: Können und dürfen wir das tun nach all den Erfahrungen, die wir bisher mit der Verbreitung der Pocken in den letzten Jahrhunderten gemacht haben?

Wir müssen diese Frage entschieden verneinen. Wir müssen für die Mitwelt das Opfer bringen, das eine millionenfach erprobte Methode uns vorschreibt, und ich darf dazu sowohl als Impfstoffbereiter als auch als Familienvater Stellung nehmen, weil ich meine eigenen Kinder auch geimpft habe, obwohl ich es damals sehr genau gewußt habe, daß auch sie ein Opfer etwaiger Komplikationen ihrer Impfung hätten werden können.

In therapeutischer Hinsicht läßt sich nicht viel unternehmen. H e c k m a n n und P a s c h e n haben auf den Einfluß anti-vakzinalen Serums hingewiesen, mit dem sie Erfolge erzielt haben. Jedenfalls ist ein derartiges Rinder- oder Kaninchenserum (10 bis 20 ccm intramuskulär) zu versuchen. Sein virulizider Titer ist von Zeit zu Zeit zu überprüfen, denn es bestehen zur Zeit keine genauen Vorstellungen über die Dauer der Wirksamkeit derartiger Sera. In Ermangelung spezifischer Sera könnte auch Blut von kürzlich geimpften Personen gespritzt oder vielleicht sogar eine Transfusion mit Elternblut versucht werden, wie sie von S c h o t t m ü l l e r für die Behandlung der Poliomyelitis empfohlen wird.

K a t h e hatte mit der Bluttransfusion gute Erfolge und bezeichnet ihre Unterlassung direkt als Kunstfehler.

Der Direktor der Staatsimpfanstalt in Oslo, Dr. J o a c h i m V o s s, machte mich kürzlich aufmerksam, daß er beste Erfolge mit der Penicillinbehandlung gehabt habe. 10 000 bis 20 000 Einheiten werden intraspinal und alle drei Stunden 20 000 Einheiten intramuskulär gespritzt, bis das Fieber schwindet. Im Jahre 1946 hat er auf diese Art fünf Fälle und im Jahre 1947 zwei Fälle mit bestem Erfolg behandelt, während in früheren Jahren die Letalität 50 bis 60 % betragen hat.

b) V a k z i n a  u n d  a n d e r e  E r k r a n k u n g e n  d e s  Z e n t r a l n e r v e n s y s t e m s. Fälle von Reizung des Zentralnervensystems sind, wie bereits weiter oben hervorgehoben, in früherer Zeit nach den vorliegenden Impfberichten nicht selten beobachtet worden. Es läge im sanitätspolizeilichen Interesse, auch hier eine möglichst strenge Kritik zu üben und Fälle menigealer Reizung in d i e s e G r u p p e und nicht in jene der E. p. v. einzureihen. Tatsächlich hat sich auch das Deutsche Reichsgesundheitsamt an diese Klassifikation gehalten und in seiner Tabelle über die Erkrankungen des Zentralnervensystems nach Impfung die durch Sektion gesicherten oder klinisch sicheren Fälle von E. p. v. von anderen Erkrankungen des Zentralnervensystems getrennt. (R.Ges.Bl. 1933, S. 196.) Hinsichtlich der erwähnten Klassifizierung kann man aber auch anderer Ansicht sein und so meint Z a p p e r t, daß eine Zerlegung der postvakzinalen Nervenerkrankungen in ihre anatomischen Bestandteile unserer Auffassung von der einheitlichen Natur dieser Erkrankungen einen Stoß versetzen würde. Aus diesem Grunde ist auch von verschiedenen Seiten gegen die eingeengte Bezeichnung dieser Gruppe von vakzinalen Schädigungen Stellung genommen worden und man hat dafür die umfassendere Bezeichnung „S c h ä d i - g u n g d e s Z e n t r a l n e r v e n s y s t e m s n a c h I m p - f u n g“ vorgeschlagen.

c) V a k z i n a u n d P o l i o m y e l i t i s a n t e r i o r a c u t a. Obwohl einzelne Fälle von Poliomyelitis nach Impfung beschrieben wurden, so sind sie doch recht selten anzutreffen. Dies müßte nicht der Fall sein, denn die Poliomyelitis ist in den letzten Jahren in verschiedenen Ländern epidemisch aufgetreten. Im Sommer 1931 und im Sommer und Herbst 1947 war Österreich von der Krankheit stark heimgesucht, ohne daß wir mehr als sonst Gelegenheit gehabt hätten, Fälle von E. p. v. zu sehen. Ich glaube deshalb nicht, daß durch die Vakzine Poliomyelitis übertragen werden kann bzw. daß sie durch diese Krankheit mobilisiert oder aktiviert wird. Ein zufälliges Zusammentreffen während einer Epidemie bildet natürlich eine Ausnahme.

d) V a k z i n a u n d P a r a l y s e. Betrachtungen über die Möglichkeit einer solchen Komplikation sind an den Namen D a r a s k i e w i c z geknüpft. Der Autor ist der Überzeugung, daß die Lues erst dann zur Paralyse führt, wenn das Menschenmaterial einmal mit Kuhpocken durchseucht ist. Das erste Erscheinen der Paralyse fällt mit der Entdeckung der Vakzination zusammen. Die geographische und soziale Ausbreitung geht mit der Ausbreitung des Impfzwanges. Es gibt keine Paralytiker mit Pockennarben, denn eine ungeimpfte Bevölkerung erkrankt an Variola vera und erlebt so eine präventive Fiebertherapie. Wird aber eine Bevölkerung vakziniert, so kann sie nicht an Variola erkranken, infolgedessen geht dieser Bevölkerung auch der Schutz verloren, den dieses Überstehen der Variola gegen diese Paralyse bietet. Daher sieht man auch die meisten Paralytiker vakziniert, d. h. mit Impfnarben. Zahlreiche Autoren haben gegen diese Auslegung protestiert. E i n s i e d e l behauptet, daß die Pocken in einer ungeimpften Bevölkerung eine Kinderkrankheit sind. Eine präventive Fiebertherapie v o r dem Infektionsstadium der Paralyse kann es aber nicht geben, P l a u t hat Paralyse bei pockennarbigen Indianern gesehen. N o n n e weist schließlich darauf hin, daß J e l t s c h i n s k y im Jahre 1860 ein Buch verfaßt hat: „Radikale Heilung der Syphilis mittels Kuhpockenvakzination." Der Verfasser kommt darin zum Schluß, daß die Kuhpockenimpfung nicht nur die Syphilis heile, sondern daß sie auch prophylaktisch wirke, also gerade das Gegenteil von D a r a s k i e w i c z. (Nach einem Ref. von P a s c h e n Ztbl. f. Hyg. Bl. XII.)

e) V a k z i n a u n d T e t a n u s. Noch soll eine Komplikation erwähnt werden, die als primär bedingte mit Sicherheit ausgeschaltet werden kann, weil die verwendeten Lymphen frei von Tetanussporen sind — sie werden eigens daraufhin geprüft — und weil ebenso sicher angenommen werden kann, daß etwaige Verbandstoffe, die zum Abdecken der Impfstellen dienen sollen, steril sind, sofern sie von einem Arzt verwendet werden und von einwandfreier Herkunft sind.

Großes Aufsehen erregte es, als im Jahre 1917 M c C o y und B e n g t s o n Tetanuskeime auf den aus Bein bestehenden Impfinstrumenten und im Jahre 1925 auf Schutzringen für die Impfstellen nachweisen konnten. A r m s t r o n g ging den Fällen näher nach — es waren deren 98 — und fand, daß alle entweder einen Zelluloid-, Gaze- oder Ringschutz über den Impfstellen hatten. Entweder waren multiple Inzisionen 2 — 12 (!) auf einer Impfstelle gemacht worden oder Hautabschürfungen von $^1/_4$ — $^1/_5$ Zoll, also Verletzungen der Haut, die große, ulkerierte Pusteln verursachten und nachträglich von den mangelhaft sterilisierten Verbandstoffen aus infiziert wurden. A r m s t r o n g nimmt an, daß diese Infektion der Pusteln erst nach ihrer vollen Entwicklung erfolgte. Die Pusteln waren zerfallen und von einem übelriechenden Eiter erfüllt. Die tetanischen Symptome setzen gewöhnlich um den 21. Tag p. v. ein.

In Ländern des deutschen Sprachgebietes sind auch verschiedene Fälle von Tetanus nach Impfung bekannt geworden, aber es liegen andere Verletzungen vor, von denen diese Infektionen ausgingen.

So enthält der Bericht B r e g e r s (R.Ges.Bl. 1931, Beiheft) zwei Tetanusfälle aus Bayern. Der eine hatte sich am Tage vor der Impfung einen Holzsplitter von 6—7 cm Länge ins Gesäß gezogen. Der Splitter wurde entfernt und die Wunde mit Schweinefett behandelt. Am siebenten Tage p. v. trat der erste tetanische Anfall auf. Das Kind erlag der Krankheit. Der zweite Fall ging 24 Tage nach der Impfung von einer ausgedehnten Wunde am Knie aus, hatte also auch nichts mit der Impfung zu tun.

Fälle von Tetanus nach Art der in Amerika beobachteten dürften hier kaum vorkommen, sie wären aber möglich, wenn bei großer Vernachlässigung der Pflege eine Verunreinigung der Impfstellen in tetanusgefährdeter Umgebung stattfindet (Stallpersonal, Gärtner). Einen Fall (Gärtnerkind) von bakteriologisch nachgewiesenem Tetanus teilt auch F a n c o n i mit (Die Poliomyelitis und ihre Grenzgebiete; B. Schwabe, Basel, 1944). „Da der Vater als Gärtner sein Kind oft zur Arbeit mitnahm, ist eine Erdbeschmutzung der Impfstelle anzunehmen." Die meisten dieser Störungen begannen zwischen dem vierten bis sechsten Tage p. v. Diese Regelmäßigkeit spricht für die Möglichkeit eines Zusammenhanges mit der Impfung, vielleicht in der Form, wie es G i n s meint, daß hier die Impfung eine kumulierende Wirkung auf das Grundleiden ausübe.

f) V a k z i n a  u n d  S y p h i l i s ,  V a k z i n a  u n d  T u b e r k u l o s e. In früheren Impfberichten nehmen die Fälle von Ü b e r t r a g u n g e n  v o n  S y p h i l i s  a u f  I m p f l i n g e einen breiten Raum ein. Heute gehören diese Impfschäden glücklicherweise der Geschichte an und es ist als vollkommen ausgeschlossen zu betrachten, daß Syphilis mit den heute allein gebrauchten a n i m a l e n Impfstoffen übertragen wird. Das gleiche gilt von der T u b e r k u l o s e. Es werden lediglich solche Impfstoffe benützt, welche von Tieren stammen, die sich nach dem Schlachtbefund als vollkommen gesund erweisen. Eine Übertragung der Tuberkulose von perlsüchtigen Impftieren aus ist deshalb unmöglich.

Eine andere Frage ist allerdings die, ob Kinder mit l a t e n t e r Tuberkulose geimpft werden dürfen. Als Nachweis für die stattgehabte Infektion dient uns heute u. a. die Tuberkulinprobe. Würden alle Kinder mit einer solchen positiven Probe zurückgestellt, so würde die Zahl der Impflinge eine viel geringere werden. Wir würden, wollten wir uns durch eine positive Tuberkulinreaktion abhalten lassen, zu impfen, heute in besondere Schwierigkeiten geraten, weil wir doch durch die BCG-Impfung die Kinder tuberkulinpositiv machen wollen. Es ist aber zweifellos nicht anzunehmen, daß die Vakzina auf eine latente Tuberkulose etwa denselben Einfluß hat wie die Masern auf diese Krankheit. Die letzten Bestimmungen des deutschen Reichsministers des Innern betr. die Änderung des Impfgesetzes vom 8. April 1874 sowie seiner Vollzugsvorschriften vom 4. April 1934 zählen allerdings in § 4 unter den Krankheiten und körperlichen Schäden, die durch die Impfung ungünstig beeinflußt werden können, auch Drüsenschwellungen auf, aber es sind hier „Drüsenschwellungen erheblichen Grades" gemeint, also offenbar Manifestationen einer bestehenden Drüsentuberkulose. Meiner Ansicht nach ist eine Beeinflussung der Tuberkulose durch die Vakzina nicht anzunehmen.

g) **Vakzina und Nephritis.** Von verschiedenen Seiten ist darauf hingewiesen worden, daß bei Impfungen nicht selten Spuren von Albumen im Harn anzutreffen seien, jedoch nur sehr selten Cylinder. Ob hier Eiweißausscheidungen vorliegen, ähnlich wie sie bei anderen Infektionskrankheiten beobachtet wurden, wäre erst auf Grund größerer Versuchsreihen festzustellen. Es müßten Eiweißbestimmungen vor und nach der Impfung durch längere Zeit vorgenommen werden, um Zufälligkeiten mit Sicherheit ausscheiden zu können. Es wäre aber immerhin denkbar, daß Nierenschädigungen unter besonderen Verhältnissen stattfinden, hat doch E. **Gildemeister** nachgewiesen, daß der Vakzinaerreger mit dem Harn im Tierversuch wenigstens ausgeschieden wird. Unter den in der Literatur angeführten Fällen von **Nephritis** p. v. erscheint mir der von **Leiner** in der Wiener dermat. Ges. 1913 besprochene Fall am eindeutigsten, bei dem nach einem Eccema vaccinatum eine **hämorrhagische Nephritis** auftrat, die erst nach Jahren zur Ausheilung kam. Ein ähnlicher Fall wird auch aus Hamburg gemeldet, bei dem die am Tage der Nachschau angestellte Untersuchung eine hämorrhagische Nephritis ergab.

## 13. Beziehungen zwischen Vakzina und verschiedenen inneren Krankheiten.

a) **Vakzina und Pneumonien.** **Gins** (Ztbl. f. Khk. 1930) reiht diese Erkrankungen in eine Gruppe von Krankheiten ein, bei denen die Entscheidung, ob zufälliges

Zusammentreffen oder innerer Zusammenhang, nicht möglich ist. In den Jahren 1914—28 sind in Deutschland 55 solcher Erkrankungen vorgekommen, von denen 50 tödlich verliefen. Unter 38 näher bekannten Fällen kamen 9 auf städtische und 29 auf ländliche Impftermine. Von den 38 waren 20 innerhalb der ersten vier Tage manifest. Der Autor vermutete daher mit Recht, daß eine um die Zeit der Impfung bestehende Bronchitis in Pneumonie überging, die durch die allgemeine Vakzineinfektion verursacht sei. Dieser Rückschluß ist jedenfalls berechtigt und wird experimentell erhärtet durch den Nachweis der Generalisierung des Erregers. G i n s meint, daß das im einzelnen Fall möglich, aber nicht von allgemeiner Bedeutung sei. Die zeitliche Verteilung der Pneumonien in den einzelnen Jahren spreche dagegen, denn man müßte eine Zunahme der Pneumonien seit der Einführung der kräftigeren Impfstoffe (1920) erwarten. Das trifft aber nicht zu. Um derartige Fälle zu klären, empfiehlt der Verfasser, bei etwaigen Obduktionen die pneumonischen Herde auf Vakzinavirus zu untersuchen und Organstückchen, in $50^0/_0$ige Glyzerin-Kochsalzlösung eingelegt, an die zuständige Untersuchungsstelle zu senden.

b) **V a k z i n a  u n d  D a r m k r a n k h e i t e n.** C z e r n y und O p i t z (l. c.) gaben die Möglichkeit eines Einflusses der Vakzination auf den Ablauf der Darminfektion von Säuglingen zu, wenn in der Zeit der Infektion durch unzweckmäßige Ernährung noch eine Schädigung dazukommt. In den Jahren 1914—28 sind nach G i n s 27 derartige Fälle in Deutschland gemeldet worden, von denen 24 tödlich verliefen. Die oben genannten Autoren beobachteten, daß diese Erkrankungen z. T. Rezidive kurz vorher bestandener Ernährungsstörungen, z. T. Neuerkrankungen seien.

## D. Verhütung von Impfschäden.

In diesem Abschnitt war bisher von I m p f s c h ä d e n nicht die Rede. In euphemistischer Weise wurden sie, wie es in der medizinischen Fachliteratur üblich geworden ist, als Komplikationen des normalen Ablaufes der Pockenschutzimpfung beschrieben. Manche, die leichteren unter ihnen, können wir, ohne sie übermäßig tarnen zu wollen, so bezeichnen. Den schwereren dürften wir ihr verdientes Prädikat eigentlich nicht vorenthalten. So dürfen wir ein E c c e m a v a c c i n a t u m, eine Encephalitis post vaccinationem, ruhig als Impfschaden bezeichnen, ohne uns damit darüber geäußert zu haben, auf wessen Rechnung sie zu setzen ist.

Es ist jedem Impfarzt bekannt, daß Impfschäden trotz gewissenhaftester Befolgung aller für die Impfung geltenden Vorschriften und trotz eindringlicher Belehrung der Angehörigen des Impflings vorkommen und immer vorkommen werden, teils weil ein großer Prozentsatz durch die dem Impfling eigene und vorher unbekannte Disposition bedingt, teils auf das Verhalten des noch unbelehrbaren Impflings selbst zurückzuführen ist und nicht zuletzt durch den Unverstand der Pflegepersonen verursacht wird. Aus diesem Grunde wird der Impfarzt auch unter den günstigsten Auspizien stets mit der Möglichkeit von Impfschäden zu rechnen haben und es gehört zu seinen Pflichten, darüber im klaren zu sein, wie er die verschiedenen Vorkommnisse zu behandeln und schließlich zu beurteilen hat. Es wäre deshalb verfehlt, etwa aus sanitätspolizeilichen Bedenken die Gefahren der Impfung zu verschweigen und die entstandenen Schäden zu übergehen. Nur durch weitgehende Aufklärung der Ärzteschaft über dieses etwas stiefmütterlich bedachte Kapitel der vorbeugenden Medizin kann das erstrebte Ziel einer mit möglichst wenigen Schäden verlaufenden Immunisierung unseres Volkes gegen Pocken erreicht werden.

Z e h n t e s   K a p i t e l.

# Variola- und Vakzinaimmunität.

Für die Virusforschung darf es als ein großes Glück bezeichnet werden, daß wir in der leicht verfügbaren Vakzine die Möglichkeit haben, mit einem verhältnismäßig großen und relativ unschädlichen Virus beliebige Versuche anzustellen, die ebenso auf die Vakzina wie auf die Stammkrankheit, die Variola mutatis mutandis, bezogen werden dürfen.

So sind wir aus diesen sehr zahlreichen Versuchen ziemlich genau über die I m m u n i t ä t s v e r h ä l t n i s s e   d e r   b e i d e n   K r a n k h e i t e n unterrichtet und wissen es wieder aus den allerdings selteneren klinischen Erfahrungen mit der Variola vera, daß ein grundsätzlicher Unterschied zwischen beiden Krankheiten nicht besteht und daß sich diese Immunität sehr weitgehend jener, die wir bei bakteriell bedingten Krankheiten kennen, nähert.

Wesentlich gefördert wurde das Studium dieser Immunität durch Versuche, die weit zurückliegen und in Vergessenheit geraten waren. Man wußte schon aus der Zeit der Variolation, daß die Einimpfung des Variolavirus mitunter nicht den gewünschten, sondern den entgegengesetzten Erfolg hatte, daß das in die Haut eingebrachte Virus auf dem Wege durch die Blutbahn im ganzen Körper verschleppt wurde und in leichteren Fällen da und dort Exantheme, in schweren aber eine regelrechte Variola vera erzeugte. Es mußte also eine G e n e r a l i s i e r u n g  d e s  V i r u s über den gesamten Körper angenommen werden.

Bei der V a k z i n a waren derartige Exantheme nach Einverleibung des Virus (Impfung) viel seltener zu beobachten. Wir sehen sie auch heute relativ selten. Manche Impfstoffe scheinen sie nicht zu erzeugen, und es muß das wohl eine dem Virus inhärente Eigenschaft sein, vielleicht eine der Qualitäten der komplexen, von uns als „V i r u l e n z" bezeichneten Eigenschaft des Virus[1].

Schon E i c h h o r n hat darauf hingewiesen, daß am fünften Tage nach der Impfung an künstlich angelegten, nicht infizierten Verletzungen beim Erstimpfling auch vakzinale Reaktionen auftreten. Eine weitere experimentelle Basis fanden diese V e r s u c h e, als die Franzosen C a l m e t t e ‧ G u é r i n Kaninchen mit Vakzinavirus intravenös spritzten und die Haut des enthaarten und mit Glaspapier abgeriebenen Rückens beobachteten. Es zeigten sich in einigen Tagen auf der so behandelten Haut Pusteln. Es konnte auf diese Weise der experimentelle Nachweis für Ansiedlung des kreisenden Virus an einzelnen Stellen der Haut erbracht werden, ohne daß sie an diesen Stellen infiziert worden wäre, und es fand somit das klinisch so oft beobachtete Auftreten von Pusteln an Stellen der Haut, die unter Druck oder irgend einem Reiz stehen (Mieder, Schuhdruck, Senfblatt etc.) eine experimentelle Erklärung. Will man sich davon überzeugen,

---

[1] Hier darf vielleicht darauf hingewiesen werden, daß es durchaus nicht Lymphen (Impfstoffe) sein müssen, die in hoher Verdünnung noch positive Impfergebnisse (auf der Hornhaut oder dem Kinderarm) zeigen. Sehr hochwertige Lymphen (mit hohem „vakzinalem Titer"), wie wir sie z. B. aus Kinderpusteln am sechsten Tage gewinnen, zeigen Titer bis zu mehreren Millionen und erzeugen ganz normale Reaktionen ohne jede Spur von Generalisierung. Hingegen gibt es andere Lymphen, deren Titer nicht einmal ein Zehntel so hoch ist, die häufiger, als man es sonst zu sehen gewohnt ist, Generalisierungen hervorrufen, ohne daß man die nähere Ursache kennt.

so bedarf es auch für diesen Versuch der Erfüllung gewisser Vorbedingungen, was schon aus dem Obenstehenden hervorgeht, besonders geeigneter Lymphen, wie z. B. nach Wechsel der Tierpassage oder eines ungeschwächten, also nativen Materials, das nicht etwa durch Glyzerin oder Karbol bereits beeinflußt ist, und es kann der positive Ausfall auch durch Auswahl geeigneter Tiere, besonders Jungtiere, gefördert werden.

Die von so vielen Seiten erhaltenen positiven Befunde auf klinischem und experimentellem Arbeitsgebiet haben also den unzweideutigen Beweis für eine generelle Aussaat des Virus über den ganzen Körper gebracht, so daß auch die daraus gezogenen Folgerungen auf die Entstehung der Immunität wesentlich erleichtert waren.

In welcher Form äußert sich nun die Immunität, wodurch läßt sie sich nachweisen? Das kann auf experimentellem Wege und auch auf klinischem erfolgen und wir müssen der Fügung dankbar sein, daß sie uns sowohl im vakzinierten Versuchstier als auch im Erst- und Wiederimpfling die Gelegenheit zu Beobachtungen gibt, die wir bei keiner anderen Infektionskrankheit in solchem Ausmaße und daher auch in solcher Mannigfaltigkeit haben.

Es ist leider eine viel zu wenig gewürdigte Tatsache, daß wir auf diesem Gebiete von Staats wegen geradezu gezwungen werden, vakzinale Reaktionen zu erzeugen, und daß uns damit die seltene Gelegenheit geboten ist, eine Infektionskrankheit vom Beginn der Infektion an — gewissermaßen mit der Uhr in der Hand — zu verfolgen und ihren Verlauf zu studieren.

Dabei ergeben sich die verschiedensten Möglichkeiten, die menschliche Reaktionsfähigkeit einem gut bekannten, titrierbaren Virus gegenüber zu beobachten, wir werden mit den Abwehrkräften der Impflinge vertraut und mancher Hausarzt mag daraus Schlüsse ziehen auf das Verhalten seiner Impflinge anderen Krankheiten gegenüber.

Auch im Tierexperiment ist die kutane Impfung die einfachste und am besten studierte. Das Kaninchen als klassisches Versuchstier mit hoher Empfänglichkeit für das Virus hat das Studium der Immunität in hohem Maße gefördert. Die etwa nach drei Tagen eintretenden vakzinalen Reaktionen am enthaarten Rücken der Tiere lassen am achten Tage bereits den Nachweis von spezifischen Antikörpern zu. Der Erfolg der Impfung wird nicht beeinträchtigt, wenn man noch vor dem Eintreten einer lokalen Reaktion die Impfstelle ausschneidet oder z. B. das geimpfte Ohr abträgt. Das Virus ist um diese Zeit längst in den Kreislauf übergetreten und die Entwicklung einer lokalen Reaktion ist nur ein Ausdruck für diesen Prozeß. Die Lokalreaktion ist also für den Eintritt der Immunität nicht nötig. Das gleiche gilt auch für die subkutane Impfung, bei der der entstandene Tumor als Lokalreaktion gedeutet wird. Neben diesen Wegen der Infektion gibt es auch andere Wege, insbesondere bei der Tierimpfung, die eine sehr ausgiebige Immunität erzeugen kann.

Hier seien vorerst die beim Menschen neben der kutanen übliche s u b k u t a n e und i n t r a k u t a n e I m p f u n g erwähnt, die im Abschnitt Impfung besonders besprochen worden ist.

Abgesehen davon ist es im Tierversuch möglich, durch intravenöse, intraperitoneale, stomachale, intranasale, intrazerebrale, intratestikuläre Impfung hohe Grade von Immunität zu erzeugen.

Es war naheliegend, auch zu versuchen, ob es möglich ist, auch mit a b g e t ö t e t e m V i r u s e i n e I m m u n i s i e - r u n g z u e r r e i c h e n. Solche Versuche sind bei Mensch und Tier versucht worden. Die Abtötung des Virus ist auf verschiedenem Wege studiert worden und heute darf trotz widersprechender Versuchsergebnisse doch mit Bestimmtheit behauptet werden, daß die Verwendung abgetöteter Vakzine f ü r p r a k t i s c h e Z w e c k e n i c h t in Betracht kommt, weil zur Erreichung einer schwachen Immunität viel zu große Impfstoffmengen erforderlich wären.

Die I m m u n i t ä t g e g e n V a r i o l a w i e g e g e n V a k z i n a entwickelt sich ebenso wie bei anderen übertragbaren Krankheiten. Sie steigt langsam an, erreicht einen gewissen Höhepunkt und sinkt langsam ab, um schließlich ganz zu verschwinden. Im Tierexperiment läßt sich das sowohl an großen Tieren (Kühen) als auch bei kleinen Tieren (Kaninchen) sehr schön nachweisen. Am Menschen wurden Nachimpfungen (Sukzessivimpfungen) schon im Jahre 1801 von S a c c o an variolierten Personen vorgenommen. So konnte dieser Autor in den ersten fünf Tagen nach der Einimpfung des Variolavirus noch eine lokale Pustelbildung erzeugen. Am sechsten oder siebenten Tage nach der Variolation zeigte sich nur noch eine abortive Pustel, am achten Tage eine abortive lokale Reaktion, während vom elften bis

dreizehnten Tage an überhaupt keine Wirkung mehr eintrat (vgl. Paravakzina). Alle Nachimpfungen zeigen,
wie v. Pirquet eingehend nachgewiesen hat, einen überstürzten Verlauf. Das gleiche läßt sich auch nach
sub- und intrakutaner Impfung feststellen. Spätere Experi-
mente mit Vakzine (v. Pirquet) zeigten, daß Nachimpfungen vom dritten bis vierten Tage an den gleichen Verlauf
nehmen wie die Reaktionen nach Erstimpfungen und daß
eine volle Immunität zwischen dem siebenten bis zehnten
Tag eintritt. Es wird im allgemeinen angenommen, daß ihr
Eintritt in der Regel gleichbedeutend mit dem Absterben
des Virus in den kutanen Effloreszenzen ist. Das soll nicht
heißen, daß man das Virus gelegentlich nicht auch später
noch antreffen kann. So ist es mitunter in den Borken eingeschlossen zu finden und im diagnostischen Versuch findet
man es gelegentlich bei Variola und Vakzina, wenn man
diese Borken verreibt und verimpft; selten ist es im Pustelinhalt zu treffen. Bei subkutaner Impfung kann man das
Virus noch nach Wochen im Tumor nachweisen, wie es Versuche hier in Wien gezeigt haben.

Zwei Hypothesen sind bemüht, den Mechanis-
mus der vakzinalen Immunität zu erklären.
Nach der einen sind es virulizide Körper, die im
Blute gebildet werden, die dem Serum auch im Reagenzglas
nachweisbare neutralisierende Eigenschaften verschaffen.
Die andere Hypothese hält die Immunität für eine ausschließlich histogene.

Die vakzinalen Antikörper wurden von Beclère und
Menard im Jahre 1896 entdeckt. Sie entstehen nach intra-
venöser, intraperitonealer, trachealer Einverleibung (Teissier und Gastinel) und können für eine mäßige passive
Immunisierung benützt werden.

Versuche, solche Antikörper im Serum von Variola-
rekonvaleszenten nachzuweisen und dieses Serum bei Kranken zu therapeutischen Zwecken zu verwenden, hatten Erfolg. Wenn jedoch Vakzinaserum verwendet wurde, waren die Ergebnisse zweifelhaft.

Im Laboratorium ließ sich die Serumwirkung als „virulizider Versuch“ unschwer nachweisen. Dieser Nachweis geht auf den Österreicher Sternberg (1892) zurück,
der Vakzineaufschwemmungen mit Vakzinaserum versetzte
und die Mischung auf Versuchstiere verimpfte, bei denen

das Virus nicht Fuß fassen konnte. Die Entstehung vakzinaler Effloreszenzen wird vom Versuchstier entweder ganz verhindert oder es kommt nur zu spärlichen, in ihrer Entwicklung zurückgebliebenen Effloreszenzen. Der Nachweis derartiger virulizider Antikörper gelingt bei Versuchstieren (Rinder) bereits nach einer Woche. Der Serumtiter steigt langsam an bis höchstens 1 : 100 und nimmt dann wieder ab. Im Blute von Personen, die die Krankheit (Impfkrankheit) überstanden haben, sind virulizide Antikörper oft lange nachweisbar, sie zeigen aber einen sehr niederen Titer, der immer unter 1 : 50 liegt. Höher ist dieser Titer nach Erkrankung an Variola. Gegen die Hypothese im Blute zirkulierender Antikörper sprechen nach L e v a d i t i und N i c o l a u folgende Tatsachen: Die neutralisierende Kraft des Serums bedingt durchaus keine Vernichtung der Viruselemente, sie werden nur lahmgelegt und können durch intratestikuläre oder zerebrale Einverleibung in Kaninchen wieder aktiviert werden. Auch mit Hilfe des elektrischen Stromes (Kataphorese) ist es möglich. Zwischen der Erzeugung der Antikörper und der entstandenen Resistenz gegen das Virus besteht kein Parallelismus. Man kann übrigens Antikörper auch mit Hilfe von Virusaufschwemmungen, die durch Hitze unwirksam gemacht werden, erzeugen, wenn man sie Versuchstieren einspritzt. Aus diesen Gründen lehnt L e v a d i t i die humorale Entstehung der Immunität ab und hält die vakzinale Widerstandskraft für unabhängig von der Erzeugung virulizider Antikörper. Er hält die Immunität für h i s t o g e n und meint mit seinem Mitarbeiter N i c o l a u, daß das Vakzinavirus, irgend einem empfänglichen Gewebe (Haut, Hornhaut, Hirn, Hoden etc.) einverleibt, sich in diesem Gewebe vermehrt und von ihm aus überallhin verbreitet, um dort Fuß zu fassen, wo befallene Gewebe eine Affinität zu ihm haben. Indem dieses Gewebe aus einem akuten Stadium der Infektion in das chronische übergeht und zur Heilung neigt, wird es immun und unempfindlich gegen eine Reinfektion. Diese Unempfindlichkeit äußert sich auf zweierlei Art. Das geimpfte Organ vernichtet einerseits das Virus überraschend schnell, anderseits reagiert es auf Neuinfektionen nicht mehr in der charakteristischen Weise. Mit anderen Worten, jedes vom Virus befallene Organ wehrt sich gegen die Infektion auf seine eigene Rechnung. Die erzielte allgemeine Immunität setzt sich aus den verschiedenen Partialimmunitäten der einzelnen Organe zusammen.

Ohne auf diese Seite des Problems noch mehr einzugehen, kann gesagt werden, daß die Bildungsstätte der viruliziden Antikörper wahrscheinlich in Retikuloemothel zu suchen ist, was durch Blockierung dieses Gewebes (Milz, Knochenmark) durch Tuscheeinspritzungen bewiesen werden konnte.

Die Immunität gegen die Variola kann auch im Mutterleib erworben werden. Erstens auf aktivem Wege. Meist führt eine Erkrankung an Pocken im Mutterleib zum Abortus. In seltenen Fällen wird ein lebendes Kind mit Pocken oder mit Pockennarben geboren. Es kann aber eine pockenkranke Mutter auch ein Kind ohne jede Spur einer überstandenen Pockenerkrankung zur Welt bringen. Dann besteht die Möglichkeit, daß es entweder innerhalb der Inkubationszeit (zwölf Tage) an Pocken erkrankt, wenn es bereits intrauterin infiziert wurde, oder erst später, wenn es post partum infiziert wurde, oder es kann auch vorkommen, daß es gar nicht erkrankt, weil es entweder intrauterin eine Variola sine exanthemate durchgemacht oder weil auf passivem Wege die von der Mutter gebildeten Antikörper auch auf den Fötus übergegangen sind und ihn vor Erkrankung geschützt haben. So wird es verständlich, warum in Epidemiegebieten einer Pockenseuche Neugeborene und Säuglinge viel seltener an Pocken erkranken als ältere Kinder. Dieser letztgenannte Weg führt auch zu einer Erklärung der vakzinalen Immunität neugeborener Kinder.

In solchen Fällen ist es natürlich nicht gleichgültig, wann die letzte Impfung der Mutter erfolgt ist. So wissen wir aus einem Bericht von Dürkhardt, daß von acht Müttern, die im achten oder neunten Monat der Gravidität revakziniert wurden, von acht Kindern, die am vierten bis sechsten Tag nach der Geburt kräftig geimpft wurden, nur ein Kind auf die Impfung reagierte, während die anderen negativ verblieben.

Ähnliches kennt man von Tierimpfungen, z. B. der Immunisierung gegen die oft so mörderischen Schafpocken. Wurden trächtige Mutterschafe geimpft, so zeigte die Nachimpfung der Lämmer im Alter von vier bis sechs Wochen eine Immunität der Impflinge gegen einen virulenten Impfstoff. Schließlich ist es auch in vitro gelungen, den Nachweis virulizider Antikörper im Blute Neugeborener zu erbringen, die von frisch revakzinierten Müttern stammen.

Hinsichtlich der **Dauer und des Grades der erzielten Immunität** liegen die Verhältnisse nicht so einfach, weil die nach dem Überstehen der echten Pocken und nach der Vakzination erworbene Immunität in mancher Hinsicht nicht gleichwertig ist.

Wertvoll sind epidemiologische Untersuchungen im Falle von Pockenepidemien, die in verseuchten Ländern nach beiden Richtungen eine Auskunft geben könnten.

1. Wie schützt eine überstandene Variola gegen eine Neuinfektion mit Variolavirus?

2. Wie schützen eine Vakzination und eine Revakzination gegen eine Erkrankung an Variola?

3. Wie reagiert ein pockenkrank gewesenes Individuum auf die Pockenschutzimpfung?

In seuchenfreien Zeiten sind wir auf die Erfahrungen mit der Vakzination angewiesen. Sie gibt auf folgende Fragen Auskunft:

1. Wie lange hält die Immunität gegen eine Neuinfektion mit Vakzinavirus an?

2. Wie reagieren unter gleichen Verhältnissen verschiedene Impflinge auf eine Wiederimpfung?

Bei Durchsicht der Literatur kommt man immer wieder auf einen Mangel in der Versuchstechnik. **Die erzielte Immunität hängt von den Qualitäten des zur Impfung verwendeten Impfstoffes ab.** Wird eine sehr aktive Lymphe verwendet, so hält im allgemeinen die Immunität längere Zeit an. Ist die Lymphe schwach, so erzielt man einen Schutz von kürzerer Dauer. **Will man das Impfergebnis prüfen, so ist es notwendig, daß man den Titer der dazu verwendeten Lymphe kennt.** Mit einer stärkeren Lymphe kann man die mit einer schwächeren erzielte Immunität durchbrechen. Das setzt voraus, daß man mit ausgewerteten Lymphen arbeitet. Darin liegt nun der Mangel, daß Angaben darüber in den meisten Mitteilungen fehlen. Es werden deshalb die bei der Nachprüfung erzielten Ergebnisse so erklärt, daß man annimmt, die positiven Ergebnisse der Nachimpfung seien auf schwächere, die negativen auf stärkere **Erst**impfungen zurückzuführen. Im Falle Variola sind wir überhaupt nur darauf angewiesen, anzunehmen, daß einer Reinfektion eine schwache erstmalige Erkrankung vorausgegangen war.

Im Falle der Erkrankung an Pocken nach Impfung suchen wir in der Zahl der vorhandenen Impfnarben und deren

Größe einen Anhaltspunkt zu gewinnen. Das hat man schon recht frühzeitig getan und die „Narbenlehre" des Engländers Gregory beschäftigte sich mit diesem Nachweis, den man während einer Pockenepidemie führen konnte. Heute haben wir, in unseren Gegenden wenigstens, nicht die Möglichkeit, dafür oder dagegen Stellung zu nehmen.

Nach den mit Pockenvakzine gewonnenen Erfahrungen darf man heute wohl sagen, daß so viel sicher ist, daß für die Vakzinaimmunität die Narbenlehre nicht Verwendung finden darf, wie es zahllose Nachprüfungen ergeben haben und wie es auch in Wien wiederholt festgestellt werden konnte.

Es liegt jedoch eine Statistik aus dem Londoner Pockenspital vor, in der die Letalität der Pockenkranken 47,5 % betrug. Diese Letalität ging bei Kranken mit vier guten Narben auf 1,1 % herab. Trotz sehr kleiner Narben haben verschiedene genauer bekannte Versuchspersonen den größtmöglichen Schutz gegen eine Reinfektion mit Vakzine gezeigt.

Es müssen hier also wohl rein individuelle Verhältnisse, die wir gar nicht näher kennen, eine Rolle spielen. Offenbar ist es mit der Immunität gegen diese Virusart und mit der Immunität gegen Infektionskrankheiten überhaupt so, daß jedes Individuum nur den ihm eigentümlichen Immunitätsgrad zu entwickeln vermag, so wie andere physische Fähigkeiten nicht von jedermann in gleichem Maße, trotz vielfacher Übung, erworben werden können. So haben wir in der Wiener Impfanstalt jahrelang eine Mitarbeiterin gehabt, die sich nach jeder Verletzung mit einer Impfkapillare eine Erstimpflingspustel zuzog.

Feststehend ist gegenwärtig folgendes:

1. Eine Person, die Variola überstanden hat, vermag unter Umständen mit positivem Erfolg nachgeimpft zu werden;

2. das Überstehen der Alastrimkrankheit verleiht keine Immunität gegen die Vakzinainfektion;

3. das Überstehen der Alastrimkrankheit schützt nicht gegen eine Erkrankung an Variola;

4. die Vakzination schützt lange Zeit gegen Variola und Alastrim;

5. die nach Impfungen mit einer schwachen Lymphe erzielte Immunität schützt nicht gegen eine Infektion mit einem stärkeren Vakzinavirus.

Edward Jenner ist in der Überzeugung gestorben, daß die von ihm empfohlene Vakzination den Menschen das ganze Leben lang vor einer Wiedererkrankung an Pocken schütze.

Die Erfahrungen, die im Laufe des zweiten Dezenniums in den Ländern, die die Vakzination eingeführt hatten, gemacht wurden, haben den Beweis erbracht, daß der angestrebte Schutz von relativ kurzer Dauer sei. Ziemlich allgemein wird angenommen, daß diese Dauer durchschnittlich mit zehn Jahren zu bewerten ist. Ein auf dieser Basis aufgebautes Impfgesetz, das eine Wiederimpfung nach Ablauf dieser Frist vorsieht, wie es in Deutschland der Fall ist, vermag ein Land mit größter Sicherheit vor einer Pockenepidemie zu bewahren.

Das schließt natürlich nicht aus, daß nicht so selten der Impfschutz wesentlich länger dauert. So wurden im Jahre 1936 im Versorgungshaus der Stadt Wien 171 Personen im Alter von 60—90 Jahren geimpft, nur um die sonst allgemein angenommene größere Empfänglichkeit für die Kuhpockenlymphe in höherem Lebensalter zu studieren. Dabei stellte sich heraus, daß 40 % aller genau untersuchten und durch längere Zeit in Beobachtung gestandenen Personen mit Immunitätsreaktionen nach Impfungen mit einer Lymphe von hohem Titer (1 : 350 000) reagierten. Solche Reaktionen zeigten nicht nur Individuen, die mehrere Male geimpft wurden, sondern auch Personen, die nur einmal geimpft worden waren. Diese Immunitätsreaktionen waren nicht immer bedingt durch große Narbenflächen und es war in verschiedensten Fällen gleichgültig, ob die vorletzte Impfung vor kurzer oder vor längerer Zeit erfolgt war.

Aus diesen Versuchen, in denen die Zahl der Impflinge, der Narben, die Größe der Narben, der Abstand der Impfungen voneinander, das Alter und das Geschlecht berücksichtigt wurden, ließ sich entnehmen, daß es gute, mäßige und schlechte Immunitätsbildner gibt. Unzweifelhaft zeigte es sich jedoch, daß eine Lymphe hohen Titers die entstandenen Reaktionen nach der Seite der Erstimpflingspusteln verschiebt und daß umgekehrt bei Verwendung von schwachen Lymphen die Zahl der Frühreaktionen ansteigt.

Soweit die Versuchsergebnisse im kleinen Stil, an relativ wenig Geimpften. Darüber hinaus zeigt die große Praxis, die Erfahrungen an der Bevölkerung eines großen Landes, daß der durch die Impfung und Nachimpfung erzielte Schutz gegen eine Erkrankung an Pocken bei dem größten Teil einer Bevölkerung etwas über die Dreißiger-Jahre hinaus andauert und dann erst allmählich abnimmt.

Für die tägliche Praxis ergibt sich angesichts des so häufigen Mangels einer Titerangabe der benutzten Impfstoffe die Notwendigkeit, die bei der Nachimpfung erzielten Ergebnisse so weit wie tunlich zu klassifizieren. In dem Kapitel über die Revakzination ist dieser Punkt näher behandelt worden. Bei Berücksichtigung dieser Forderung ergibt sich die Möglichkeit einer Illustration der vorhandenen Immunität, die bei allfällig später auftretenden Pockenepidemien wertvoll werden kann.

Die Auffassung, daß die bei der Revakzination erzielten Reaktionen nur als allergische anzusehen sind, kann durch den Befund erhöhter Antikörpermengen im Serum des Wiedergeimpften experimentell widerlegt werden. Es ist an großen Serien von Impflingen nachgewiesen worden, daß das weibliche Geschlecht für das Vakzinavirus anfälliger ist, daß bei ihm auch früher ein Immunitätsschwund eintritt. Dieser Schwund mag vielleicht auch ein temporärer und im Zustand der Menstruation ein größerer sein. Schon die normale Menstruation verbindet sich häufig mit erhöhter Anfälligkeit und Krankheitsbereitschaft, sie geht meist einher mit einer Änderung des Serum-Kalk-Spiegels, einer Senkung der bakteriziden Abwehrkraft des Blutes.

Die Rassen scheinen nicht gleich empfänglich zu sein und es dauert auch ihr Impfschutz nicht gleich lang. So währt er bei schwarzen Völkern kürzere Zeit und es liegen Berichte vor, daß er auch bei der weißen Bevölkerung in südlichen Zonen von kürzerer Dauer ist. Die Gründe für dieses Verhalten sind nicht näher bekannt. Vielleicht ist dafür die Komplexion (Pigmentgehalt von Haut, Haaren, Augen, A s c h n e r , zit. nach N i e d e r m e y e r) verantwortlich. Frauen mit besonders heller Komplexion gelten als minder widerstandsfähig als solche mit dunkler Komplexion. Bei ihnen finden wir Zeichen vegetativer Übererregbarkeit, speziell Dermographismus.

Schließlich ergibt sich noch eine praktisch sehr wichtige Frage: Sollen zur Erzielung eines guten Impfschutzes die Erstimpfungen mit einer starken („virulenten") Lymphe vorgenommen werden oder sind „milde" Impfungen erstrebenswert? Wenn man aus dem oben Gesagten einen l o g i s c h e n Schluß ziehen soll, so sind kräftige „virulente" Lymphen unbedingt vorzuziehen. Es gibt aber auch Vertreter einer anderen Richtung. Sie stützen sich darauf, daß starke Reaktionen unbedingt vermieden werden müssen, schon um Komplikationen und Impfschäden zu verhindern, daß auch parallergische Erscheinungen bei schwach geimpften Personen weniger wahrscheinlich sind und schließlich, nach der positiven Seite hin, daß eine Nachimpfung den vorhandenen, abnehmenden Impfschutz jederzeit zu verstärken vermag. Dem kann nicht widersprochen werden und im Sinne der allermeisten österreichischen Ärzte wird auch von der einzigen einheimischen Impfstoffgewinnungsanstalt ein Impfstoff von einem annähernden Titer von 10 — 20 000 ausgegeben. In manchen Ländern wird für die R e v a k z i - n a t i o n ein s t ä r k e r e r I m p f s t o f f gefordert, um die Reste der noch von der ersten Impfung her vorhandenen Immunität zu durchbrechen. Tatsächlich kann im Experiment der Nachweis geführt werden, daß der abnehmende Gehalt an Antikörpern durch die Revakzination wieder zunimmt, so daß z. B. das virulizide Vermögen des Serums eines revakzinierten Menschen wieder ein stärkeres wird, ohne daß der erhöhte Impfschutz durch die Bildung eines Bläschens oder einer Pustel sichtlich zum Ausdruck kommt.

E l f t e s  K a p i t e l.

# Amtliche Diagnosenstellung und Maßnahmen gegen die Pocken.

Wie andere gemeingefährliche Krankheiten unterliegen auch die Erkrankungen an Pocken (Blattern) und Verdachtsfälle dem österr. Gesetz vom 14. April 1913, RGBl. Nr. 67, in der Fassung des Bundesgesetzes vom 18. Juni 1947, BGBl. Nr. 151. Ohne auf die derzeit geltenden gesetzlichen Bestimmungen näher einzugehen, sei zusammenfassend betont, daß auch der Kampf gegen die Pocken auf einigen wenigen, bei allgemeingefährlichen Krankheiten zu beobachtenden Maßnahmen beruht. Als solche sind anzuführen:

1. **Die Anzeigepflicht;**
2. **die Diagnosestellung;**
3. **die Absonderung der Kranken, der Krankheitsverdächtigen** und die Beobachtung bzw. Überwachung der Ansteckungsverdächtigen;
4. **die Desinfektionsmaßnahmen;**
5. **die Impfung** (vgl. achtes Kapitel).

## I. Die Anzeigepflicht

erstreckt sich auch auf Verdachtsfälle, die bis zur Diagnosestellung gleich wie bereits verifizierte Pockenfälle zu behandeln sind.

## II. Die Diagnosestellung.

Sie ist in Österreich bereits durch den Erlaß des k. k. Ministeriums des Innern vom 11. September 1917, Zl. 5154/S, „Blatterndiagnose" nach **Paul**, festgelegt. Aus diesem Erlasse gebe ich die besonders wichtigen Stellen wieder:

„Für Deutung und Bewertung des Untersuchungsbefundes haben folgende — von **Paul** aufgestellte — Grundsätze zu gelten:

„1. Das Hornhautepithel des geimpften Kaninchenauges zeigt nur bei Infektion mit Variola- und Vakzinevirus spezifische Veränderungen. Als positiv wird diese biologische Reaktion nur dann bezeichnet, wenn solche spezifische Veränderungen **zweifellos** vorhanden sind.

2. Bei Verimpfung mit Inhalt von **Varizellen-Bläschen** oder von anderen Bläschenausschlägen verhält sich das Hornhautepithel aktiv indifferent. Das Ergebnis der Impfung bezeichnet man dann als **negativ.**

3. Der negative Ausfall des Tierversuchs kann gegen die **klinisch** gestellte Blatterndiagnose **nicht** verwertet werden, da infolge verschiedener, noch nicht hinreichend bekannter Ursachen (zu wenig Untersuchungsmaterial, flüssiger Pustelinhalt aus Sparstadien der Blattern oder aus sekundären Eiterblasen u. dgl.) der Kornealversuch auch bei klinisch zweifellosen Blatternfällen negativ ausfallen kann.

4. Ein **positives** Ergebnis des Kornealexperimentes ist hingegen für Blattern **sicher beweisend.**" (Abb. 45.)

Die Art der Entnahme ist in einer **besonderen Anleitung** vorgeschrieben, die im Laufe der Zeit etwas abänderungsbedürftig geworden ist.

Eine Anweisung für die Entnahme von Probematerial, das von Pocken oder pockenverdächtigen Fällen zu entnehmen ist, wurde von van Rooyen empfohlen. Die folgende Übersicht gibt diese Anweisung etwas abgeändert und ergänzt wieder.

Es ist nachdrücklichst zu betonen, daß eine möglichst sorgfältige Auswahl des zu entnehmenden Materials notwendig ist. Dabei hat es sich als praktisch erwiesen, von irgend einer weniger empfindlichen Stelle des Körpers Bläschen bzw. Papeln mit Hilfe eines scharfen Löffels zu entnehmen, weil die Erfahrung gelehrt hat, daß wiederholte Male so geringe Mengen von Material eingesendet wurden, daß es mit Erfolg nicht verimpft werden konnte. Das mit dem scharfen Löffel entnommene Material kann zwischen zwei Objektträgern festgehalten und, durch einen Bindfaden fixiert, in den bekannten Versandkästchen an die „Bundesstaatliche Impfstoffgewinnungsanstalt" Wien, XVI., Possingergasse 38, eingesendet werden.

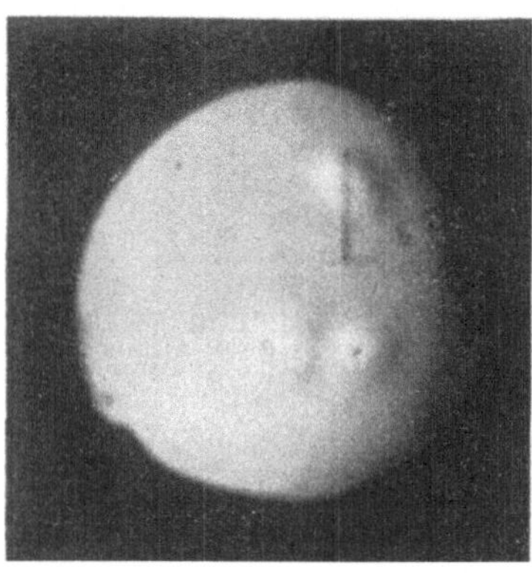

Abb. 45. Die Paulsche Reaktion bei Variola vera 48 Stunden nach Kornealimpfung.

Besser für die Versendung von Proben, die mit dem scharfen Löffel entnommen wurden, eignen sich Eprouvetten, die in ihrer Kuppe eine geringe Menge von Kieselgel oder Phosphorpentoxyd enthalten, die durch einen Glaswollestopfen festgehalten werden. Sie sind steril. Die Probe wird in diese Eprouvette gebracht und mit Hilfe des Gummistopfens luftdicht abgeschlossen. Unter diesem Verschluß trocknet sie sehr rasch ein und bleibt vor Zersetzung geschützt.

Für die Entnahme von flüssigen Proben eignen sich sterile Kapillaren am besten, die möglichst flach in Effloreszenzen mit flüssigem Inhalt eingestochen werden. Um das Ausfließen des aufgesaugten Inhalts zu verhindern, sind die Kapillaren mit Hilfe eines Tropfens Siegellack oder Wachs an beiden Enden abzuschließen, bevor sie versandt werden.

Ist der Krankheitsprozeß bereits so weit abgelaufen, daß er sich im Exsikkationsstadium befindet, so können auch Borken mitunter mit Erfolg verimpft werden. Es wurde z. B. in der ge-

Anweisung für die Probeentnahme bei Pocken und pockenverdächtigen Fällen frei nach van Rooyen.

| Krankheits-Tag | Klinischer Befund | Probeentnahme | Art der Prüfung | Dauer der Untersuchung im Labor |
|---|---|---|---|---|
| 1 | Fieber, Kopfschmerzen, ev. Kreuzschmerzen | keine | keine | keine |
| 2 | Verschiedenartiger Rash | Abgeschabte Hautschuppen vom Exanthem auf Objektträger und in 1 ccm phys. Lösung aufgefangen | Prüfung auf Paschen-Körperchen<br><br>Paulsche Probe<br><br>Anlegung von Eierkulturen und Verimpfung in Kaninchenhoden | 30 Minuten<br><br>2 — 3 Tage<br><br>4 — 10 Tage |
| 3 | Makulo-papulöses Exanthem | Entnahme mit scharfem Löffel | wie oben und Allergieprobe nach Tièche | wie oben |
| 4 — 5 | Vesikulöses Exanthem | Der Inhalt kleiner Bläschen wird auf Objektträger ausgestrichen in dicker Schicht, etwa 6 Bläschen. Von größeren Blasen wird der Inhalt in Kapillaren aufgefangen, die am Ende abgeschlossen werden | Prüfung auf Paschen-Körperchen<br><br>Flüssiges Material für Komplementbindung<br><br>Allergieprobe nach Tièche<br><br>Eierkultur des Virus, Tierversuch | 30 Minuten<br><br>12 — 24 Stunden<br><br>2 — 12 Stunden<br><br>4 — 10 Tage |
| 6 — 8 | Pustulöses Exanthem | Entnahme wie oben in möglichst wenig vereiterten Pusteln | Komplementbindung<br><br>Flockungsreaktion<br><br>Paulsche Probe<br><br>Eierkultur des Virus, Tierversuch | 12 — 24 Stunden<br><br>dto.<br><br>2 — 3 Tage<br><br>4 — 10 Tage |
| 9 — 14 Tage | Verborkungs-Stadium | Sammlung von Borken, die frei von Desinfektionsmitteln sind (KMnO₄., Jod etc.) | wie oben | wie oben |

nannten Anstalt derartiges Variolamaterial, das aus Peking und Kairo kam, mit Erfolg verimpft. Die Beobachtung des Impftieres ist nach den Erfahrungen in der Schweizer Epidemie auf mindestens 72 Stunden auszudehnen.

Es empfiehlt sich außerdem, von frischen Papeln oder ganz jungen Bläschen den Inhalt nach Art eines Blutausstriches auf einem Objektträger antrocknen zu lassen, um den Nachweis des Erregers, der Paschen-Körperchen, zu ermöglichen, die in solchen Effloreszenzen mitunter in großer Zahl angetroffen werden.

Die Einsendung der Untersuchungsobjekte hat im Sinne der Verordnung vom 14. April 1948, BGBl. Nr. 63, zu erfolgen:

„§ 16. (1) Die Versendung von Untersuchungsobjekten darf nur in einer solchen Verpackung erfolgen, bei der eine Beschädigung beim Transporte sicher ausgeschlossen und die Gewähr geboten ist, daß bei einem etwaigen Zerbrechen der Gefäße deren Inhalt nicht über die Umhüllung nach außen gelangen kann.

(2) Objekte, welche für Menschen infektiöse Keime enthalten, dürfen nur von den hiezu berechtigten Ärzten oder von den zur Untersuchung autorisierten Anstalten an die amtlich bezeichneten Anstalten oder an autorisierte Untersuchungsanstalten oder Personen versendet oder von letzteren an andere derartige Anstalten oder Personen abgegeben werden.

(3) Für die Ausfolgung derartiger, bei den Zollämtern aus dem Auslande einlangenden Sendungen an die in Betracht kommenden Anstalten gelten die für diese Fälle erlassenen Vorschriften und Vorsichtsmaßregeln.

(4) Der Inhalt der Sendung und der Name des Absenders ist stets anzugeben.“

Der obenerwähnte Ministerial-Erlaß verfügt weiter:

„Die Mitteilung des Befundes erfolgt durch die Untersuchungsstelle in jedem Fall telegraphisch, und zwar in der Regel 48 Stunden nach der Kornealimpfung.“

„Die Untersuchungsstelle ist nach dem Einlangen des Befundes jedesmal zu verständigen, ob der weitere klinische Krankheitsverlauf mit dem objektiven Untersuchungsbefund im Einklang steht oder nicht.“

Der Anleitung entnehme ich noch eine Weisung, die ich hier folgen lasse: „Der Sendung wird ein Begleitschein beigelegt mit Namen und Alter des Kranken, Impfzustand, Tag der Erkrankung, Tag der Materialentnahme und sonstigen für den Erkrankungsfall bemerkenswerten Angaben.“

## *Begleitschein.*

*Zum Untersuchungsmaterial für den Cornealversuch nach P a u l*
*(Variolaprobe).*

*Des Kranken:*
*1. Name, Alter, Stand, Aufenthaltsort:* .............................
*2. Impfzustand:* ................................................
*3. Krankheitstag:* ...............................................
*4. Tag und Stunde der Entnahme bezw. Absendung des Unter-*
   *suchungsmaterials:* ...........................................
*5. Klinische Diagnose mit kurzem Krankheitsbild:* ...................
*6. Wohin ist die telegraphische Mitteilung über das Untersuchungs-*
   *ergebnis zu richten?* ..........................................

.................., am...................19....

*Unterschrift des im öffentlichen*
*Sanitätsdienste stehenden Arztes:*

Schließlich sei noch auf die Bestimmungen des § 13 der
Verordnung des Bundesministeriums für soziale Verwaltung
vom 2. April 1948, BGBl. Nr. 63, betreffend die Befugnis zur
Vornahme medizinischer diagnostischer Untersuchungen und
die hiebei bei Arbeiten mit Krankheitserregern zu beobachtenden Vorsichtsmaßnahmen besonders hingewiesen, wonach
mikrobiologische Untersuchungen jeder Art über Blattern-
erreger ... n u r in den hiefür bestimmten staatlichen oder
fallweise hiezu ermächtigten Anstalten vorgenommen werden
dürfen. Die dazu ermächtigte Anstalt ist derzeit die „Bundesstaatliche Impfstoffgewinnungsanstalt" in Wien, XVI., Possingergasse 38.

Der Vollständigkeit halber sei noch ein diagnostisches
Verfahren erwähnt, das in der Schweiz während der Pok-
kenepidemie 1921 — 1925 sehr viel zur Klärung der Fälle
beigetragen hat: die „A l l e r g i e p r o b e  n a c h  T i è c h e".
Das Wesen dieser Probe beruht auf der raschen Reaktionsfähigkeit eines pockenimmunen, hochallergischen Individuums auf Einimpfung von Variola- oder Vakzinama-
terial. Prof. T i è c h e (Zürich) hat sich der Schweizer Sanitätsverwaltung zur Verfügung gestellt, indem er
sich Aufschwemmungen des von Verdachtsfällen von Variola entnommenen Materials perkutan einimpfte und die
Reaktion auf dieses, mit Äther, $CO_2$ oder Hitze von $50 — 80^0$
vorbehandelte Material beobachtete. Nach zwei bis vier
Stunden trat die Reaktion in Form von durch einige Stunden zunehmender Rötung um die Impfstriche auf, die allmählich wieder abblaßte.

Wie es mir durch persönliche Mitteilung bekannt ist und ich es in Zürich auch sehen konnte, hat Tièche keinerlei Nachteile für seine Gesundheit durch Anwendung dieser heroischen Methode erlebt, die gelegentliche Übertragung von Lues ist aber nach alleiniger Anwendung der Gefrierbehandlung des verdächtigen Gewebes nicht vollkommen auszuschließen. Man hat versucht, auch Tiere (z. B. Meerschweinchen und Kaninchen) hochallergisch zu machen und hat in verschiedenen Fällen positive Ergebnisse erzielt. Eine Verbreitung hat diese diagnostische Methode bisher jedoch nicht gefunden.

Das Auftreten der Alastrimform hat die Varioladiagnose gelegentlich vor sehr schwere Aufgaben gestellt. Klinisch ist auf Grund des Befundes vereinzelter Pusteln eine Diagnose oft sehr schwer zu stellen, auch wenn sie eine typische Lokalisierung aufweisen. Sie sind oft das einzige Symptom der Krankheit, der mitunter auch das Fieber und eine befriedigende Anamnese fehlen. Sind solche Fälle die ersten eines beginnenden Seuchenzuges, so werden sie nicht selten erst aus der retrospektiven Betrachtung erkannt, wenn sie bereits Übertragungen veranlaßt haben.

Der mißtrauische, vorsichtige Arzt holt sich in solchen Fällen Rat von einer Spezialanstalt, die bemüht sein wird, das eingesandte Untersuchungsmaterial zu identifizieren. Die Bevölkerung steht derartigen Versuchen, deren Zweck sie nicht begreift, ablehnend gegenüber und fertigt leichte Fälle mit der selbst gestellten Diagnose „Schafblattern, Varizellen" ab. Aber auch in Ärztekreisen fragt man sich gelegentlich, ob denn diese leichten Formen wirklich milde Formen einer so schweren Krankheit sein können, wie es die klassischen Pocken sind.

Es soll deshalb an dieser Stelle noch einer Auffassung gedacht werden, über die in der alten Literatur sehr viel zu lesen ist. Sie betrifft die Behauptung, daß die Varizellen abgeschwächte Pocken sind. Die Vertreter dieser Auffassung, die alten Unitarier, haben während der letzten Pockenepidemie in der Schweiz einen neuen Sukkurs durch die Stellungnahme des ehemaligen Internisten Prof. Sahli erhalten, der so zum Gründer des Neounitarismus wurde. Seinen Anschauungen ist insbesondere Tièche entgegengetreten, der an der Hand der Erfahrungen in der genannten Epidemie vor allem nachweisen konnte, daß Pockenkranke mit Vakzine nicht erfolgreich nachgeimpft werden können, daß dies jedoch nach Varizellenerkrankung regelmäßig der Fall sei. Die Varizellen schützen nicht gegen Vakzina und Variola. Die Varizellen sind eine Kinderkrankheit geblieben, während die Pocken heute ,das nicht mehr geschützte Alter befallen, mithin Personen, die in ihrer Jugend die Varizellen schon überstanden haben. Abgesehen von diesen Gründen sprechen für den Dualismus die Komplementablenkungsmethode, der Paulsche Versuch, der Nachweis von Paschen-Körperchen, die Allergieprobe von Tièche, die alle bei Varizellen negativ sind.

Aus dem Angeführten darf geschlossen werden, daß heute Zweifel an der Natur der leichten Form der Pocken, der Alastrim, nicht mehr zulässig sind und daß wir es hier mit einer Pockenform zu tun haben, die mit Varizellen nicht verwechselt werden darf.

Abgesehen von der Kornealreaktion und dem bereits erwähnten Nachweis der Paschenschen Körperchen kann noch die Komplementbindungsreaktion verwendet werden, deren Ergebnisse verschieden beurteilt werden. Ein weiteres diagnostisches Hilfsmittel ist die Agglutination und die Präzipitation. Schließlich kann auch versucht werden, das suspekte Material auf der Allantois des Hühnereies zu züchten und von dort aus durch Übertragungen auf Kaninchen weiter zu identifizieren. Auf diese Art soll auch eine Differenzierung zwischen vakzinalen und variolösen Effloreszenzen möglich sein. Persönliche Erfahrungen habe ich mit dieser Methode nicht, weil sie zur Zeit, als noch Pocken im Lande waren, auch im Auslande noch nicht bekannt war.

### III. Die Absonderung der Kranken und Krankheitsverdächtigen

ist durch die eingangs dieses Kapitels erwähnten Bestimmungen vorgesehen. Es sei hier nachdrücklich betont, daß auf der Stufenleiter der sanitätspolizeilichen Maßnahmen die Beobachtung höher rangiert, sie ist die schärfere Maßnahme. Beobachtung ist verbunden mit Freiheitsbeschränkung, d. 'h. Isolierung, während die Überwachung das betroffene Individuum in seiner Freiheit nicht behindert und von ihm nur eine vorgeschriebene, beliebig oft zu erfolgende Vorstellung behufs ärztlicher Untersuchung verlangt. Es ist wichtig, auf diese in die persönliche Freiheit des Individuums eingreifenden Unterschiede hinzuweisen, weil die Ansichten darüber hie und da auch in Lehrbüchern irrtümliche sind.

Bezüglich der Weiterverbreitung der Krankheit durch isolierte Kranke ist zu berücksichtigen, daß eine Weiterverbreitung durch geöffnete Fenster nicht zu befürchten ist. Erfahrungen, die seinerzeit damit in einem Wiener Epidemiespital gemacht wurden, haben ergeben (siehe oben), daß Krankheitsübertragungen durch Wartepersonen erfolgt sind. Obwohl eine geimpfte Warteperson mit allergrößter Wahrscheinlichkeit vor einer Erkrankung an Pocken gesichert ist, so empfiehlt es sich doch, das Wartepersonal mit Atemschutz arbeiten zu lassen, insbesondere wird das bei den hochinfektiösen hämorrhagischen Formen der Pocken und der Purpura variolosa zu empfehlen sein.

Die Absonderung der Variolakranken ist so lange auszudehnen, bis die letzten Spuren variolöser Veränderungen auf der Haut und den Schleimhäuten des Genesenden verschwunden sind. Hier ist insbesondere darauf zu achten, daß mitunter Individuen mit sehr dicker Haut unter der Fußsohle oft durch lange Zeit hindurch Pockenpusteln zeigen, die natürlich infektionstüchtige Keime enthalten und erst dann an die Oberfläche kommen, bis die Haut an der betreffenden Stelle abgenützt worden ist. Es ist deshalb notwendig, in solchen Fällen eine Mazeration einzuleiten, damit die in der Tiefe liegenden Pusteln möglichst bald an die Oberfläche kommen.

Eine weitere Gefahr der Übertragung bilden die auf den Nasenmuscheln und den Choanen zurückbleibenden variolösen Geschwüre, die oft lange Zeit unentdeckt bleiben. Es ist deshalb notwendig, vor Entlassung eines nach Variola genesenen Kranken das Individuum genauestens auf Haut und Schleimhäute zu inspizieren.

Die Behandlung der Ansteckungsverdächtigen ist oft die Ursache amtsärztlicher Verlegenheit. Vor allem sind solche Individuen auf ihren Impfzustand zu untersuchen. Sind Impfnarben da und liegt die letzte Impfung länger als fünf Jahre zurück, so ist eine neue Impfung vorzunehmen. Ob derartige Personen zu isolieren oder nur zu überwachen sind, wird von verschiedenen Umständen abhängen. Man wird körperlich vernachlässigte Personen (Zigeuner, Vagabunden) am besten isolieren und beobachten, während man sich bei Personen mit einem bekannten, festen Wohnsitz auf eine Überwachung beschränken kann. Die zu beobachtenden oder zu überwachenden Personen sind täglich zu besichtigen, insbesondere ist das Impfergebnis genau zu besichtigen und gelten bezüglich der Beurteilung der Reaktion die im Kapitel Wiederimpfung gemachten Angaben.

Es ist empfohlen worden, m i t   a b g e t ö t e t e r   L y m -p h e   e i n e   V a r i o l a p r o b e   vorzunehmen, um nach ihrem Ausfall die Notwendigkeit einer Beobachtung oder Überwachung zu beurteilen. Diese Maßnahmen möchte ich durch eine N a c h i m p f u n g ersetzt wissen, die auf jeden Fall den vorhandenen Immunitätszustand auch verbessert.

Wie bereits unter Abschnitt I n k u b a t i o n erwähnt wurde, wird diese Frist nicht überall gleich beurteilt. Von ihrer Dauer hängt die Quarantänefrist ab. Das österr. Gesetz verlangt eine sechzehntägige Quarantäne, die Pariser Sanitäts-Konvention eine vierzehntägige, mit der man in der Regel auch das Auskommen finden wird.

In den letzten Jahrzehnten beginnt man unter dem Eindruck der leichten Pockenform der Alastrim das Pockenrisiko geringer einzuschätzen. Eine Krankheit, die in manchen Ländern weniger gefürchtet wurde als die Pockenschutzimpfung, soll nicht Veranlassung geben zu umfangreichen, kostspieligen und die Menschheit belästigenden Maßnahmen. Die Spekulation auf die völlige Verdrängung der Variola vera durch die Alastrimform hat sich jedoch wiederholte Male als ein Irrtum erwiesen. Beweise dafür sind die bereits erwähnten Fälle schwerer Pocken, die mit dem Schiff „T u s -c a n i a" nach Frankreich und England eingeschleppt wurden, die Fälle von schweren hämorrhagischen Pocken mit nahezu $100\%$iger Letalität, die in Detroit neben leichten Formen von Pocken vorgekommen sind, die Fälle von Pocken, die mit algerischen Eingeborenen nach Paris verpflanzt wurden, die Fälle von Malmö in Schweden, russischer Herkunft, und schließlich erst im letzten Jahre 1947 die zwölf Fälle von Pocken nach einer Einschleppung von Mexiko nach New York (vgl. auch Kapitel II).

Wir dürfen also keineswegs damit rechnen, daß wir vor schweren Pocken mit einer Letalität von etwa $20\%$ für Erwachsene und $40\%$ für Kinder völlig geschützt sind. Wir müssen vielmehr stets darauf bedacht sein, dafür zu sorgen.

daß derartige Fälle nicht zu weiteren Erkrankungen führen, wenn schon Übertragungen tatsächlich erfolgen sollten und wenn Krankheitsfälle durch den immer dichter werdenden Verkehr eingeschleppt werden.

Von dieser Sorge dürfen wir aber keineswegs durch eine Einrichtung, die man als N o t i m p f u n g bezeichnet, enthoben werden. Im Falle einer Pockenepidemie kommt es wesentlich darauf an, die Kranken so rasch wie möglich aus dem öffentlichen Verkehr zu ziehen und abzusondern. Dieser Punkt verdient besondere Aufmerksamkeit, weil er von den Verteidigern der Notimpfung ganz übersehen wird. Es ist absolut unrichtig und spricht für große Unkenntnis der Verhältnisse, wenn die Notimpfung als ein Hilfsmittel zur völligen Abwehr der Ausbreitung der Pocken in einem Volkskörper angesehen wird. Sie kommt mit absoluter Sicherheit zu spät. Auch darüber gibt die deutsche Pockenzählkarte einen ausgezeichneten Aufschluß. Über 3028 Pockenkranke aus dem Jahre 1917, die in Deutschland nach der Überflutung dieses Landes mit Flüchtlingen aus dem Osten vorgekommen sind, meldet der Bericht folgendes: „Ärztliche Hilfe wurde von 79 erkrankten Personen überhaupt nicht in Anspruch genommen, während für 781 Erkrankte solche gleich am ersten Krankheitstage herbeigeholt wurde. In 2042 Fällen lag zwischen dem Beginn der Erkrankung und der Zuziehung eines Arztes ein Zeitraum von 1 — 31 Tagen. Zwei Personen kamen einen Tag nach Ablauf ihrer Pockenkrankheit in ärztliche Behandlung. Über 83 ärztlich behandelte Pockenkranke sind in dieser Hinsicht nur unvollständige Zeitangaben gemacht worden. In 41 Fällen liegen keine Angaben über ärztliche Behandlung vor.‟

Auf die Frage, wann die ärztliche Behandlung bei Pockenfällen eingesetzt hat, antwortet die Statistik, daß diese für einen zehnjährigen Zeitraum im Durchschnitt 4,3 Tage betrug.

Auch die Überführungen ins Krankenhaus gingen nach dem vorliegenden Bericht nicht sofort vor sich. Dieser Bericht meldet für das Jahr 1917 folgendes: „Die Überführung in ein Krankenhaus unterblieb bei 220 ärztlich behandelten Pockenkranken. 349 erkrankte Personen befanden sich beim Ausbruch der Pocken wegen anderer Leiden oder im Krankenpflegedienst oder zur Beobachtung in einer Krankenanstalt oder waren Insassen einer Pflegeanstalt und 215 Kranke wurden schon am Erkrankungstag in ein Krankenhaus eingeliefert. In weiteren 1939 Fällen, für welche die Zählkarten Angaben enthielten, belief sich der Zeitraum zwischen dem Beginn der Erkrankung und der Aufnahme in ein Krankenhaus auf 1—47 Tage. Bei zwei Personen erfolgte die Einlieferung in ein Krankenhaus erst einen Tag n a c h dem Ablauf ihrer Pockenkrankheit behufs Desinfektion ihres Körpers. Der Grund für diese späte Einlieferung dürfte darin zu suchen sein, daß die Krankheit erst bei vorgeschrittener Genesung erkannt worden war. Für 80 Erkrankte, die Aufnahme in einer Krankenanstalt gefunden hatten, liegen nur unvollständige Zeitangaben vor. In den übrigen 144 Fällen fehlen die Eintragungen über die Krankenhausaufnahme in den Zählkarten."

Für einen zehnjährigen Zeitraum berechnet, verflossen also zwischen der Zuziehung des Arztes und der Aufnahme des Erkrankten in ein Krankenhaus noch weitere 2,2 Tage. Es dauerte also 4,3 + 2,2 Tage, also ungefähr eine Woche, bis der gemeingefährliche Pockenkranke entsprechend abgesondert werden konnte.

Es hat sich in solchen Fällen auch gezeigt, daß — wie es z. B. während der Pockenepidemie in Malmö 1930 der Fall war — eine größere Anzahl von älteren Personen geimpft wurde, die in den Händen unerfahrener Impfärzte mit starken Reaktionen auf die Impfung antworteten, daß aber auch eine große Anzahl von jüngeren Personen durch eine plötzlich einsetzende Massenimpfung in hohem Grade gefährdet werden kann.

Auf solche Tatsachen hat die Behörde, hat der Impfarzt Bedacht zu nehmen. Starke Reaktionen können durch zu kräftige, frische, nicht abgelegene und nicht oder mangelhaft ausgewertete Lymphen verursacht werden. Sie können aber auch veranlaßt sein durch eine gefehlte Technik, durch zu lange oder gitterförmig angelegte oder Parallelschnitte.

Um Überraschungen zu vermeiden, hätte also die zuständige Behörde vorerst von der den Impfstoff herstellenden Anstalt die Versicherung entgegenzunehmen, daß zu frische Lymphen nicht abgegeben bzw. besonders vorbehandelt werden. Es wird ferner dafür zu sorgen sein, daß jüngere und unerfahrene Kräfte entsprechend belehrt werden, damit nicht Verstösse gegen die Impftechnik vorkommen.

Wiederimpflinge sind bereits nach 48, spätestens nach 72

Stunden zu besichtigen, damit Frühreaktionen nicht entgehen.

Aus all dem geht hervor, daß die Notimpfung keineswegs die allgemeine Impfpflicht ersetzen kann, die ein Volk vor den Aufregungen und den Enttäuschungen einer plötzlich angeordneten Massenimpfung schützt. Sie ist nicht einmal ein glücklicher Notbehelf, weil man mit ihr auch viel Schaden in Kauf nehmen muß.

Der zwischenstaatliche Verkehr wird im Falle einer Pockenepidemie durch die bestehenden Konventionen (Pariser Sanitätskonvention vom 21. VI. 1926, Internationales Sanitätsabkommen für die Luftfahrt vom 9. April 1934) geregelt. Die früher mitunter geübten Quarantänierungen Ansteckungsgefährdeter sind mit gewissen Ausnahmen unzulässig. Zulässig ist hingegen die Zurückhaltung Kranker und Krankheitsverdächtiger.

In Eisenbahnzügen sind die Reisenden aus einem verseuchten Gebiete während der Fahrt einer Überwachung zu unterziehen. Diese Überwachung setzt voraus, daß eine Anzahl Ausladestationen bestimmt sind, in denen auf der Fahrt angetroffene Kranke oder krankheitsverdächtige Personen untergebracht werden können.

Die Absonderung beträgt für Beobachtungspflichtige bei Pocken nach den Pariser Bestimmungen vierzehn Tage. In den bestehenden Grenzüberwachungsstellen können Impfungen und Desinfektionen bei gewissen Gruppen von Personen vorgenommen werden, die nicht genügende Sicherheit dafür bieten, daß sie selbst bzw. ihre Effekten ohne Gefährdung des Bestimmungsortes einreisen werden.

Reisegepäck und Güterwagen, die nicht von Pockenkranken infiziert wurden, dürfen nicht an den Grenzen zurückgehalten werden. Das gleiche gilt für die Briefpost aus einem mit Pocken verseuchten Lande. Die allgemeine Zurückhaltung dieser Post wegen seltener vorgekommener Übertragungen von Pocken auf diesem Wege ist praktisch undurchführbar.

Für die Luftfahrt gibt es für die Pocken analoge Bestimmungen wie die der Pariser Sanitätskonvention. Als pockenimmun sind im Sinne des Übereinkommens für die Luftfahrt nur solche Personen anzusehen, die entweder die Pocken überstanden haben oder vor weniger als drei Jahren und vor mehr als zwölf Tagen geimpft worden sind. Ferner Personen, die Symptome einer Frühreaktion zeigen, die einen genügenden Impfschutz erkennen läßt. Überdies ist eine beglaubigte Bescheinigung der erfolgten Impfung vorzuweisen.

Die Bestimmungen des § 5 des Artikels 42 der Pariser Sanitätskonvention vom Jahre 1926 sind durch neue Bestimmungen aus dem Jahre 1944 abgeändert worden. Der uns interessierende § 5 sagt nunmehr, daß ein genügender Beweis für das Ergebnis der Impfung nicht mehr durch die Bezeichnung „geimpft mit Erfolg" oder „geimpft ohne Erfolg" erbracht werden kann, sondern daß die erstgenannte Bezeichnung durch eine K l a s s i f i z i e r u n g  d e r  R e a k t i o n zu erfolgen hat, wie sie seit vielen Jahren in der Wiener Staatsimpfanstalt benützt wird (s. Neuntes Kapitel).

D i e  A n g a b e  e i n e r  I m p f u n g  „o h n e  E r f o l g" i s t  w e r t l o s, die Impfung muß in einem solchen Fall wiederholt werden. Für die auszustellenden Zeugnisse hat im internationalen Verkehr folgendes zu gelten: La notation se fera par le mot „succès ou insuccès" à la condition stricte que le nombre et la nature des éléments: éruptives (papules, papulovésicules, pustules) soit precisés.

## IV. Die Desinfektionsmaßnahmen.

Die  D e s i n f e k t i o n  bei Variola ist eine  l a u f e n d e und eine  S c h l u ß d e s i n f e k t i o n, die nach den geltenden gesetzlichen Bestimmungen vorzunehmen ist und stets unter direkter amtsärztlicher Aufsicht zu erfolgen hätte, weil wiederholte Male durch infizierte Effekten Übertragungen der Krankheit auch auf weitere Entfernung hin erfolgt sind.

## V. Die Impfung (s. Achtes Kapitel).

Zwölftes Kapitel.

# Das österreichische Bundesgesetz vom 30. Juni 1948[1] über Schutzimpfungen gegen Pocken (Blattern) und die Verordnung des Bundesministeriums für soziale Verwaltung vom 22. November 1948 über Schutzimpfungen gegen Pocken (Blattern).

Dieses Gesetz hat folgenden Wortlaut:

156. Bundesgesetz vom 30. Juni 1948 über Schutzimpfungen gegen Pocken (Blattern).

Der Nationalrat hat beschlossen:

I. Abschnitt.

**Impfpflicht.**

Umfang der Impfpflicht.

§ 1. (1) Jedermann ist verpflichtet, sich nach Maßgabe der Bestimmungen dieses Bundesgesetzes zum Schutze gegen Pocken (Blattern, Variola) impfen zu lassen.

(2) Unter Impfung im Sinne dieses Bundesgesetzes wird die Einverleibung von Pockenimpfstoff (animaler Lymphe) durch eine zu diesem Zweck gesetzte Trennung des Zusammenhanges der Oberhaut verstanden.

(3) Die Impfpflicht umfaßt auch die Verpflichtung, sich einer Nachuntersuchung über den Impferfolg und, je nach deren Ergebnis, einer neuerlichen Impfung sowie der Wiederimpfung (§ 2) zu unterziehen.

(4) Bei Pflegebefohlenen sind die die Aufsicht führenden Personen für die Erfüllung der Impfpflicht verantwortlich.

§ 2. (1) Jedes Kind ist, sofern nicht Befreiung nach § 4 eintritt, bis zum 31. Dezember des der Geburt nachfolgenden Kalenderjahres der Impfung gegen Pocken zu unterziehen.

(2) Jedes Kind ist weiters in dem Kalenderjahr, in dem es das 12. Lebensjahr vollendet, der Impfung gegen Pocken zu unterziehen, sofern es eine öffentliche oder private Lehranstalt besucht oder in einer Erziehungsanstalt untergebracht ist.

§ 3. (1) Ferner ist der Impfung gegen Pocken zu unterziehen:

a) jede noch nicht gegen Pocken geimpfte Person vor Antritt eines pockengefährdeten Berufes oder eines Dienstes in pockengefährdeten Anstalten oder Betrieben;

b) jede in pockengefährdeten Berufen, Anstalten oder Betrieben tätige Person in jedem fünften Jahr nach der letzten Impfung.

(2) Das Bundesministerium für soziale Verwaltung bestimmt durch Verordnung, welche Berufe, Anstalten oder Betriebe als pockengefährdet anzusehen sind.

---

[1] Bundesgesetz für die Republik Österreich, Jahrgang 1948. Ausgegeben am 23. August 1948, 34. Stück.

### Befreiung von der Impfpflicht.

§ 4. Von der Impfpflicht ist befreit:

a) wer nach ärztlichem Zeugnis ohne Gefahr für Leben oder Gesundheit nicht geimpft werden kann; solche Personen haben sich der Schutzimpfung binnen einer von der Bezirksverwaltungsbehörde (Gesundheitsamt) zu bestimmenden Frist zu unterziehen;

b) wer innerhalb der vorangegangenen fünf Jahre mit Erfolg gegen Pocken geimpft wurde oder vor nicht mehr als zehn Jahren Pocken überstanden hat.

### Entscheidung über die Impfpflicht.

§ 5. Über den Bestand der Impfpflicht gemäß § 3 entscheidet im Streitfalle die zuständige Bezirksverwaltungsbehörde mit Bescheid.

## II. Abschnitt.

### Allgemeine Impfungen.

### Verzeichnung der Impfpflichtigen.

§ 6. (1) Über die Impfpflichtigen sind von der nach ihrem Wohnsitz zuständigen Bezirksverwaltungsbehörde Impflisten anzulegen.

(2) Nähere Bestimmungen über die Anlegung der Impflisten und die Mitwirkung der Gemeinden, Anstalten und Betriebe werden durch Verordnung des Bundesministeriums für soziale Verwaltung im Einvernehmen mit den beteiligten Bundesministerien erlassen.

### Vornahme allgemeiner Impfungen.

§ 7. Die Bezirksverwaltungsbehörde (Gesundheitsamt) hat nach rechtzeitig verlautbartem Impfplan zur vorbestimmten Zeit und an festgesetzten Impfsammelstellen allgemeine Impfungen durchzuführen. Nähere Bestimmungen über die Durchführung der Impfungen werden durch Verordnung des Bundesministeriums für soziale Verwaltung erlassen.

### Privatärztliche Impfung.

§ 8. (1) Der Impfpflicht genügt auch derjenige, der sich oder die seiner Aufsicht unterstehenden Personen außerhalb der allgemeinen Impfungen (§ 7) durch einen zur Ausübung seines Berufes in Österreich berechtigten Arzt impfen läßt.

(2) Auf die privatärztliche Impfung finden die zur Durchführung der allgemeinen Impfungen erlassenen Vorschriften (§ 7) sinngemäße Anwendung. Wird hiebei eine mehr als zweimalige oder im einzelnen Fall eine länger als zweijährige Zurückstellung der Impfpflichtigen beantragt, so ist die Entscheidung der Bezirksverwaltungsbehörde (Gesundheitsamt) einzuholen (§ 5).

(3) Der Arzt hat der Bezirksverwaltungsbehörde (§ 6, Abs. [1]) am Jahresende eine Liste über alle außerhalb der allgemeinen Impfung vorgenommenen Impfungen vorzulegen.

### Nachuntersuchung.

§ 9. (1) Die Geimpften haben sich am siebenten Tag nach der Impfung einer Nachuntersuchung zu unterziehen.

(2) Ergibt die Nachuntersuchung, daß die Impfung erfolglos geblieben ist, so ist die Impfung binnen Jahresfrist zu wiederholen. Diese Wiederholung hat zweimal zu erfolgen und ist im zweiten Fall von einem Arzte des Gesundheitsdienstes vorzunehmen.

### Impfzeugnisse.

§ 10. Über jede Impfung ist nach Feststellung ihrer Wirkung (§ 9, Abs. [2]), ebenso über jede Befreiung von der Impfung ein Zeugnis auszustellen.

## III. Abschnitt.

### Notimpfungen.

§ 11. (1) Bei drohender Gefahr des Auftretens von Pocken kann das Bundesministerium für soziale Verwaltung anordnen, daß alle Personen, die innerhalb der letzten zehn Jahre nicht mit Erfolg gegen Pocken geimpft worden sind, der Pockenschutzimpfung zu unterziehen sind (Notimpfungen).

(2) Der Notimpfung sind jedenfalls alle Personen aus der Umgebung eines an Pocken Erkrankten oder Verstorbenen sowie jene Personen zu unterziehen, die mit ihm in den letzten vierzehn Tagen nachweislich in Berührung gekommen sind oder von denen sonst anzunehmen ist, daß sie unmittelbarer oder mittelbarer Ansteckungsgefahr ausgesetzt waren; es wäre denn, daß sie den Nachweis der vor nicht mehr als fünf Jahren erfolgten Impfung oder vor zehn Jahren überstandenen Pockenerkrankung erbringen können. Personen, die wegen ihres körperlichen Zustandes der Notimpfung nicht unterzogen werden können, sind jedenfalls abzusondern.

(3) Jeder in Österreich zur Ausübung der Praxis berechtigte Arzt kann von der Bezirksverwaltungsbehörde (Gesundheitsamt) im Bedarfsfalle zur Mitwirkung bei den Notimpfungen herangezogen werden. Die §§ 27 und 34 des Gesetzes vom 14. April 1913, RGBl. Nr. 67, betreffend die Verhütung und Bekämpfung übertragbarer Krankheiten, sind hiebei sinngemäß anzuwenden.

(4) Die Bestimmungen des I. und II. Abschnittes mit Ausnahme der §§ 2, 3 und 6 finden sinngemäß Anwendung.

## IV. Abschnitt.

### Schlußbestimmungen.

### Impfstoff.

§ 12. (1) Die Erzeugung von Pockenimpfstoff ist der Bundesstaatlichen Impfstoffgewinnungsanstalt in Wien vorbehalten.

(2) Für die Schutzimpfung gegen Pocken darf nur der in der Bundesstaatlichen Impfstoffgewinnungsanstalt in Wien hergestellte Impfstoff (animale Lymphe) in der gelieferten Originalpackung und innerhalb der darauf ersichtlichen Verwendungsfrist verwendet werden.

### Impftechnik.

§ 13. (1) Als allgemein zulässige Impfmethode ist die Einverleibung des Pockenimpfstoffes durch zwei seichte Trennungen des Zusammenhanges der Oberhaut von je 3 mm Länge anzusehen, die in Abständen von mindestens 2 cm voneinander anzulegen sind.

(2) Das Bundesministerium für soziale Verwaltung kann auf dem Gebiete des Impfwesens besonders erfahrenen Ärzten die Vornahme der Pockenschutzimpfung auch nach anderen als der in Abs. (1) geschilderten, genau zu bezeichnenden Methode auf besonderes Ansuchen gestatten und die Anerkennung solcher Impfungen als der gesetzlichen Pflicht genügenden Impfungen aussprechen.

### Bestreitung der Impfkosten.

§ 14. (1) Aus dem Bundesschatz sind zu bestreiten:

a) die Kosten der Beistellung des Impfstoffes für die allgemeinen und die Notimpfungen;

b) die Vergütungen gemäß den in § 11, Abs. (3), letzter Satz, genannten Bestimmungen;

c) der Ersatz für Impfschäden nach Impfungen, die auf Grund dieses Gesetzes nach anerkannten Methoden vorgenommen wurden.

(2) Die Gemeinden haben den Aufwand für die Durchführung dieses Gesetzes, sofern er nicht nach Abs. (1) vom Bunde zu ersetzen ist, zu tragen.

### Anspruch auf Fortbezug des Entgeltes.

§ 15. Dienstnehmer behalten ihren Anspruch auf Entgeld während der durch die Erfüllung der Impfpflicht im Umfang des § 1, Abs. (1) und (3), etwa verursachten Dienstverhinderung bei.

### Strafbestimmungen.

§ 16. (1) Wer den Bestimmungen dieses Bundesgesetzes oder der auf Grund desselben erlassenen Verordnungen oder Anordnungen zuwiderhandelt, begeht, sofern die Handlung nicht gerichtlich strafbar ist, eine Verwaltungsübertretung und wird von der Bezirksverwaltungsbehörde, im Wirkungsbereich einer Bundespolizeibehörde aber von dieser, mit Geld bis zu 1000 S oder mit Arrest bis zu 14 Tagen bestraft.

(2) Hat sich der Impfpflichtige ohne begründete Entschuldigung der Impfung oder Nachuntersuchung nicht unterzogen, so ist er oder die zur Aufsicht über ihn berufene Person (§ 1, Abs. [4]) vor Einleitung eines Verwaltungsstrafverfahrens von der Bezirksverwaltungsbehörde (Gesundheitsamt) zur Nachholung des Versäumnisses binnen angemessener Frist mit der Aufforderung vorzuladen, allenfalls entgegenstehende Hindernisse bekanntzugeben. Die fristgerechte Nachholung des Versäumnisses bewirkt Straffreiheit.

### Schlußbestimmungen.

§ 17. (1) Mit Inkrafttreten dieses Bundesgesetzes und seiner Durchführungsverordnungen treten das Hofkanzleidekret vom 9. Juli 1836, Z. 13 192, P.G.S. 64, Bd. Nr. 105, S. 755, das Hofkanzleidekret vom 30. Juli 1840, Z. 17 742, P.G.S. 68, Bd. Nr. 93, S. 305, die Vorschriften des § 1, Z. 6, und § 3 der Verordnung zur Einführung reichsrechtlicher Vorschriften zur Bekämpfung übertragbarer Krankheiten in der Ostmark vom 14. Juli 1939 (Deutsches R.G.Bl. I, S. 1261) und das Impfgesetz vom 8. November 1874, Deutsches R.G.Bl., S. 31 (G. Bl. f. d. L. Ö. Nr. 936/1939), außer Kraft. Die Verordnung zur Ausführung des Impfgesetzes vom 22. Jänner 1940, Deutsches R.G.Bl. I, S. 214, tritt am 31. Dezember 1948 außer Kraft.

(2) Mit der Vollziehung dieses Bundesgesetzes ist das Bundesministerium für soziale Verwaltung betraut.

**Figl**                    **Renner**                    **Maisel**

### Verordnung vom 22. November 1948.

Im Bundesgesetzblatt, Jahrgang 1949, 3. Stück, 7, ist die das Impfgesetz ergänzende „Verordnung des Bundesministeriums für soziale Verwaltung vom 22. November 1948 über Schutzimpfungen gegen Pocken (Blattern)" erschienen.

Sie enthält im § 1 Bestimmungen über „öffentliche Impftermine“, § 2 über „Impflisten“, § 3 „Impflokale“, § 4 „Vorladung zur Impfung“, § 5 „Impfstoff“, § 6 „Pflichten der Apotheken“, § 7 „Impfärzte“, § 8 „Aufgaben der Impfärzte“, § 9 „Befreiung von der Impfung“, § 10 „Privatimpfungen“, § 11 „Impfzeugnisse“, § 12 „Berichterstattung“. Der Verordnung sind angeschlossen das Muster einer „Liste der zur Erstimpfung gegen Pocken (Blattern) vorzustellenden Impfpflichtigen und der Erstimpflinge (§ 2, Abs. (1) des Bundesgesetzes vom 30. Juni 1948, BGBl. Nr. 156)“, ferner ein Muster der „Liste der zur Wiederimpfung gegen Pocken (Blattern) vorzustellenden Personen (§ 2, Abs. (2) des Bundesgesetzes vom 30. Juni 1948, BGBl. Nr. 156)“, ferner Merkblätter A. „Merkblatt über die Pockenschutzerstimpfung“, B. „Merkblatt über die Pockenschutzwiederimpfung“, Muster einer „Aufforderung zur Pockenimpfung“[1], der „Ärztlichen Bescheinigung über Befreiung von der Pockenschutzimpfung“ (§ 4, lit. a) des Bundesgesetzes vom 30. Juni 1948, BGBl. Nr. 156), der „Rückstellung von der Impfung“, des „Impfzeugnisses“, einer „Übersicht der Erstimpfungen für 19 . .“, einer „Übersicht der Wiederimpfungen für 19 . .“, und schließlich „eines Berichtes über die Blatternschutzimpfung“.

Der Abdruck dieser Verordnung, der verschiedene umfangreiche Tafeln enthält, würde den Preis des Leitfadens nicht unwesentlich erhöhen, weshalb davon abgesehen wurde, zumal sich jeder Impfarzt die Verordnung, deren Bestimmungen er unbedingt kennen muß, wenn er mit dem Gesetz nicht in Konflikt geraten will, um billiges Geld in der Staatsdruckerei kaufen kann.

# Erläuterungen

zum Bundesgesetz über Schutzimpfungen gegen Pocken (Blattern).

Das Impfwesen wurde in Österreich seinerzeit durch das Hofkanzleidekret von 9. Juli 1836, Z. 13 192, P.G.S. 64, Nr. 105, S. 755 („Vorschrift über die Kuhpockenimpfung in den k. k. Staaten“, meist „Impfregulativ“ genannt), geregelt. Eine Impfpflicht wurde nicht vorgesehen, vielmehr die allgemeine Verbreitung der Kuhpockenimpfung durch weitgehende Belehrung der Bevölkerung, zum Teil auch durch mittelbaren Zwang, angestrebt, indem die Erlangung von Stipendien, dann die Aufnahme in unentgeltliche Erziehungsinstitute, Waisenhäuser und Versorgungsanstalten des Staates vom Nachweis der erfolgten Impfung abhängig gemacht wurde; auch wurden Vorkehrungen wegen Bereitstellung von Impfärzten getroffen. Mit dem Hofkanzleidekret vom 30. Juli 1840, Z. 17 742, P.G.S. 68, Bd. Nr. 93, S. 305, wurde zwecks Erlangung eines wirksamen Blatternschutzes die Wiederimpfung, dann die Notimpfung aller Ungeimpften bei

---

[1] Soll wohl heißen „Pocken-Schutzimpfung“.

Gefahr einer Blatternepidemie vorgesehen. Eine weitere Förderung erfuhr die Impfung durch den Erlaß des Ministeriums für Kultus und Unterricht vom 9. Juli 1891, Z. 9043, betreffend die Vorlage eines Impfzeugnisses bei der Aufnahme der Schüler in die Volksschulen. Nähere Bestimmungen über die Impfung wurden in mehreren Ministerialerlässen getroffen. Darüber hinaus ist es aber zu Einführung der Impfpflicht gegen Blattern nicht gekommen, wofür das durch impfgegnerische Bedenken genährte Widerstreben weiter Bevölkerungskreise gegen den Impfzwang mitbestimmend war. Lediglich unter dem Gesichtspunkt der Landesverteidigung ist in der Folge das Militärimpfgesetz (Bundesgesetz BGBl. Nr. 56/1938) erlassen worden, bei dessen Beratung im Hause der Bundesgesetzgebung die unbedingte Notwendigkeit eines allgemeinen Impfgesetzes betont wurde. Im Jahre 1937 ist dann noch vom Sozialministerium der Entwurf eines Bundesgesetzes über Schutzimpfungen gegen Blattern und andere übertragbare Krankheiten ausgearbeitet und vom Obersten Sanitätsrat im positiven Sinne begutachtet worden. Dieser Gesetzentwurf konnte jedoch zufolge der im Jahre 1938 eingetretenen politischen Ereignisse dann nicht mehr zum Gesetz erhoben werden. Durch § 1, Z. 6, und § 3 der Verordnung zur Einführung reichsrechtlicher Vorschriften zur Bekämpfung übertragbarer Krankheiten in der Ostmark vom 14. 7. 1939, Deutsches RGBl. I, S. 1261, wurde das Impfgesetz vom 8. 4. 1874, Deutsches RGBl. S. 31, auf Österreich ausgedehnt und somit die Impfpflicht bei Pocken (Blattern) über den bisherigen Rahmen hinaus eingeführt. Für die österr. Gesetzgebung, die bereits damit begonnen hat, die während der nationalsozialistischen Herrschaft auf dem Gebiete des Gesundheitswesens eingeführten reichsrechtlichen Vorschriften durch eigenes Recht zu ersetzen, kann somit keinesfalls eine Rückkehr zu den früheren Bestimmungen, sondern nur mehr die Erlassung eines dem jetzigen Stand der Wissenschaft und den österreichischen Verhältnissen entsprechenden Impfgesetzes in Betracht kommen. Der vorliegende Gesetzentwurf hat im wesentlichen wohl die Bestimmungen des im Jahre 1937 vom Bundesministerium für soziale Verwaltung ausgearbeiteten Entwurfes übernommen. Allerdings ist im Hinblick auf das vom Obersten Sanitätsrat am 6. März 1948 erstattete Gutachten von einer Aufnahme der im ursprünglichen Entwurfe enthaltenen Bestimmungen, nach denen die Möglichkeit bestanden hätte, im Verordnungswege Vorschriften über Vornahme von Schutzimpfungen auch gegen Cholera, Scharlach, Diphtherie, Paratyphus und Typhus anzuordnen, als nicht zweckmäßig Abstand genommen worden. Der vorliegende Entwurf ist jedenfalls nicht nur als Sicherung des bisher Erreichten aufzufassen, sondern trägt auch dem derzeitigen Stande der wissenschaftlichen Erkenntnisse voll und ganz Rechnung.

Die beteiligten Bundesministerien, denen der gegenständliche Entwurf zur Stellungnahme übermittelt wurde, haben sich sämtliche im zustimmenden Sinne hiezu geäußert.

Zu den einzelnen Bestimmungen ist noch folgendes zu bemerken:

Z u § 2: Es ist ärztlich allgemein anerkannt, daß Kinder in den zwei ersten Lebensjahren die Impfung am besten vertragen. Auf diese Kleinkinder beschränkt deshalb im allgemeinen das Gesetz die Pflicht zur Erstimpfung. Da jedoch erfahrungsgemäß die einmalige Impfung nicht unbedingt vor der Erkrankung an Pocken schützt, war daher die Wiederimpfung für die schulpflichtigen Kinder im zwölften Lebensjahre vorzusetzen, da gerade in diesem Alter die Impfung ohne gesundheitliche Gefährdung wieder durchgeführt werden kann.

Z u § 3: Es ist ohneweiters verständlich, daß Personen, die in den Dienst pockengefährdeter Anstalten oder Betriebe zu treten beabsichtigen, eines besonderen gesundheitlichen Schutzes bedürfen. Daher sollen alle noch nicht gegen Pokken geimpften Personen vor Antritt eines pockengefährdeten Berufes oder Dienstes den Nachweis der mit Erfolg durchgeführten Impfung gegen Pocken zu führen haben, aber auch alle in pockengefährdeten Berufen, Anstalten oder Betrieben tätigen Personen alle fünf Jahre sich einer Wiederimpfung zu unterziehen haben.

Z u § 4: Für Personen, die eine Impfung vermöge ihres Gesundheitszustandes offenbar nicht vertragen würden, desgleichen für die in lit. b) genannten Personen, die nach vorliegenden ärztlichen Erfahrungen gegen eine neuerliche Erkrankung dieser Art ohnehin weitgehend geschützt sind, war die Befreiung von der Impfung vorzusehen.

Z u § 5: Ob Impfpflicht besteht, entscheidet im Streitfalle (z. B. Zutreffen eines Befreiungsgrundes gemäß § 4, Absatz 1 a, oder Zugehörigkeit zu einem blatterngefährdeten Betrieb gemäß § 2, Absatz 2) die Bezirksverwaltungsbehörde.

Z u § 9: Eine Nachuntersuchung muß zwecks Feststellung vorgesehen werden, ob und wie die Impfung gewirkt hat.

Z u § 11: Im Gegensatz zu den vorangegangenen Bestimmungen, die sich auf die Impfung in normalen Zeiten beziehen, wird hier eine außergewöhnliche, durch die drohende Gefahr des Auftretens von Blattern bedingte Maßnahme behandelt. Lediglich vorsichtsweise wird hier noch die Möglichkeit vorgesehen, auch private, zur Ausübung der Praxis in Österreich berechtigte Ärzte zu den Notimpfungen heranzuziehen.

Z u § 12: Diese Bestimmung entspricht den schon derzeit bestehenden Verhältnissen.

Z u § 13: Das Gesetz gibt hier die Anleitung zur Durchführung einer allgemein zulässigen Impfmethode und bietet dem Bundesministerium für soziale Verwaltung die Handhabe, spezialisierten Ärzten die Vornahme der Pockenschutzimpfung nach anderen als der allgemeinen Methode zu ermöglichen.

Z u § 14: Die Bestimmung des Absatzes 1a knüpft bei Verpflichtungen, die der Bund schon bisher auf sich genommen hatte, zum Teil auch an tatsächliche Verhältnisse an, die sich herausgebildet haben. Es erscheint ferner nur recht und billig, daß der Bund die im § 11, Absatz 3, erwähnten Vergütungen der zu Notimpfungen zugezogenen privaten Ärzte, ferner die Kosten der Heilung der — nur in Ausnahmsfällen zu gewärtigen — Impfschäden trägt sowie für die Erwerbseinbuße Ersatz leistet, die infolge der mit den Impfschäden verbundenen Arbeitsunfähigkeit eingetreten ist, auf sich nimmt.

Soweit durch die Handhabung dieses Gesetzes, abgesehen von den Amtsauslagen der Bezirksverwaltungsbehörden, überhaupt noch Kosten entstehen, gehen sie im Gemeindegesundheitsdienst auf und könnten wie bisher auch weiterhin den Gemeinden angelastet werden, zumal die erforderlichen Einrichtungen bereits bestehen und nicht erst geschaffen zu werden brauchen.

Schließlich wird darauf hingewiesen, daß nähere Bestimmungen zu den einzelnen Vorschriften grundsätzlich den Durchführungsverordnungen vorbehalten werden, da es nicht zweckmäßig wäre, das Gesetz selbst mit ins einzelne gehenden Vorschriften zu belasten, die unter Umständen häufige Änderungen erfahren müßten.

Den amtlichen Erläuterungen des Gesetzes ist noch folgendes kurz hinzuzufügen:

Zu § 2: Wie im Deutschen Impfgesetz ist auch in unserem die Erstimpfung auf die ersten zwei Lebensjahre verlegt worden. Es war zu überlegen, ob nicht dem von einer zuständigen Kommission der „World Health Organization" gestellten Antrag auf Erstimpfung der Kinder innerhalb der ersten zwei Lebensmonate Rechnung zu tragen sei. Das in unserem Obersten Sanitätsrat mit dem Studium des Impfgesetzentwurfes befaßte Komitee hat diesem Antrage aus Gründen, die im Kap. IX dieses Leitfadens (S. 160 ff) angeführt sind, nicht zugestimmt.

Zu § 13: Die Berücksichtigung einer anderen Impfmethode, als es die bekannte klassische Strichmethode ist, ergab sich gewissermaßen zwangsläufig auf Drängen der Kinderärzte.

In den letzten zwanzig Jahren sind große Mengen von Trockenimpfstoffen abgegeben worden, die eine besondere Bearbeitung für subkutane und intrakutane Impfungen erfuhren. Diese Impfungen werden in zunehmendem Maße von der Bevölkerung verlangt und gestatten eine narbenlose Impfung (vgl. Kap. IX, S. 110). Beide Impfmethoden, die subkutane und intrakutane, verlangen ein viel präziseres Arbeiten als man es bei Vornahme der perkutanen Impfung zu sehen gewöhnt ist. Es ist deshalb bereits im Gesetz darauf Bedacht genommen, daß die Vornahme der erwähnten Impfmethode „besonders erfahrenen Ärzten" vorbehalten bleibt.

Größere Erfahrungen damit müssen erst gesammelt werden.

# Sachverzeichnis.